TRAITÉ

AF355946

DE LA

GASTRO-STOMIE

PRINCIPALES PUBLICATIONS DE L'AUTEUR

Note pour servir à l'histoire de la phlébite inguinale (*Gaz. hebd. de méd. et de chir.*, 1870, p. 436).

De l'état des veines à la surface et au voisinage des plaies (*Id.*, 1871, p. 500).

Ces deux travaux ont obtenu de la Société de chirurgie une récompense de 500 francs (*Prix Laborie*, 1871).

De quelques tumeurs de la vulve et de leur extirpation par les procédés d'exérèse non sanglante (*Gaz. hebd. de méd. et de chir.*, 1874, p. 366).

Traitement palliatif du cancer du rectum par la rectotomie linéaire (*Id.*, p. 196).

De l'ablation des tumeurs et de quelques opérations par la ligature élastique (*Bull. de thérap.*, 1874, t. LXXXVI, p. 145).

De la syphilis dans ses rapports avec le traumatisme. *Thèse inaugurale.* Paris, 1875 (Mention honorable de la Faculté).

De locis minoris resistentiæ (Congrès de l'association française pour l'avancement des sciences, *session de Nantes*, 1875, et *Gazette hebdomadaire*, 1875, p. 706).

Revue générale sur le pansement de Lister (*Bull. de thér.*, 1876, t. XC, p. 221 et 299).

Plusieurs cas de tétanos vainement traités par le chloral ; examen des causes de la mort. Explorations pneumographiques (*Gaz. hebd. de méd. et de chir.*, 1876, p. 358, 374, 404).

De l'influence de la pleurésie sur la marche de certaines tumeurs liquides de l'abdomen (*Congrès de Clermont-Ferrand*, 1876, et *Revue mensuelle*, 1877).

Un siècle de chirurgie américaine, de 1776 à 1876 (*Revue mensuelle*, 1877).

Traduction des *Clinical lectures and Essays* de M. James PAGET, Paris, 1877.

Revue générale sur la médication salicylée (*Bull. gén. de thér.*, 1876 et 1877, t. XCI, XCII et XCIII).

De l'emploi de la compression élastique dans le traitement des anévrysmes des membres (*Bull. de thér.*, mai et juin 1878).

Des opérations palliatives chez les cancéreux (*Congrès de Paris*, 1878, et *Bull. de thér.*, 15 octobre 1878).

Des accidents qui peuvent survenir chez les morphiomanes : morphinisme et traumatisme (*Bull. de thér.*, février-avril, 1879).

De l'ataxie locomotrice dans ses rapports avec le traumatisme (*Couronné par la Société de chirurgie*, Prix Laborie, 1878 ; *Revue mensuelle de médecine et de chirurgie*, mars 1879).

PARIS. — IMPRIMERIE ÉMILE MARTINET, RUE MIGNON,

TRAITÉ

DE LA

GASTRO-STOMIE

PAR

LE DR L. HENRI PÉTIT

SOUS-BIBLIOTHÉCAIRE A LA FACULTÉ DE MÉDECINE DE PARIS
LAURÉAT DE LA FACULTÉ

TRAVAIL COURONNÉ PAR LA SOCIÉTÉ DE CHIRURGIE
(PRIX LABORIE, 1877)

PRÉCÉDÉ

D'UNE INTRODUCTION PAR M. LE PROFESSEUR VERNEUIL

PARIS

V. ADRIEN DELAHAYE ET Cie, LIBRAIRES-ÉDITEURS

PLACE DE L'ÉCOLE-DE-MÉDECINE

1879

[Library stamp]

A

M. A. VERNEUIL

PROFESSEUR DE CLINIQUE CHIRURGICALE A LA FACULTÉ DE MÉDECINE DE PARIS, ETC.

MON CHER MAITRE,

En 1865, à la fin de votre conférence sur *les chirurgiens érudits*, vous traciez ainsi la voie à ceux qui voudraient servir la science par l'érudition : « Que celui-ci traduise, que celui-là compile, que le troisième soit copiste, ou critique, ou commentateur, peu importe; apportez votre vendange et versez-la dans le vaste pressoir, rien ne sera perdu! »

Depuis plusieurs années, sous votre direction éclairée et paternelle, j'ai traduit ou fait traduire, j'ai compilé, copié, critiqué et commenté; permettez-moi donc de vous dédier ce petit livre, nouveau fruit de mon travail, dans lequel j'ai soutenu de mon mieux quelques-unes des idées qui vous sont chères, et que je suis d'autant plus heureux de vous offrir que vos pairs en chirurgie l'ont jugé digne d'une de leurs plus belles récompenses.

L. HENRI PETIT.

INTRODUCTION

Le présent livre est une œuvre de pure érudition. Le bibliophile qui l'a écrit n'a pas pratiqué et peut-être ne pratiquera jamais l'opération dont il trace si magistralement l'histoire, et néanmoins il contribuera autant aux succès futurs de cette opération que ceux qui l'ont imaginée et mise à exécution sur le vivant.

On s'étonnera sans doute de me voir mettre sur le même rang celui qui invente, celui qui applique et celui qui ne fait que vulgariser par la plume. D'ordinaire on fait à chacun d'eux une part de gloire, mais fort inégale, et pourtant, si l'on comptait d'après les services rendus, l'inventeur ne prendrait pas nécessairement la première place.

Je soutiens depuis longtemps que le progrès scientifique a trois moteurs principaux d'égale puissance : *l'érudition, l'observation, l'expérimentation,* — et qu'il existe une *méthode bibliographique* distincte, indépendante, digne d'être cultivée pour elle-même, et qui ne le cède en rien à ses deux rivales quant au nombre et à la valeur des informations qu'elle fournit.

J'ai pour elle tant de reconnaissance et de respect que je voudrais voir partager par tous mes sentiments à son égard.

J'accorde que les érudits, les observateurs et les expérimentateurs ne peuvent s'occuper d'une question que lorsqu'elle a été posée par quelqu'un, c'est-à-dire quand il y a eu au préalable une invention ou une découverte; mais que deviendraient celles-ci sans la culture? L'histoire est là pour le montrer : l'idée, si grande qu'elle soit, se traînera languissante, prospérant un jour, oubliée le lendemain, se relevant parfois plus ou moins mutilée, pour disparaître encore, sinon pour des siècles, au moins pendant des lustres. Il n'est pas même rare qu'elle soit engendrée plusieurs fois à nouveau, sans parvenir néanmoins à sortir de l'enfance. — Avec la culture la graine germe, sort de terre, grandit, et devient cette plante vivace que tout le monde utilisera désormais.

A la vérité on diffère d'opinion sur le meilleur procédé de culture, ou, pour quitter la métaphore, sur la manière la plus profitable d'étudier une question médicale. Les uns préconisent surtout l'observation, qui, attentive et patiente, a résolu déjà, et tous les jours encore résout tant de problèmes. L'école expérimentale, présomptueuse en raison sans doute de sa jeunesse, affirme qu'en dehors de son sein il n'y a point de salut. Les érudits, de leur côté, réclament et proclament la nécessité de leur concours médiocrement apprécié, il faut bien le dire, par les hommes de la clinique et du laboratoire.

Je n'ai jamais, pour ma part, admis les prétentions exclusives, mais encore bien moins compris l'indifférence, sinon le dédain, qu'affectent maintes personnes pour les travaux d'érudition. Qui sait si la paresse n'est pas pour quelque

chose dans la guerre ouverte ou sourde qu'on fait aux livres
et à ceux qui s'en servent?

Les esprits sensés, il est vrai, mettent tout à profit, mais
le plus souvent dans l'ordre qui suit. Ils observent, expéri-
mentent, se forment des opinions, posent des conclusions,
et puis finissent par fouiller dans les bibliothèques. — Il me
paraîtrait plus sage de procéder à l'inverse.

Une question intéresse, on la trouve obscure en certains
points, imparfaitement exposée, insuffisamment étudiée;
sans doute on peut attendre que le hasard apporte de nouveaux faits, nombreux et concluants ; mais à ce compte, s'il
s'agit de cas rares, l'attente peut être bien longue ; sans
doute aussi, si le sujet d'ailleurs le comporte, on peut
chercher quelque lumière en sacrifiant plusieurs chiens et
plusieurs cobayes; mais en maintes circonstances il vaut
mieux consulter les livres et dresser tout d'abord l'inven-
taire complet de la science sur la question à l'étude.

Ceci a plusieurs avantages : si après avoir compulsé on se
trouve suffisamment éclairé, rien n'empêche d'en rester là,
de passer outre et de porter ailleurs son activité. Mais on peut
aussi condenser le fruit de ses veilles et en composer une
note ou un mémoire qui dispensera les autres de la peine
que soi-même on a prise. Ce travail, quand bien même il
ne renfermerait rien de nouveau, serait toujours instructif
pour ceux qui n'ont point creusé le sujet, c'est-à-dire pour
l'immense majorité des lecteurs.

Mais je suppose que l'enquête bibliographique ne satis-
fasse pas votre curiosité et vous démontre la nécessité de
nouvelles recherches. Si vous retournez au lit du malade
instruit comme vous l'êtes devenu, vous observerez beaucoup
mieux, sachant surtout ce qu'il faut observer. Si vous rentrez

au laboratoire, vous savez dans quel sens il faut interroger la nature et vous ne vous exposez pas à répéter des expériences qui ne serviront à rien.

En tout cas, et en quittant vos livres, vous pouvez faire deux parts, celle des notions acquises, démontrées, négligeables, et celle des choses douteuses, équivoques, à l'élucidation desquelles il faut résolûment travailler.

On répète sans cesse que les érudits ne font jamais de découvertes et que leur esprit perd toute originalité. Le reproche est injuste et l'assertion inexacte. L'érudition certainement ne crée rien par elle-même, mais elle conduit aisément à la création; le chercheur, qui à défaut d'imagination ou d'intuition se sert de la méthode bibliographique, arrive sûrement dans les points où il y a quelque chose à trouver. Détourner les travailleurs de l'emploi des livres, c'est conseiller aux voyageurs, explorant des régions mal connues, de ne point se servir des cartes géographiques dressées par leurs prédécesseurs.

Les recherches historiques faites avec conscience dissipent bien quelques illusions et portent atteinte à certains prestiges. Je conviens même qu'elles occasionnent parfois des désenchantements personnels; on caressait l'espoir d'avoir fait une découverte, et voilà qu'un malheureux passage, perdu dans un obscur bouquin, vous dépossède cruellement! C'est sans doute pour s'éviter de pareils mécomptes que les chercheurs les plus actifs dans la nature aiment en général si peu à chercher dans les livres. Mais en revanche que de compensations et que de jouissances dans ces silencieux labeurs! Augmenter la somme des richesses présentes de toutes celles qu'on avait oubliées, débarrasser ces dernières de leur enduit poudreux, les ranger, les classer comme dans un Musée, et

convier les contemporains à cette exposition rétrospective!
Je plains ceux qui ignorent l'attraction singulière qu'exercent
les recherches d'érudition, l'ardeur pleine de charme qu'on
met dans la chasse aux textes et la joie presque naïve qu'on
ressent quand on a fait une trouvaille.

Il est surtout un préjugé qu'il faut combattre. Beaucoup
de gens de très-bonne foi, et sans nulle idée de dénigrement,
considèrent les documents historiques comme curieux et
intéressants, mais d'utilité secondaire. A leur avis la science
moyenne peut fort bien s'en passer.

Ceux qui parlent ainsi méconnaissent la puissance considérable de la méthode bibliographique, et les circonstances
où elle l'emporte de beaucoup en utilité sur toutes les autres.
Qu'on me permette de citer un exemple qui m'a converti,
il y a vingt-cinq ans environ.

En 1854, n'ayant point encore de service d'hôpital, et
suivant les visites des autres, je recueillis dans le service
de Guersant une pièce et une observation fort rares, car il
s'agissait d'une inclusion testiculaire. Je voulus comparer
mon fait à ceux que l'on connaissait alors : le travail ne
paraissait pas devoir être bien long; on citait partout le
fameux cas de Velpeau, et l'on ajoutait sommairement que
chose semblable avait été rencontrée par Saint-Donat,
Prochaska, Dietrich et André.

Je me mis en quête de ces documents, et, non sans quelque
peine à la vérité, je pus réunir dix observations, lesquelles
commentées, comparées, disséquées, si je puis parler de
la sorte, me permirent de donner de l'inclusion scrotale
une description que des faits ultérieurement publiés n'ont
guère changée et qui, je crois, est devenue classique.

Or, quel autre moyen se fût offert de tracer cette histoire?

L'expérimentation n'avait ici rien à faire ; l'observation aurait pu guetter les cas sans en laisser perdre, mais elle aurait sans doute attendu un demi-siècle pour en rassembler un nombre suffisant. Donc, sans le secours des livres, l'inclusion testiculaire serait signalée mais non décrite encore.

Le mémoire de 1855 a d'ailleurs amené le résultat habituel : en un siècle et demi on avait observé dix fois l'affection susdite et d'une façon souvent bien imparfaite. Depuis cette époque les cas se sont multipliés et l'on en compte au moins six à sept nouveaux; ils viennent d'ailleurs docilement se ranger dans le cadre dressé et servent chacun à élucider quelques points de la question.

C'est de ce moment que datent mes vraies sympathies pour la méthode bibliographique. Jusqu'alors, comme beaucoup d'autres, j'avais jugé l'érudition fort respectueusement, mais en ne voyant guère dans les érudits que des archéologues, véritables prêtres de la religion du passé, assez peu soucieux du présent, et ne songeant point du tout à l'avenir; livrant tels quels les fruits de leurs labeurs à qui voulait les utiliser, mais sans se proposer de servir directement la pratique; faisant volontiers l'histoire des hommes, des doctrines, des théories et des idées, mais exceptionnellement celles des choses et des faits vulgaires.

Mon modeste travail m'ouvrit les yeux et me montra quels trésors pourraient être extraits rien que de la masse profonde des observations anciennes et modernes, nationales et étrangères, bien classées, bien groupées et bien commentées. Lancé depuis dans le torrent de la vie active et militante, j'ai été obligé d'abandonner cette voie fertile, mais je n'ai jamais cessé d'encourager quiconque veut y entrer et d'y pousser également ceux qui, désireux de servir la science, n'ont ni les ressources d'une grande pratique, ni le goût des travaux d'amphithéâtre.

La seule objection raisonnable est tirée du temps considérable que nécessitent les recherches bibliographiques, quand on veut les faire avec probité. Ce temps est d'autant plus grand que chaque bibliophile est obligé de faire son apprentissage à peu près tout seul, la méthode bibliographique n'étant enseignée par personne et n'ayant pas encore trouvé son législateur. Certainement, nul ne peut à chaque sujet s'arrêter pour en faire l'histoire complète ; on n'apprendrait pas en toute sa vie un centième de la pathologie. Mais ce que nous demandons à ceux qui ne peuvent faire la besogne, c'est au moins de ne point dédaigner ceux qui l'accomplissent. Nous ne songeons à proscrire ni l'observation, ni l'expérimentation, mais nous voulons que l'érudition soit honorée comme elle le mérite, et qu'au même titre que les autres la méthode bibliographique soit reconnue d'utilité publique.

Les Français, quoi qu'on en pense, ne sont nullement réfractaires aux études de ce genre ; ils y apportent même un sens critique et un jugement sûr qu'on ne trouve pas au même degré chez tous leurs voisins. Mais il faut bien convenir que, dans leur pays du moins, ils ne sont ni soutenus dans leurs essais, ni rémunérés de leurs efforts. Chez nous, l'épithète d'érudit accolée au nom d'un homme ne sert pas à grand'chose, si même elle ne nuit pas ; elle implique en outre une idée de spécialisation étroite et d'inaptitude professionnelle.

Tout cela changerait bien certainement si un chef se présentait, actif, résolu, dévoué, et surtout convaincu. Bientôt il réunirait autour de lui une petite phalange de travailleurs qui formerait avec le temps une véritable école nationale d'érudition.

Au premier rang de la cohorte on trouverait à coup sûr M. Petit, qui s'est donné corps et âme aux recherches bibliographiques, et qui, d'ici à peu d'années, sera certainement un savant classé.

Il vient de fournir un nouvel argument en faveur de la méthode bibliographique, en retraçant l'histoire complète d'une opération très-intéressante et très-importante, mais encore fort discutée.

On peut donc en toute assurance recommander le présent Traité à diverses catégories de lecteurs :

Aux hommes instruits, qui applaudissent de bon cœur aux patientes recherches, à la peine prise pour atteindre la précision, l'exactitude et la sincérité scientifiques.

Aux érudits de profession, qui ne pourront manquer de rendre justice aux efforts faits par l'auteur pour découvrir les origines et les progrès de la gastro-stomie dans les documents originaux, en quelque pays qu'ils se soient produits et en quelque langue qu'ils aient été publiés.

Aux praticiens, qui, avant de prendre le bistouri, sauront déjà en quels cas l'ouverture stomacale est indiquée ou seulement permise, ou tout à fait interdite, et qui, l'opération décidée, pourront, le livre à la main, l'exécuter convenablement, aisément, et par les meilleurs procédés.

Aux professeurs, qui trouveront réunis en un seul fascicule ce qu'il leur aurait fallu laborieusement rechercher dans vingt Recueils différents.

Aux Français, qui ne verront pas sans plaisir la part qu'ils ont prise dans cette conception chirurgicale, hardie, brillante et utile.

Aux étrangers enfin, qui apprécieront certainement les sentiments d'impartialité et de justice qui ont inspiré l'écrivain.

M. Petit me dédie son travail. Il avance que j'en suis l'instigateur, et de plus me proclame son maître. J'accepte le tout, à la condition, toutefois, de me déclarer à mon tour fort heureux d'avoir un tel élève.

A. VERNEUIL.

Avril 1879.

PRÉFACE DE L'AUTEUR

Le succès remarquable obtenu par M. Verneuil, en juillet 1876, à la suite d'une opération réputée jusqu'alors mortelle, nous a déterminé à rechercher les cas analogues publiés antérieurement. Nous voulions savoir, en effet, pourquoi la mort avait été si constamment le résultat des gastro-stomies pratiquées jusqu'alors; comparer les observations anciennes avec la nouvelle, et, en indiquant les causes des revers, donner aux chirurgiens les moyens de les éviter. Vingt observations environ étaient connues au moment de la communication de M. Verneuil à l'Académie de médecine; nous en avons recueilli, en outre, plusieurs qui étaient restées dans l'oubli, malgré leur importance, et quelques-unes encore inédites; d'autres ont été publiées depuis, de sorte que le nombre de celles que nous connaissons s'élève à quarante-six.

Ces faits, et les réflexions en général fort judicieuses qui accompagnent certains d'entre eux, nous ont appris : que, les insuccès ont presque toujours été causés par l'état d'épuisement ou par les lésions viscérales que présentaient les opérés; — que, toutes choses égales d'ailleurs, ils ont eu quelquefois pour cause l'imperfection du manuel opératoire; — que le jour où l'on a opéré dans de meilleures conditions et d'après une méthode dont tous les éléments reposaient sur des données certaines, *le succès a été la règle.*

Il nous a semblé qu'il pourrait être utile de faire connaître les faits qui nous ont amené à penser ainsi, et de nous efforcer de vulgariser une opération qui offre moins de dangers et plus d'avantages qu'on ne le croit communément. En effet, l'opinion générale, sur cette opération, est qu'elle est détestable, et en présence des insuccès répétés qui se sont succédé et que l'on connaît beaucoup mieux que les succès, les chirurgiens se sont demandé si l'on ne devait pas complétement rayer la gastro-stomie du cadre de la médecine opératoire, au moins chez les sujets cancéreux.

A ne considérer que la *survie*, sans doute l'opération, jugée d'après les trente premiers faits, n'a pas grande valeur, car, dans les cas d'insuccès, elle a peut-être quelquefois abrégé la vie du malade. Mais il est une condition particulière aux inanitiés par rétrécissement de l'œsophage dont il faut tenir le plus grand compte, et qui, pour nous, domine toute la question : je veux parler des souffrances intolérables causées par la faim et la soif, et de l'impossibilité absolue de les calmer par l'ingestion œsophagienne, parce que les malades sont alors pris d'efforts de vomissement qui augmentent encore leurs souffrances, ou par l'ingestion rectale, qui s'est montrée à peu près inefficace dans tous les cas.

Or, dans presque tous les cas la gastro-stomie a fait cesser dès le premier jour ce sentiment si atroce de la faim et de la soif, et, bien entendu, a mis fin aux vomissements provoqués par les tentatives de déglutition. N'eût-elle que cet avantage, l'opération aurait encore raison d'être, car il nous semble que, pour un malade voué à la mort dans un délai rapproché, quelques jours de vie sans souffrance sont préférables à un nombre de jours double ou triple, passés dans es tortures auxquelles sont en proie ces malheureux, et qui, je le répète, sont signalées comme intolérables dans toutes les observations.

Mais même au point de vue de la survie seule, il y a une distinction importante à faire dans notre statistique, entre les cas antérieurs à l'opération de M. Verneuil et ceux qui l'ont suivie. Dans la première période, sur trente et un opérés, *un seul* a pu être considéré comme guéri; dans la seconde, sur quinze opérés on a enregistré huit guérisons.

J'ai déjà dit plus haut que j'attribuais cette différence dans les résultats à ce fait, que les opérés de la seconde série étaient dans de meilleures conditions de santé générale que ceux de la première.

Il est encore une autre distinction fort importante à faire, c'est celle qui est basée sur la nature du rétrécissement. Le seul opéré guéri de la première série était un cancéreux, mais le néoplasme était limité à l'œsophage, et il n'existait pas de généralisation dans les viscères. Dans la seconde série on compte, chez les cancéreux, trois guérisons sur neuf opérés, tandis que les rétrécissements cicatriciels en comptaient cinq sur six. D'où il s'ensuit que les succès sont plus communs dans les cas de rétrécissement cicatriciel, mais ne sont pas toutefois impossibles à obtenir chez les cancéreux.

Je dirai même plus; dans certains cas, les malades atteints de rétrécissement cancéreux doivent être considérés comme ayant autant de chances de *guérison immédiate* que ceux qui présentent un rétrécissement purement cicatriciel.

En effet, les cancéreux de la première série (obs. 29), et les trois de la seconde (obs. 34, 35, 42) qui ont guéri, n'avaient pas de lésions viscérales au moment de l'opération, puisqu'on n'en a pas trouvé à l'autopsie, ou que celles que l'on a trouvées étaient d'origine récente, et évidemment postérieures à la gastro-stomie. Ceux au contraire qui sont morts dans les quelques jours qui ont suivi l'opération, et en particulier ceux de la seconde série, présentaient des altérations viscérales très-étendues. (Voir obs. 33, 36, 39, 43, 45 et 46.)

Donc, au point de vue du *succès opératoire*, les cancéreux sans lésions viscérales et les non-cancéreux sont égaux. Mais il n'en est pas de même au point de vue du *succès thérapeutique*, de la *durée de la survie*, et pour s'en convaincre il suffit de s'en rapporter aux chiffres suivants : les cancéreux guéris ont survécu : 26 jours, 40 jours, 3 mois, 6 mois ; les non-cancéreux guéris : 28 jours, 8 mois, 15 mois et demi, plus de 25 jours et plus de 2 ans (ces deux derniers sont encore en vie). C'est qu'en effet les cancéreux sont fatalement voués à la mort dans un délai plus ou moins long, soit par le fait de la cachexie (obs. 34 et 42), soit par l'apparition d'une affection mortelle causée par la propagation du cancer à un organe voisin (obs. 29 et 35), tandis que les non-cancéreux peuvent survivre indéfiniment. La mort survenue chez les opérés non-cancéreux a été causée, dans un cas, par une altération de l'estomac déterminée par l'action du caustique qui avait provoqué le rétrécissement œsophagien ; dans le deuxième, par une affection aiguë intercurrente, et dans le troisième, par la phthisie pulmonaire; dans tous, la terminaison fatale était donc indépendante du rétrécissement de l'œsophage, sinon de sa cause dans le premier.

Maintenant donc qu'on est en possession d'un procédé opératoire dont tous les temps sont pour ainsi dire réglés à l'avance, et d'un mode de pansement qui réduit au minimum les chances de mort après l'opération; comme, d'autre part, les succès obtenus dans ces derniers temps seront pour les chirurgiens l'encouragement le plus puissant, on hésitera moins à opérer. Et comme en intervenant plus tôt, les chirurgiens trouveront les malades dans de meilleures conditions pour supporter l'opération, il y a tout lieu de croire que les succès ne tarderont pas à se multiplier.

C'est d'ailleurs ce qui est arrivé déjà, puisque les trente et une premières opérations comprennent une période de vingt-sept ans, et que les quinze dernières ont été pratiquées en moins de trois ans.

Cette succession rapide d'observations nouvelles a été la cause du retard apporté à la publication de ce travail, et des modifications faites à sa rédaction primitive au fur et à mesure de leur apparition. En effet, je ne connaissais que trente-six observations au moment où j'ai déposé mon Mémoire à la Société de chirurgie, et l'on verra qu'il est basé sur quarante et un cas, dont le dernier a été observé en juillet 1878. Je n'ai eu connaissance des observations 41, 43, 44, 45 et 46, que lorsque ce travail était déjà presque imprimé en entier. J'ai pu néanmoins les faire ajouter à la fin, mais elles ne figurent ni dans l'historique, ni dans l'examen des causes de la mort, ni dans les conclusions des pages 69 et 112, qui, dès lors, ne sont plus exactes quant à la forme (car au fond les observations nouvelles n'ont fait que les confirmer) et doivent être modifiées comme il suit (1) :

Le procédé adopté et préconisé par M. Verneuil a été suivi exactement dans huit cas, et a donné cinq guérisons (obs. 32, 35, 37, 41, 22), et trois morts (obs. 36, 38, 43).

____

(1) Les résultats ne concordent d'ailleurs pas entre eux. Page 69, je donne comme chiffre des opérations pratiquées d'après le procédé de M. Verneuil, 5, et 7 page 113. Cela tient à ce que, dans le premier cas, je n'ai pas compté l'observation 39, où le procédé a été un peu modifié, parmi celles qu'on doit attribuer au procédé susdit, et que, dans le second, elle y figure.

Ce procédé a été légèrement modifié dans cinq cas, en ce sens qu'au lieu d'ouvrir immédiatement l'estomac on a exécuté ce dernier temps de l'opération quelques jours plus tard. On a eu ainsi deux guérisons (obs. 34 et 44), et trois morts (obs. 39, 45 et 46) (1).

Enfin, par d'autres procédés, qui diffèrent plus ou moins des précédents, on a obtenu trente et une morts et deux guérisons (obs. 29 et 40).

Je ne dois pas quitter la plume sans remercier les personnes qui, par les utiles renseignements qu'elles m'ont fournis, ont augmenté de beaucoup l'intérêt que peut avoir ce travail. Je prie donc MM. Sydney Jones, Francis Mason et Thomas Bryant, de Londres, Messenger Bradley, de Manchester, Küster, de Berlin, Trendelenburg, de Rostock, Hjort, de Christiania, Studsgaard, de Copenhague, Rose, de Zurich, et Le Dentu, de vouloir bien agréer l'expression de ma profonde reconnaissance.

Cette énumération de chirurgiens distingués, appartenant à divers pays de l'Europe, est la plus belle justification de cet axiome : *la science n'a pas de frontières*. Mais je dois ajouter que si j'ai pu profiter des découvertes que j'ai faites dans mes pérégrinations à travers les littératures allemande et scandinave, c'est grâce à l'extrême obligeance de mes collègues à la bibliothèque de la Faculté, MM. Hahn et Thomas, qui ont bien voulu me traduire la plupart des documents publiés en allemand et en suédois.

L.-H. Petit.

15 Avril 1879.

____

(1) Cette modification ne me semble pas heureuse, parce qu'on perd ainsi un temps précieux qu'on pourrait utiliser pour relever les forces de l'opéré par l'alimentation stomacale immédiate.

DE LA

GASTRO-STOMIE

DÉFINITION

La *gastro-stomie* (bouche stomacale, de γαστήρ, estomac, et στόμα, bouche), mot créé par M. Sédillot en 1846, est une opération par laquelle on établit, à travers les parois de l'abdomen et de l'estomac maintenues en contact, une ouverture permanente pour fournir à l'alimentation une voie artificielle, chez des malades qu'un rétrécissement de l'œsophage ou du cardia condamne à mourir d'inanition.

Cette définition, qui ne diffère que par quelques mots de celle de M. Sédillot, distingue nettement l'opération qui nous occupe de la *gastrotomie*, nom générique appliqué à toutes les opérations chirurgicales dans lesquelles on ouvre la paroi de l'abdomen. Déjà, bien qu'on ait gardé plus spécialement le terme de gastrotomie pour les ouvertures de l'estomac, on a cru, pour faire cesser toute confusion, devoir donner à l'opération pratiquée pour l'extraction des corps étrangers de cet organe, la dénomination de *taille stomacale*, par analogie avec la taille vésicale appliquée aux corps étrangers du réservoir urinaire (1).

(1) Colin (Ch.), *De la taille stomacale*, thèse de Paris, 1877.

PETIT.   1

Le terme de *gastro-stomie* nous paraissant convenir mieux que tout autre pour désigner suffisamment l'opération de la bouche stomacale, nous le conservons et insistons pour qu'on le réserve à cet acte opératoire (1).

Appliquée jusqu'alors à la cure palliative des rétrécissements de l'œsophage, cette opération a été faite dernièrement en Allemagne dans le but de dilater ensuite les rétrécissements cicatriciels du pylore. Mais les cas sont trop peu nombreux et les résultats trop peu encourageants pour que l'on puisse se prononcer sur la valeur de cette application nouvelle de la gastro-stomie. Aussi nous contenterons-nous de signaler le fait sans y insister.

(1) Il est d'autant plus nécessaire de faire cesser cette confusion, que tout récemment encore M. Rizzoli réunissait sous le titre de *gastrostomie* les opérations ayant pour but l'extraction des corps étrangers de l'estomac et celles qui avaient trait à la création d'une bouche stomacale. (*Bull. delle scienze med. di Bologna*, 1878, série 6, t. I.)

HISTORIQUE ET BIBLIOGRAPHIE

La thérapeutique chirurgicale des rétrécissements de l'œsophage est une question toute française ; les trois méthodes qui ont été imaginées pour remédier à la dysphagie œsophagienne, savoir : l'œsophagotomie externe, l'œsophagotomie interne et la gastro-stomie, ont pris, en effet, naissance dans notre pays.

Cette assertion pourrait paraître inexacte en ce qui concerne la gastro-stomie, en ce sens qu'elle a été proposée d'abord par des chirurgiens étrangers ; mais comme les pièces imprimées ne diffèrent que de quelques années, que les échanges des publications scientifiques étaient alors assez restreintes, on peut dire avec assez de raison que l'idée de l'opération est née à la fois dans plusieurs pays, sans que les divers chirurgiens qui l'ont émise successivement aient connu les travaux de leurs devanciers. D'ailleurs l'opération, bien que conseillée et même décrite à l'étranger, a été pratiquée pour la première fois en France ; il n'y a aucun doute à cet égard.

Quoi qu'il en soit, lorsqu'on parla de la gastro-stomie vers 1840, les esprits étaient préparés à lui faire un accueil favorable. On avait essayé depuis longtemps d'élargir le rétrécissement œsophagien par la dilatation et la cautérisation, et de l'éviter par l'œsophagotomie externe pratiquée au-dessous de l'obstacle ; mais la dilatation ne peut rien contre les rétrécissements infranchissables ; la cautérisation, moyen d'ailleurs fort hasardeux, est impuissante dans la plupart des cas et n'inspire guère de confiance; l'œsophagotomie externe n'a aucune action sur les rétrécissements siégeant à la partie thoracique de l'œsophage; l'œsophagotomie interne n'était pas encore créée; ne pouvant donc agir sur l'obstacle dans un certain nombre de cas, on songea aux moyens d'arriver directement à l'estomac.

On savait d'ailleurs que l'estomac était facilement abordable, que les plaies accidentelles de ce viscère n'étaient pas mortelles, que les fistules stomacales étaient compatibles avec la vie; cela suffisait pour que l'on entreprît l'opération.

Telles étaient, en effet, les données dont se préoccupaient les chirurgiens qui proposèrent alors la gastro-stomie; car après avoir mûrement réfléchi à la question, ils la présentèrent tous à peu près de la même manière.

Le premier document imprimé que nous possédions date de 1841. Il est dû à un chirurgien militaire norvégien, Chr. A. Egeberg, qui proposa la gastro-stomie (qu'il appelait encore gastrotomie) en 1837. Comme tous les auteurs français, et même beaucoup d'étrangers, depuis Wimpffen qui le cita le premier en France, ont dénaturé le nom de ce chirurgien, qu'ils appellent *Egelberg*, nous sommes autorisé à croire qu'ils n'ont jamais lu ni le travail original ni les analyses qui en ont été données dans les journaux allemands, qui écrivent encore Egebert.

Ce travail a été lu à la Société médicale de Christiania le 30 mai 1837, mais il a été publié d'abord dans le *Norsk Magazin for Lœgevidenskaben*, andet binds, andet Hefte (*Magasin norvégien pour les sciences médicales*, t. II, livraison II, 1841, page 97). (Communication de M. le professeur Johan Hjort, de Christiania.) On en trouvera la traduction *in extenso* aux pièces justificatives.

Wimpffen ne le connaissait que d'après l'analyse qu'en avait donnée le *Canstatt's Jahresbericht*, qui l'avait tirée de l'*Oppenheimer Zeitschrift* (1) qui nous a renvoyé au *Norsk Magazin*, où nous l'avons trouvé.

A propos d'un cas de rétrécissement infranchissable de l'œsophage, contre lequel il avait employé en vain le traitement ordinaire, Egebert s'est demandé s'il n'y avait rien de mieux à faire qu'à donner au malade des lavements de bouillon pour éloigner un peu plus l'issue fatale.

On ne pouvait songer à la dilatation, puisqu'on ne pouvait franchir le rétrécissement; l'œsophagotomie externe, d'autre part, ne convient qu'aux rétrécissements siégeant au cou, et ne peut être pratiquée pour ceux de la portion thoracique de l'œsophage.

Pourquoi, dit-il alors, *ne créerait-on pas une voie directe et permanente à l'estomac pour y introduire des aliments?*

Et il établit les principes fondamentaux de la gastro-stomie, auxquels on n'a ajouté que peu de chose de nos jours. Nous y voyons discutés successivement les points suivants :

La possibilité d'arriver à l'estomac sans qu'on ait à craindre d'épanchement dans le péritoine.

Le lieu où il faut opérer. — On s'assure par la percussion de la position et du volume de l'estomac.

Le procédé opératoire. — On fait une incision longitudinale, ou mieux cruciale à travers la peau et les muscles de la

____

(1) *Zeitschrift für gesammte Medicin*, von F. W. Oppenheim, Band XIX, Hamburg, 1842, p. 344. On nous pardonnera d'insister si longuement sur nos pérégrinations bibliographiques, travail fastidieux et souvent stérile, mais absolument indispensable, comme le savent tous ceux qui, comme nous, sont tentés de remonter aux sources.

région épigastrique, et l'on ouvre le péritoine avec précaution. Si le còlon transverse était placé en avant de l'estomac, on l'abaisserait avec les doigts. Si l'on voulait faire alors l'ouverture à l'estomac, il est fort probable qu'il y aurait un épanchement péritonéal. Pour l'éviter, on attire le viscère dans la plaie avant de le sectionner, et on le fixe par plusieurs sutures à la paroi abdominale ; au bout d'un ou deux jours les adhérences seront assez solides pour que l'on puisse ouvrir l'estomac sans crainte du plus léger épanchement.

Le moyen d'éviter la réunion prématurée de la plaie stomacale : on mettra un bourdonnet de charpie dans la plaie.

Egebert répond ensuite à diverses objections qu'on pourrait soulever contre ce procédé.

Si l'on prétendait que les sutures blesseront l'estomac, on n'a qu'à penser aux sutures qui ont été faites après des plaies de cet organe ; on peut également s'en rapporter à ce qui arrive après l'entérotomie pour rétrécissement organique de l'intestin grêle.

Relativement à la question de l'alimentation par l'estomac : on ne voit pas, dit-il, pourquoi il ne serait pas aussi indiqué d'ouvrir le canal intestinal pour y introduire des aliments que pour donner issue aux matières fécales. L'estomac est essentiellement organisé comme la partie supérieure du canal intestinal et ne réagit point autrement ni plus que celle-ci : de même que dans un anus contre nature on peut injecter beaucoup de liquide sans danger, il est certain que l'estomac supportera également ce qu'on introduira dans sa cavité par une fistule.

Contre l'hémorrhagie, on n'a rien à craindre si l'on a pris les précautions nécessaires pour éviter la pénétration des matières extravasées dans la cavité abdominale, parce qu'alors l'estomac

se trouve à la portée de la main et des instruments de l'opérateur.

On ne peut pas donner comme contre-indications à l'opération les gastrotomies faites dans un autre but, la persistance
des fistules stomacales et la difficulté de leur guérison ; cela, au
contraire, prouve en faveur de l'opération ; ces fistules peuvent
très-bien être supportées ; on en a vu à la suite de hernie stomacale étranglée. Tout cela démontre que l'estomac n'est pas
un *noli me tangere*.

Indications de l'opération ; description d'un procédé opératoire assez analogue à celui que M. Verneuil a adopté, puisqu'il comprend la fixation définitive de l'estomac aux téguments
avant de l'ouvrir ; conduite à suivre après l'opération, tels sont
les enseignements que nous trouvons dans ce travail.

En seconde ligne vient notre compatriote Blondlot, qui le
premier pratiqua la gastro-stomie, sur les animaux, il est vrai,
mais avec le plus grand succès. Nous en trouvons la relation
dans son *Traité analytique de la digestion*, p. 201, 1843.

La lecture des observations de fistule accidentelle de l'estomac
et de gastrotomie pour corps étrangers publiées avant lui, donnèrent à Blondlot l'idée d'en créer chez les animaux, afin de
pouvoir se procurer à volonté du suc gastrique. Voici comment
il s'y prit sur un chien jeune et en bonne santé qu'il avait fait
manger une demi-heure auparavant pour dilater modérément
l'estomac.

Après avoir incisé la paroi abdominale, il attira l'estomac
dans la plaie, l'y maintint à l'aide d'une anse de fil d'argent
recuit, comprenant environ 4 centimètres de la paroi stomacale, ferma la plaie pariétale avec quelques points de suture,
après avoir fait rentrer les portions d'intestin qui étaient sorties,
puis tordit les extrémités du fil sur un petit billot de bois, de

manière à amener l'estomac en contact intime avec la paroi abdominale.

Le septième jour le fil tomba, laissant une ouverture fistuleuse communiquant avec l'estomac. Le chien guérit parfaitement, et en 1843 servait à diverses expériences depuis deux ans. La gastro-stomie avait donc été pratiquée en 1841, la même année que la publication du travail d'Egebert dans le *Norsk Magazin*. Quinze jours après, même opération, avec succès égal, sur un autre chien.

Malgré ces magnifiques résultats, Blondlot ne parle pas de la possibilité de transporter la gastro-stomie chez l'homme.

L'année suivante parut un intéressant mémoire de Watson (1), chirurgien américain, qui, si l'on s'en rapporte aux indications bibliographiques données par les auteurs qui l'ont cité, n'a pas été lu beaucoup plus que celui d'Egebert. Ce mémoire se divise en deux parties, l'une ayant trait aux rétrécissements abordables et l'autre aux rétrécissements inaccessibles par l'extérieur. Que faire dans ce dernier cas, dit Watson, lorsque la dilatation ne peut s'opposer à la marche progressive du rétrécissement vers une obstruction totale?

La question posée, l'auteur arrive, d'après l'examen des faits qui y sont relatifs, aux conclusions suivantes :

1° Les plaies de l'estomac ne sont pas toujours mortelles; elles le sont moins souvent qu'on ne le croit.

2° Des fistules stomacales peuvent durer des années sans amener la mort.

3° Les opérations pratiquées sur l'estomac et sur d'autres parties du tube digestif, dans le but d'en extraire des corps étrangers, se sont terminées par la guérison.

Cela suffit pour faire penser que l'opération est possible, et

____

(1) *Americ. Journ. of the med. science*, 1844, 2° série, t. VIII, p. 309.

qu’elle sera susceptible de prolonger la vie lorsqu’on ouvrira l’estomac pour y introduire des aliments.

Les connaissances en anatomie et en chirurgie nécessaires pour la pratiquer sont, dit-il encore, bien moins grandes que pour certaines autres qui sont relativement insignifiantes; les dangers à craindre sont : l’hémorrhagie, la péritonite et l’altération des fonctions de l’estomac. Mais il n’y a pas de gros vaisseaux à intéresser dans cette région; on peut éviter la péritonite en prévenant l’accès du sang ou du contenu de l’estomac dans le péritoine, ou y remédier par un traitement approprié. Quant aux fonctions de l’estomac, elles ne seront nullement altérées si on a soin de pratiquer l’ouverture de ce viscère sur sa face antérieure, à égale distance de ses deux extrémités et de ses deux courbures.

Ce travail, qu’on ne connut en France qu’après la thèse de Wimpffen, qui en lut l’analyse dans le *Schmidt’s Jahrbucher*, ne paraît pas avoir attiré une bien grande attention, même en Amérique; car lorsque quatre ans plus tard le même recueil dans lequel il avait été publié rendit compte du second mémoire de Sédillot, il ne fit aucune réclamation en faveur du chirurgien américain (1).

En 1845 parut le tome VI du *Compendium* de Monneret et Fleury, qui, à la page 235, contient la phrase suivante : « Si l’obstacle avait son siége à l’extrémité inférieure de l’œsophage, ne devrait-on pas, dans un cas extrême, tenter d’établir une fistule gastrique? »

M. Sédillot connaissait-il ces travaux lorsqu’il proposa à son tour d’établir une voie artificielle aux aliments dans les cas de rétrécissement infranchissable de l’œsophage? On pourrait peut-être le supposer, d’après l’analogie qui existe, au fond, entre

______
(1) *American Journ. of the med. science*, 1848, 2ᵉ série, t. XVI, p. 218.

ses divers mémoires et ceux de Watson et d'Egeberg; quant aux expériences de Blondlot, M. Sédillot y a fait allusion dans son premier mémoire (1).

Dans ce travail, M. Sédillot ne se dissimule pas la gravité de l'opération, mais d'autres plus graves ont été tentées déjà, comme l'ablation de l'utérus et la ligature de la carotide primitive. S'il la propose et la décrit maintenant, avant de l'avoir pratiquée, c'est parce que les occasions de le faire sont très-rares, et afin que ceux à qui elles se présenteront puissent les saisir. Et il ajoute : les conditions de cette opération « nous paraissent si rationnelles et si favorables, que nous nous étonnons seulement d'être le premier à la proposer et en signaler tout le prix ». Nous ne partageons plus l'étonnement de M. Sédillot, puisque nous savons qu'il n'a pas été le premier à proposer la gastro-stomie, sinon à la nommer.

Puis vient l'examen des conditions opératoires de la gastrotomie fistuleuse. M. Sédillot démontre la nécessité de remédier

(1) Ce premier mémoire, intitulé *De la gastrotomie fistuleuse*, fut présenté à l'Académie des sciences le 27 juillet 1846. « Je donne le nom de gastrotomie fistuleuse, dit M. Sédillot, à une opération consistant à établir aux parois de l'estomac une ouverture permanente, dans le but de fournir à l'alimentation une voie artificielle, chez les malades qu'un rétrécissement complet de l'œsophage condamne à mourir d'inanition. » (*Comptes rendus*, t. XXIII, p. 226.)

Cette version des *Comptes rendus de l'Académie des sciences*, dans laquelle M. Sédillot appelle son opération *gastrotomie* et non encore *gastro-stomie*, est également celle que donne la *Gazette médicale de Paris*, 1846, p. 600. Nous en trouvons une autre dans les *Contributions à la chirurgie*, où ont été reproduits les divers travaux de cet auteur relatifs à la gastrostomie. La voici : « *De la gastro-stomie*. Nous avons donné le nom de *gastro-stomie* (bouche stomacale : γαστήρ, estomac, στόμα, bouche) à une opération par laquelle on établit aux parois de l'estomac une ouverture permanente pour fournir à l'alimentation une voie artificielle chez des malades qu'un rétrécissement de l'œsophage ou du cardia condamne à mourir d'inanition. Les mots de *gastrotomie fistuleuse* et de *gastro-syrinxie* (γαστήρ, estomac, et συρινξ, fistule) nous paraissent moins bien indiquer le but de l'opération. » (1868, t. II, p. 405)

Cette modification d'orthographe s'est faite entre le premier et le second mémoire de M. Sédillot, car dans ce dernier, en effet, il s'agit de la *gastro-stomie*.

à un obstacle infranchissable de l'œsophage ; les moyens ordinaires étant impuissants, il faut en inventer un autre. Ce dernier est basé sur les faits suivants, qui sont bien démontrés :

Les plaies de l'estomac sont curables : exemples connus.

Les aliments introduits dans cet organe par la fistule ne s'échapperont pas au dehors ; exemples : les individus porteurs d'une fistule stomacale ;

Ces aliments seront digérés ; exemples : les aphagiques qu'on est obligé de nourrir avec une sonde œsophagienne.

L'absence de la mastication et de l'insalivation ne modifie pas la nutrition au point de constituer une condition irrémédiable d'insuccès.

Les expériences de Blondlot et celles de l'auteur sur les animaux démontrent que la *gastrotomie* est une opération qui peut réussir parfaitement.

A l'occasion de cette communication, M. Serres rappela qu'ayant été depuis longtemps vivement préoccupé de l'horrible situation dans laquelle se trouvent les personnes en proie à une affection organique de l'estomac ou de l'œsophage qui s'oppose à l'introduction des aliments, il avait eu l'idée d'une opération analogue à celle que propose l'auteur de ce mémoire, mais que l'occasion d'en faire l'essai ne s'étant pas présentée, il n'y avait pas donné suite. Il se félicite aujourd'hui que M. Sédillot ait conçu la réalisation d'un semblable projet (1).

Dans un second mémoire, dont les *Comptes rendus* n'ont publié qu'un extrait (1846, t. XXII, p. 907), mais que nous avons trouvé *in extenso* dans les *Contributions* (t. II, p. 440), M. Sédil-

____

(1) Les *Comptes rendus de l'Académie des sciences* ne reproduisent pas cette réflexion de M. Serres, que nous avons trouvée dans la *Gazette médicale de Paris*, 1846, p. 601, et qui est mentionnée dans les *Contributions*, t. II, p. 430.

lot examine plus en détail les *cas auxquels l'opération de la gastro-stomie est applicable.*

Cette opération convient, d'après cet éminent chirurgien, aux cas d'aphagie qui rendent imminente la mort par inanition. Il divise toutes les lésions justiciables de la gastro-stomie en 15 classes qui peuvent se résumer dans les suivantes :

1. Absence congénitale du conduit œsophagien ;

2. Compression de ce canal par des tumeurs de voisinage ;

3. Oblitération par altération de la paroi ;

4. Oblitération par productions morbides dans l'intérieur du canal.

Beaucoup de rétrécissements de l'œsophage n'étant pas par eux-mêmes incompatibles avec la vie, la gastro-stomie rétablira dans ces cas des conditions d'existence d'une durée indéterminée. Tels sont les rétrécissements fibreux, fibro-cartilagineux et atrophiques, la hernie de la muqueuse, les anomalies congénitales, les blessures de l'œsophage.

« La gastro-stomie promettra des résultats également satisfaisants dans certaines plaies, ulcérations et ramollissements inflammatoires simples.

» Le repos de l'organe, délivré des irritations incessantes que provoquaient les efforts de déglutition et l'arrêt des substances alimentaires, deviendra un des moyens les plus sûrs de la guérison. On comprend d'ailleurs que le traitement des polypes et de certaines coarctations offrirait d'autant plus de probabilités de succès, qu'il ne serait pas à chaque instant entravé par les nécessités de la nutrition. »

Dans les rétrécissements cancéreux, cette opération permettra encore de prolonger la vie et d'adoucir les souffrances de la faim et de la soif.

M. Sédillot entretient ensuite l'Académie de quelques expériences qu'il a faites sur les animaux (1). — Il a employé trois procédés : 1° celui par gangrène, de Blondlot; — 2° celui par suture, en fixant par quelques fils les parois divisées de l'estomac aux bords de la plaie abdominale. — Dans le 3ᵉ, il introduit sur-le-champ dans l'estomac une canule de platine à ailes. Aucun épanchement n'a eu lieu; les matières gastriques sont parfaitement gardées par l'estomac, sans aucune tendance à s'échapper au dehors, et l'alimentation peut s'effectuer médiatement, sans que les animaux soient gravement incommodés ni de l'opération ni de ses suites. Ces expériences ont permis à M. Sédillot de s'assurer que la nutrition s'opérait d'une manière complète et sans obstacle.

La publication de ce mémoire dans la *Gazette médicale de Paris* (1847, pages 7, 49, 90) provoqua une protestation énergique de M. Gendron contre la gastro-stomie (même journal, p. 197).

L'auteur croit pouvoir affirmer que la cautérisation et la dilatation pratiquées habilement et avec persévérance sont capables de rendre à l'œsophage sa perméabilité. Il s'appuie sur 4 observations dont il a pu suivre les malades et qui lui paraissent des plus convaincantes. Or voici quels sont les faits : 1ʳᵉ, 2ᵉ et 4ᵉ observation, *dysphagie à la suite d'angine pharyngée;* 3ᵉ obs., *rétrécissement spasmodique;* dans les 4 cas, l'obstacle siégeait soit au pharynx, soit à la partie supérieure de l'œsophage. La gastro-stomie n'avait donc rien à faire dans ces cas qui relevaient directement, en effet, de la dilatation et de la cautérisation, tout au plus de l'œsophagotomie externe.

Aussi M. Sédillot put-il répondre victorieusement à cette attaque. Dans une lettre adressée au même journal (1847, p. 261),

---

(1) Deux de ces animaux ont été présentés le 3 décembre 1846 à la Société de médecine de Strasbourg. Voir *Gazette médicale de Strasbourg,* 1846, p. 406.

il réfute les assertions de M. Gendron, montre qu'il est des cas où l'atrésie œsophagienne est infranchissable, et termine en disant que, quels que soient les succès obtenus à l'aide de la dilatation et de la cautérisation, il restera toujours malheureusement des cas réfractaires à ce mode de traitement et justiciables de la gastro-stomie.

Nous avons trouvé dans la lettre de M. Sédillot une phrase qui nous a mis sur la voie d'une découverte des plus précieuses. Voici cette phrase :

« M. Pétel (de Cateau) disait dernièrement (voyez *la Lancette*) avoir vu succomber six malades à une semblable affection. »

La version des *Contributions à la chirurgie* (t. II, p. 404) nous apprend que M. Petel est de Cateau-Cambrésis, et que son travail est inséré dans *la Lancette française* de 1847.

Pensant que cet article pourrait avoir quelque rapport avec notre sujet, nous l'avons cherché dans la *Gazette des hôpitaux*, alias *Lancette française*, où nous l'avons trouvé à la page 103. Il est intitulé *De la Gastro-stomie. — Appréciation de cette opération*.

L'auteur, qui a lu dans ce recueil la relation du travail de M. Sédillot, mentionne d'abord les six cas dont parle ce savant chirurgien, puis un septième où il pu heureusement vaincre un double obstacle, et enfin un huitième dont la lecture aurait dû présenter à M. Sédillot un intérêt de première valeur.

Il s'agissait d'un rétrécissement cancéreux si étroit qu'il ne laissait plus passer que quelques gouttes d'eau, et avec difficulté. La mort était imminente, et la malade, qui avait conservé toute son intelligence, réclamait une opération, si dangereuse qu'elle dût être, pourvu qu'elle pût permettre l'introduction des aliments et des boissons dans l'estomac.

« Dès lors, dit Pétel, je conçus un projet hardi basé sur des ana

logies déjà connues dans la science : je veux parler de la gastro-
stomie. J'écrivis donc, le 15 novembre 1843, à la Société médicale
de Douai pour le lui soumettre et me donner son avis. En même
temps je lui exposai mon procédé, qui m'a été suggéré par
l'étude répétée de l'exploration de la région occupée par l'estomac. Malgré le défaut d'ingestion d'aliments et pour ainsi
dire de liquide, il est remarquable combien la dilatation gazeuse
du grand cul-de-sac de l'estomac a longtemps persisté chez
cette malade dont je viens de parler. L'amincissement des parois
abdominales était extrême, et par conséquent l'exploration
facile ; les parois de l'estomac étant presque constamment en
contact avec celles de l'abdomen, je me proposai de pénétrer
d'un seul coup dans l'intérieur du ventricule à l'aide d'une
aiguille courbe armée d'un fort fil, d'en faire ressortir la pointe
en dehors par un mouvement de bascule, et de nouer les deux
chefs du fil sur un cylindre ou autrement. Je proposai aussi
de repasser un nouveau point qui croiserait le premier, afin de
multiplier la surface des adhérences entre les séreuses de l'estomac et du péritoine. Enfin les fils auraient été serrés chaque
jour jusqu'à la section des tissus compris dans chacun d'eux. Je
sais que ce procédé ne sera pas toujours applicable ; car il y
aura des cas où l'estomac pourra revenir sur lui-même et ne se
laissera pas distendre par les gaz ; mais quand on pourra le
mettre en pratique, chacun prévoit comme moi combien il peut
donner d'espérance. Est-ce là le moyen qu'emploie M. Sédillot ?
Je ne le crois pas ; car la lecture de votre article m'a fait pres-
sentir qu'il pratiquait des incisions. Or je l'engage à nous
apprendre comment il s'y prend ; car dans les cas que je citais
tout à l'heure, il faudrait opérer tout autrement que je ne le
propose. La Société médicale de Douai, par sa lettre en date du
5 décembre 1843, signée de son secrétaire, M. Burgeat, me fit

connaître qu'elle n'était pas favorable à mon projet; qu'elle regardait comme dangereuse l'opération de la gastro-stomie; de sorte qu'ici, rejetant l'adage *Melius anceps quam nullum*, nous restâmes inactif et n'essayâmes pas de prolonger l'existence de notre malheureuse. »

Nous avons transcrit ce passage *in extenso* parce qu'aucun des auteurs qui ont écrit sur la gastro-stomie n'a mentionné Pétel parmi les chirurgiens qui ont proposé cette opération. Et cependant sa lettre est des plus explicites et lui donne les droits les plus indiscutables à la priorité sur les chirurgiens français; aussi avons-nous été surpris de l'indifférence que M. Sédillot a gardée à l'égard de ce document (qu'il connaissait pourtant), soit dans les articles qu'il a publiés peu de temps après, soit lors de la publication des *Contributions à la chirurgie.*

Sans doute le procédé que propose Pétel ne pourra être employé que dans des cas excessivement rares, comme il le reconnaît lui-même, car le plus souvent l'estomac est ratatiné et recouvert par l'épiploon ou le côlon transverse; mais il était basé sur le fait qu'il avait sous les yeux, et dans un autre cas il aurait certainement cherché et probablement trouvé mieux.

Le chirurgien du Cateau termine sa courte note par des réflexions qui font aussi honneur à sa modestie qu'à la justesse de ses vues : « Si la gastro-stomie (la suite apprendra qu'elle n'est pas trop dangereuse par elle-même, je l'espère du moins) pouvait jamais être rejetée dans les cas de lésions organiques de l'œsophage, devrait-il en être de même lorsque le rétrécissement de cet organe est occasionné par l'ingestion de liquides caustiques, provoquée dans un but de suicide, ou bien quand sa nature est cartilagineuse, ou purement mécanique, comme dans des cas de tumeurs intrathoraciques ou situées à la naissance du cou? Personne ici ne contesterait son utilité : elle remplirait une lacune qui existait jusqu'ici.

» En terminant, je dois dire que j'ai moins écrit cette lettre en vue d'établir la priorité de l'idée de la gastro-stomie dans les rétrécissements œsophagiens, que pour féliciter et encourager M. Sédillot, dans les mains duquel cette question ne peut manquer de prendre tout le développement désirable (1). »

Le 5 avril 1847, M. Sédillot envoyait à l'Académie des sciences une troisième note sur *les plaies et les fistules de l'estomac dans leurs rapports avec la gastro-stomie*. Dans cete note il démontre, à l'aide d'un grand nombre d'observations disséminées dans les ouvrages scientifiques : 1° la curabilité des plaies de l'estomac, soit accidentelles, soit pratiquées dans un but opératoire, comme dans les cas de gastrotomie pour extraire les corps étrangers de l'estomac; 2° la possibilité de l'établissement d'une fistule stomacale après ces blessures et la compatibilité de cette lésion avec la vie. (*Comptes rendus*, t. XXIV, p. 584.)

---

(1) Bien d'autres articles ont été publiés à ce moment sur la gastro-stomie; mais nous ne pouvons évidemment reproduire toutes les critiques qu'à soulevées la proposition de M. Sédillot, et dont on pourra se rendre compte en parcourant les journaux de médecine de l'époque. Nous en citerons seulement une, pour montrer jusqu'où peut aller l'erreur d'un écrivain qui n'a pas lu ce dont il parle.

L'*Union médicale* (1847, p. 114) a écrit, sans nom d'auteur, ce qui suit :

« Sans nous prononcer d'une façon positive sur l'utilité de la gastro-stomie, ce que nous nous réservons de faire lorsque nous aurons à examiner la seconde partie du mémoire de M. Sédillot, nous dirons seulement que si, dans les cas où l'indication est manifeste, cette opération est la seule qui offre des chances de prolongation d'existence, il ne faut pas croire que tous les malades, alors même qu'elle réussit, puissent en retirer le bénéfice qu'on espérait; l'estomac ne peut quelquefois supporter la présence des aliments qu'il reçoit par une voie aussi insolite; ils sont rejetés par l'ouverture artificielle sans avoir profité à la nutrition, et les malades insensiblement épuisés succombent aux accidents qu'entraîne après elle une alimentation insuffisante. »

Ne croirait-on pas, à la lecture de ce passage, que la gastro-stomie a été souvent pratiquée, qu'elle a réussi parfois, et que néanmoins les opérés sont morts au bout d'un certain temps par insuffisance d'alimentation? Malheureusement pour l'auteur de l'article, l'opération était encore à l'état de projet.

Nous trouvons dans ce mémoire un passage qui nous a d'abord fort intrigué, car il y est dit que la gastro-stomie a été pratiquée depuis plusieurs siècles. Et à l'appui de son dire, M. Sédillot cite plusieurs phrases d'un mémoire d'Hévin devenu classique (1) :

« Les guérisons sans nombre que nous voyons tous les jours, dit-il (Hévin), et que nous trouvons dans les observations de plaies considérables de l'estomac, nous autorisent encore à proposer la *gastro-stomie*. En effet, si des blessures faites en diverses parties de ce viscère par des instruments piquants, tranchants et contondants, et même par des armes à feu, n'ont point fait périr les malades, et si elles ont, au contraire, parfaitement guéri, pourquoi n'espérerait-on pas un succès aussi heureux d'une ouverture faite avec art par un instrument bien tranchant? »

Et M. Sédillot ajoute :

« Cette opinion d'Hévin n'était elle-même qu'une réminiscence fort éloignée d'une pratique chirurgicale adoptée depuis plusieurs siècles. Des opérations de gastro-stomie, hautement approuvées par les académies royales de l'époque, avaient déjà été pratiquées, comme nous le rapporterons. »

Ayant l'habitude, lorsque nous citons quelque chose, de recourir autant que possible au texte *princeps*, nous avons parcouru le mémoire d'Hévin, et nous avons trouvé, à la page 590, ce qui suit :

Tête du chapitre, en marge : *Opération de la gastrotomie pour tirer les corps étrangers*, et plus bas : « Les guérisons sans nombre que nous voyons tous les jours et que nous trouvons dans les observateurs, de playes considérables de l'esto-

(1) *Sur les corps étrangers arrêtés dans l'œsophage.* — Mémoires de l'Académie royale de chirurgie, t. I, 1743.

mach, nous autorisent encore à proposer cette opération... » Le reste comme dans les *Contributions.*

Donc Hévin parle ici, comme dans les autres parties de son mémoire, de *gastrotomie* et non de *gastro-stomie ;* de *gastrotomie* pour tirer les corps étrangers des voies digestives, au moyen d'une ouverture qu'on ferme ou qu'on *laisse se fermer immé-diatement après l'opération ;* et non de *gastro-stomie,* c'est-à-dire, comme M. Sédillot lui-même l'a défini le premier, d'une *bouche stomacale,* d'une ouverture *permanente* pour fournir à l'alimentation une voie artificielle.

Quant aux *gastro-stomies* hautement approuvées par les académies de l'époque, et que rapporte M. Sédillot, d'après Hévin, ce sont toutes des *gastrotomies pour tirer des corps étrangers,* des *tailles stomacales,* suivant l'expression de M. Verneuil (1), et rien autre.

Il y a donc là une confusion de termes, qu'on ne s'explique d'ailleurs pas, et qu'il ne fallait pas laisser subsister. C'est pourquoi nous avons cru devoir la relever (2).

L'idée de la gastro-stomie reposant dès lors sur des bases solides, et ses indications étant bien nettes, il ne restait plus qu'à trouver un procédé opératoire permettant d'éviter un épanchement dans le péritoine, seule cause de danger, dit M. Sédillot, à laquelle donnent lieu les blessures de l'estomac.

Ce fut le 13 novembre 1849 que M. Sédillot pratiqua la première opération de ce genre.

Les conditions dans lesquelles se trouvaient son sujet n'étaient

______

(1) Voir Ch. Colin, *De la taille stomacale,* thèse de Paris, 1877.

(2) Nous avons pensé un instant que cette assertion de M. Sédillot, relative aux *gastro-stomies* antérieures, avait été la cause de l'erreur dans laquelle était tombé le rédacteur de l'*Union médicale,* dans l'article précité mais en comparant les dates, nous avons vu que l'article était du 6 mars, et la communication à l'*Académie des sciences* du 5 avril. L'article ne pouvait donc pas avoir été inspiré par le passage que nous venons de corriger.

malheureusement guère favorables. Il était atteint d'un cancer de l'œsophage, n'avait pas pris d'aliments par la bouche depuis 5 semaines, et avait maigri depuis un an au point de perdre la moitié de son poids (soit 54 kilog.); sa débilité était extrême.

L'opération elle-même laissa aussi fort à désirer; les incisions furent faites trop bas; ne voyant pas d'abord l'estomac, le chirurgien fit sortir de l'abdomen une portion de l'épiploon et du côlon transverse, puis alla à la recherche du viscère avec un crochet mousse. Pour maintenir en contact l'estomac et la paroi abdominale, on employa, sans faire de suture, une canule munie de larges rebords; mais celle-ci fut entraînée dans le ventre par l'estomac, qui reprit sa position première, et elle y resta jusqu'à la mort, survenue le lendemain matin.

Les causes de cette issue fatale sont assez indécises; aussi les opinions des chirurgiens présents furent-elles loin de s'accorder, et n'y insisterons-nous pas pour le moment.

Malgré cet insuccès, l'opération servit néanmoins à démontrer la possibilité de produire artificiellement sur un point déterminé des parois abdominales une hernie de l'estomac, de percer ce viscère et d'y introduire une canule à demeure, sans hémorrhagie, sans épanchement, sans autres lésions concomitantes, sans péritonite. Quant aux enseignements qui en découlaient, M. Sédillot les résumait ainsi; il fallait dorénavant :

1° Maintenir l'estomac à la plaie extérieure de l'abdomen, de manière à fermer complétement cette dernière et à provoquer immédiatement des adhérences entre les deux feuillets viscéral et pariétal du péritoine.

2° S'abstenir, pendant le premier jour, de faire dans l'estomac aucune injection de liquide, et n'y introduire qu'un peu d'eau le deuxième jour pour rétablir lentement et graduellement les fonctions de ce viscère (1).

L'année suivante, M. Wimpffen écrivit sa thèse inaugurale sur *la gastro-stomie et ses indications*, probablement à l'instigation de M. Sédillot qui en fut le président (2).

Nous trouvons dans ce travail, outre les documents rassemblés par M. Sédillot pour ses publications antérieures, et que l'auteur a mis largement à contribution, un court historique de la question, et la description d'un nouveau procédé dû à Michel (de Strasbourg).

Dans son historique, M. Wimpffen mentionne le docteur Egelberg (*sic*), Watson, dont il ne connaît les travaux que d'après les analyses qui en ont été données dans *Kanstatt* (sic) *Jahresbericht* de 1842 et 1845, et enfin la phrase de Monneret et Fleury citée plus haut. « Mais ces notions, vaguement formulées, dit-il (p. 28), n'avaient trouvé aucun écho et étaient restées inaperçues. Les deux premières n'avaient pas même trouvé place dans les publications médicales françaises. C'est donc à M. le professeur Sédillot, qui le premier a décrit l'opération de la gastro-stomie, qui le premier l'a introduite dans le domaine de la pratique, que revient l'honneur de cette découverte. »

Dans le procédé proposé par M. Michel, une disposition spéciale du péritoine faciliterait singulièrement la recherche de l'estomac. Elle consiste dans un repli étendu des fausses côtes gauches au grand épiploon. Cette lame, qui se trouve maintenue dans des rapports constants alors même que la portion pylorique

(1) Cette observation fut présentée à l'Académie des sciences le 19 novembre 1849 (voir *Comptes rendus*, t. XXIX, p. 565). On la trouvera *in extenso* dans les *Contributions* de M. Sédillot, t. II, p. 484, dans les thèses de Wimpffen et de Follin, citées plus loin, et plus ou moins complétement dans les journaux de médecine de cette année-là. Nous en donnons le résumé très-détaillé aux pièces justificatives.

(2) Thèse de Strasbourg, 15 mai 1850, 2e série, t. XIII, n° 209.

de l'estomac est déviée et déplacée, établit une séparation complète entre la portion gauche du côlon, la rate et l'estomac.

Après avoir donc ouvert le ventre entre l'appendice xyphoïde et l'extrémité inférieure du rebord des fausses côtes, on se guiderait sur cette lame pour arriver sur le grand cul-de-sac de l'estomac et ne pas confondre ce viscère avec le côlon transverse.

M. Wimpffen appelle encore l'attention sur une particularité importante qu'il a rencontrée plusieurs fois dans les essais de gastro-stomie qu'il a faits sur le cadavre. Il s'agit d'adhérences anciennes de l'estomac et des intestins avec la paroi abdominale, et qui l'empêchèrent d'attirer au dehors l'organe qu'il cherchait.

Un peu plus de trois ans après sa première opération, le 21 janvier 1853, M. Sédillot pratiqua la seconde. Dans l'intervalle, il avait observé plusieurs cas de rétrécissement œsophagien, mais un seul malade avait accepté la gastro-stomie; malheureusement il était atteint d'une affection pulmonaire qui parut une contre-indication formelle à l'opération, et celle-ci ne fut pas faite.

Chez le malade actuel, les conditions n'étaient guère meilleures que chez le premier; de plus, une nouvelle faute opératoire fut commise; l'estomac fut facilement atteint, mais les sutures qui le fixèrent à la paroi abdominale étaient en trop petit nombre et trop peu solides, car elles n'allaient pas jusqu'à la muqueuse gastrique; deux heures après l'opération, elles cédèrent sous des efforts de toux, et l'estomac rentra cette fois encore dans l'abdomen. Des recherches nouvelles durent être faites pour le ramener dans la plaie, et pour l'y fixer on saisit un repli de sa paroi avec la pince à coulants d'Assalini, dont on attacha les tiges sur les téguments abdominaux.

Il n'y eut pas néanmoins de péritonite immédiate, et tout alla bien pendant cinq ou six jours; mais alors, à la chute de l'eschare comprise dans les mors de la pince, une inflammation ulcérative s'empara de la plaie, s'étendit probablement au péritoine qui s'enflamma, accident qui emporta l'opéré au dixième jour.

M. Sédillot pense qu'il faut mettre cette complication sur le compte d'une épidémie infectieuse qui régnait alors à l'hôpital et qui rendait mortelles la plupart des opérations.

Par suite des particularités remarquées dans cette observation, M. Sédillot propose de maintenir l'estomac en contact avec la paroi abdominale au moyen d'une tige d'ivoire qui, après avoir transpercé un repli de ce viscère, reposerait sur la paroi abdominale. Il conseille encore de n'alimenter le malade par la nouvelle voie que le dixième ou le douzième jour, alors que les adhérences sont solides. Enfin il donne communication d'une lettre de Michel Lévy relative à l'alimentation des sujets gastro-stomisés et que nous reproduirons plus loin.

M. Sédillot n'a pas fait d'autre tentative.

Lors de la publication de ses *Contributions à la chirurgie,* en 1868, il dit, dans les additions qu'il fit aux travaux que nous venons d'analyser, que ces deux insuccès ne devaient lui inspirer aucun découragement. « L'histoire de notre second malade, ajoute-t-il, qui survécut 10 jours à son opération, nous semble démontrer que nous l'eussions sauvé si nous eussions : 1° éloigné la pince compressive des bords de la plaie; 2° attendu la chute de l'eschare; 3° différé l'alimentation stomacale directe. »

Il parle encore du cas de *T. Tenger* (1) qu'il n'a pas pu se procurer, de l'idée émise en 1837 par *Egelberg,* des expériences

____

(1) C'est évidemment une faute d'impression, car M. Sédillot parle de *Fenger* dans la 2ᵉ édition de son *Traité de méd. opér.,* 1855, t. II, p. 272.

de Blondlot, des procédés de Michel et de Bar (voir plus loin), rappelle le procédé dont il s'est servi, et termine en disant que les succès obtenus dans l'ovariotomie confirment le peu de danger qu'il avait attribué aux plaies de l'abdomen et du péritoine (1).

La presse médicale s'est, comme toujours, divisée en trois camps sur l'appréciation de l'innovation de M. Sédillot : les uns l'ont approuvée, les autres se sont élevés contre, les troisièmes se sont prudemment abstenus de toute appréciation. Nous donnerons comme exemple celle de Streubel, insérée dans le *Schmidt's Jahrbucher*, 1853, t. LXXX, p. 80.

Streubel dit que les raisons sur lesquelles s'est basé M. Sédillot pour proposer et pratiquer la gastro-stomie sont insuffisantes. Il ne croit pas d'ailleurs que cette opération soit un moyen si utile pour remédier à l'aphagie. D'après lui, on ne peut pas conclure des animaux à l'homme, opinion qui depuis a été répétée bien des fois. Chez des malades affaiblis et émaciés, dit-il encore, la gastro-stomie, abstraction faite du rétrécissement œsophagien, est mortelle.

(1) L'histoire des opérations de M. Sédillot a un épilogue qu'il convient de placer ici, parce qu'il renferme encore une erreur qui s'est déjà propagée et qu'il convient d'arrêter.

Mansière, dans sa thèse inaugurale (*Des rétrécissements intrinsèques de l'œsophage*. Paris, 1865) cite une phrase recueillie à la clinique de Grisolle, et ainsi conçue : « Quant à la *gastrotomie*, tentée *trois* fois par M. Sédillot, cette opération a donné entre les mains de ce chirurgien 3 insuccès sur 3 cas » (p. 55).

Gandais, également dans sa thèse de doctorat (*Rétrécissements cicatriciels et cancéreux de l'œsophage*. Paris, 1869), cite la même phrase, à la page 33.

Enfin la thèse inaugurale de Ferrié (*Étude sur les rétrécissements cicatriciels et fibreux de l'œsophage*. Paris, 1874) reproduit la même erreur sous une autre forme : « Cette opération, dit-il, préconisée par M. Sédillot, a été employée 3 fois par lui, mais sans succès » (p. 24).

Nous avons vainement cherché dans les œuvres de Grisolle la reproduction de cette assertion; aussi sommes-nous tenté de croire que M. Mansière aura mal entendu, ou mal relu ses notes d'hôpital. Quant à MM. Gandais et Ferrié, ils ont accepté, sans le vérifier, le chiffre donné par M. Mansière.

Streubel reproche à M. Sédillot d'avoir négligé d'établir des indications exactes, et d'avoir opéré deux fois dans des conditions défavorables; il aurait mieux valu ne rien faire, car dans ces cas, eût-il même réussi, il n'aurait fait que prolonger une existence misérable. M. Sédillot donne pour excuse qu'il a consulté divers professeurs, et qu'il ne pouvait pas diagnostiquer le cancer. Ces raisons ne sont pas valables, et Streubel blâme les personnes qui ont conseillé l'opération; il rappelle que l'âge des malades, la production spontanée de la lésion, et avant tout l'aspect cachectique, permettaient un diagnostic vraisemblable.

La gastro-stomie ne pourrait donc être employée que pour des rétrécissements infranchissables dus à la rétraction cicatricielle ou à une affection purement locale.

Le moment où l'on doit opérer n'est guère facile à préciser.

Lorsque le rétrécissement est devenu infranchissable, le malade est tellement affaibli que l'on peut douter du succès de l'opération. Si l'on opère avant ce moment, on commet la faute de pratiquer à la légère une opération très-dangereuse qu'on aurait pu éviter par la dilatation. Même dans ces cas, l'issue est douteuse, et la vie ne saurait être que misérable.

Follin, dans sa thèse d'agrégation (*Des rétrécissements de l'œsophage*, 1853, p. 133 et suivantes), consacre un long chapitre à la gastro-stomie.

Il rappelle les idées d'*Égelbert*, de Watson, de Monneret et Fleury, l'observation du Canadien et celle de Madame Gorée, qui vécut huit ans avec une fistule spontanée de l'estomac (*Journal de Corvisart, Leroux et Boyer*, an X, t. III, p. 409), puis examine si la gastro-stomie est une opération rationnelle. Les observations connues de fistules stomacales, soit chez l'homme, soit chez le chien, les expériences de Blondlot, de Sédillot, de Cl. Bernard, l'amènent à conclure par l'affirmation. Pour le choix du procédé, il dit qu'il faut tenir compte de la rétraction et de l'ascension de l'estomac qui existent alors.

Follin donne ensuite l'analyse des travaux de M. Sédillot, en rapporte les observations, et après avoir constaté les deux insuccès du chirurgien de Strasbourg, qui, dit-il, trouvent peut-être leur origine dans quelques imperfections du manuel opératoire, il se demande si l'œsophagotomie, bien moins dangereuse que la gastro-stomie, ne devrait pas lui être substituée. Il y a lieu de s'étonner de cette proposition émanant d'un chirurgien aussi judicieux que l'était Follin ; il ne pensait certainement pas alors aux rétrécissements sous-cervicaux pour lesquels l'œsophagotomie externe, la seule connue alors, ne peut évidemment rien.

L'année suivante, Fenger, à propos d'une *gastrotomie* qu'il avait pratiquée, publiait un travail fort important sur la question. — (*Virchow's Archiv*, vol. VI, p. 350, 1854.)

Comme Egebert, Watson, Petel et Sédillot (il ne connaît que Sédillot), Fenger se demande s'il n'y aurait rien de mieux à faire qu'à prolonger la vie du malade, dans les cas de rétrécissement infranchissable de l'œsophage, à l'aide de lavements nutritifs. Ouvrir une voie directe vers l'estomac ne constitue pas une opération plus dangereuse que celle qu'on est obligé de faire pour atteindre l'utérus, l'intestin ou l'ovaire, opération qui se pratique avec succès sur le vivant. Les plaies accidentelles de l'estomac ont bien guéri ; les opérations chez les animaux, faites par Blondlot, Cl. Bernard, Bidder et Frerichs, ont obtenu un succès presque constant. Il est vrai, dit-il, qu'*on ne peut conclure de l'animal sain à l'homme malade* (1).

(1) Cette opinion, émise plus tard par **M.** Verneuil, est d'une vérité qui ne peut être sérieusement contestée par personne. C'est en nous appuyant sur elle que nous avons cru pouvoir passer sous silence, dans la suite de notre travail, les faits relatifs à la création des fistules gastro-cutanées chez les animaux.

Fenger discute ensuite, plus à fond que ne l'ont fait ses devanciers, les questions suivantes : — Comment l'estomac supportera-t-il le contact direct de l'air? — La digestion se fera-t-elle convenablement lorsque l'aliment sera introduit directement dans l'estomac sans avoir subi l'action préparatoire de la mastication et de l'insalivation? — Dans le plus grand nombre des cas, l'affection organique ne sera-t-elle pas suffisante pour entraîner la mort? — L'amélioration obtenue par le succès de l'opération ne sera-elle pas de trop courte durée pour qu'il y ait profit à la tenter? Dans les cas où le chirurgien parviendrait ainsi à sauver le malade, la vie ne serat-elle pas intolérable à lui et aux siens à ce point qu'il soit tenté d'y mettre volontairement un terme?

La conclusion de tout ceci est que la gastro-stomie est une opération possible et compatible avec la vie. Restait le choix du procédé.

Fenger pensa d'abord à appliquer un caustique sur la paroi abdominale, au niveau de l'estomac, à attendre la formation d'adhérences, puis à inciser l'eschare; mais ses expériences le convainquirent qu'il était très-difficile de tomber ainsi sur l'estomac. Il se décida donc à ouvrir l'abdomen avec le bistouri, à rechercher ensuite l'estomac, le mettre à découvert, l'inciser à son tour, et le fixer à la plaie cutanée. Il se pose à ce propos les questions suivantes, qu'il discute avec le plus grand soin avant d'arriver à l'adoption définitive de son procédé : 1º Quels doivent être le siége et la direction de l'incision? — 2º Quelle étendue convient-il de lui donner? 3º Comment rechercher l'estomac et l'amener en avant? 4º Comment faut-il ouvrir l'estomac et le fixer à la plaie pariétale? 5º Qu'y a-t-il lieu de faire ensuite?

L'opération fut faite avec les plus grandes précautions le

23 mars 1853, mais la mort survint par épuisement 58 heures après.

Fenger fit son incision en bas, en dehors et à gauche, depuis la pointe du sternum jusqu'au bord externe du muscle droit, le long du bord des fausses côtes; il s'arrêta au péritoine, fit l'hémostase, puis incisa cette membrane dans une étendue assez grande pour laisser passer l'index et le médius. L'estomac trouvé, on l'attire dans la plaie, on traverse sa paroi par deux fils munis d'une aiguille à chaque extrémité, et on ferme le reste de la plaie par une aiguille d'or. Les quatre aiguilles sont ensuite passées à travers la paroi abdominale, puis on incise l'estomac, on attire les fils à l'aide d'un crochet mousse, et on les divise de manière à faire quatre ligatures. La muqueuse est ensuite attachée aux bords de la plaie cutanée par huit sutures fines.

Ce procédé avait sur celui de Sédillot deux avantages : 1° de ne faire qu'une incision longitudinale à la paroi tégumentaire, ce qui permettait à celle-ci de résister mieux aux tractions de l'estomac; 2° de fixer solidement ce viscère à la paroi, de façon à l'empêcher de s'en séparer, comme cela est arrivé dans les deux cas de Sédillot. C'est ce procédé qu'ont suivi la plupart des autres chirurgiens.

Nélaton, qui publia en 1854 le troisième volume de ses *Éléments de pathologie chirurgicale*, dans lequel se trouve l'article *gastrotomie*, ne connaissait pas le fait de Fenger, paru aussi en 1854 seulement. Il cite *Egelberg*, Watson, *Mondière* (pour Monneret) et Fleury, rapporte les deux observations de Sédillot, puis propose, au lieu du procédé de celui-ci, de faire une incision de 3 ou 4 centimètres, d'y engager l'estomac, de le fixer d'abord par deux points de suture faits aux deux extrémités de la plaie, puis d'en faire d'autres, deux ou trois, qui traverseraient toute la peau et l'estomac. On établirait la fistule lorsque les adhérences seraient sufisamment solides. Il ne conseille de tenter l'opération que dans les cas de rétrécissement cicatriciel, si le sujet est jeune et n'a pas d'autre affection concomitante (p. 420).

L'opinion de Nélaton à ce sujet est encore exprimée dans le livre d'Atlee (*Clinical lectures on Surgery by M. Nélaton*, Philadelphia, 1855, p. 52) : « Si, dit-il en outre, une blessure reçue sans précaution peut se terminer favorablement, que ne peut tenter le chirurgien dans des cas voués fatalement à la mort? »

Nous n'avons trouvé aucun document qui nous permît de penser que Nélaton avait pratiqué cette opération.

Nous ne trouvons rien à signaler jusqu'en 1858. Cette année, M. Cooper Forster, chirurgien de *Guy's Hospital*, à Londres, fit la gastro-stomie sur un malade du service de son collègue Habershon (1).

Ce malade portait une tumeur de la partie supérieure de l'œsophage qui nécessita d'abord la trachéotomie. Le développement de la tumeur ayant bientôt rendu l'alimentation impossible, on se décida à agir pour remédier à cet inconvénient. On rejeta la dilatation forcée dans la crainte de perforer l'œsophage, et l'œsophagotomie externe, parce qu'on supposait que l'affection intéressait la portion thoracique de ce conduit. On se décida donc pour la gastro-stomie. Habershon ne fait aucune mention des travaux précités (2).

____

(1) *Guy's Hosp. Rep.*, 1858, 3º S., t. IV, p. 1 à 18.

(2) Habershon avait déjà proposé ce moyen dans les cas de menace de mort par inanition, ou de communication entre l'œsophage et la trachée rendant la déglutition impossible (*Diseases of the alimentary canal*, ouvrage dont nous n'avons pu consulter que la seconde édition publiée sous un autre titre : *On diseases of the abdomen, etc.* Londres, 1862, p. 64).

L'opération fut faite sans chloroforme, l'état du malade faisant craindre quelque accident. Incision de 3 pouces 1/2 suivant la ligne semi-lunaire gauche, à partir de l'intervalle des huitième et neuvième côtes. Ouverture du péritoine dans toute l'étendue de la plaie. On voit immédiatement l'estomac. On le saisit avec un tenaculum et on l'attire dans la plaie; on passe ensuite une aiguille courbe à travers la paroi de l'estomac et on la réunit à la paroi abdominale au moyen de la suture entrecoupée; puis on incise cette paroi entre les points d'entrée et de sortie du tenaculum, et on coud la paroi stomacale avec la paroi abdominale.

Le malade supporta bien l'opération; on commença l'alimentation immédiatement après, ce qui améliora l'état général et les souffrances; mais malgré tout les forces commencèrent à baisser la nuit suivante, et la mort survint 44 heures après l'opération, probablement par suite d'une complication pulmonaire.

Habershon énumère tous les moyens employés pour soulager le malade avant l'opération; il fait remarquer que le rectum n'a pu tolérer longtemps les lavements nutritifs. Il rappelle que Gull a conseillé d'ajouter à ces lavements de la pepsine pour les rendre plus absorbables; mais ce moyen n'est évidemment que fort précaire. Barlow cite cependant un cas dans lequel il a soutenu de cette manière la vie pendant 70 jours. Il pense qu'après l'opération il aurait dû ne pas alimenter le malade par l'estomac autant qu'il l'a fait, mais plus par le rectum, et se reproche d'avoir songé trop tard à la gastrotomie.

A la suite du travail d'Habershon se trouve la relation de l'opération par Cooper Forster. Ce chirurgien rappelle les observations de fistules gastro-cutanées réunies dans un mémoire de Murchison, lu l'année précédente à la Société médico-chirurgicale de Londres, et les raisons pour lesquelles il a préféré la gastrotomie aux autres opérations. Une consultation eut lieu entre les médecins et les chirurgiens de l'hôpital touchant la possibilité et l'opportunité de l'opération; la réponse ayant été favorable, on opéra. C. Forster fit une incision unique, ne voyant pas l'utilité de l'incision cruciale de Sédillot; il eut soin aussi de comprendre dans la suture une bonne partie des téguments, pour éviter le retrait de l'estomac.

L'année suivante (1859), M. Cooper Forster pratiqua la même opération chez un jeune enfant de quatre ans et quatre mois qui, après avoir avalé un liquide corrosif, avait présenté tous les symptômes d'un rétrécissement œsophagien. Celui-ci étant devenu infranchissable, on pratiqua la gastro-stomie. Incision de deux pouces le long du bord externe du muscle droit, à partir de l'intervalle des septième et huitième côtes gauches. On tombe sur des anses intestinales, on les écarte et on arrive enfin sur la grande courbure. Ouverture de l'estomac, puis suture. Perte de sang assez grande. Les suites de l'opération furent bonnes; tout allait bien, lorsqu'au quatrième jour la plaie s'étant ulcérée, les sutures se relâchèrent, une partie du contenu de l'estomac pénétra dans l'abdomen et une péritonite suraiguë emporta le jeune opéré.

L'auteur regrette de n'avoir pas agi plus tôt dans ce cas; il en a été empêché en partie par un phénomène observé sur le sujet de M. Verneuil, savoir la possibilité d'avaler facilement, à un moment donné, une assez grande quantité de liquide. L'élément spasme jouait certainement un grand rôle dans la dysphagie, car après l'opération le malade put encore avaler du lait pris par la bouche.

Ces deux insuccès n'empêchèrent pas l'auteur de déclarer que si pareille circonstance se présentait, il recommencerait la gastrotomie. L'opération, dit-il, n'est pas douloureuse, grâce au chloroforme, et le soulagement qu'elle apporte aux souffrances du malade, joint à l'espoir de prolonger la vie et même de guérir avec une fistule permanente, sont des arguments puissants en sa faveur. (*Guy's Hosp.*, *Rep.* 1859, 3ᵉ série, t. V, p. 1.).

En 1860, M. Sydney Jones publia une observation fort analogue à la première de M. C. Forster. Il s'agissait d'une femme de quarante-quatre ans, atteinte d'un épithélioma du pharynx gênant à la fois la respiration et la déglutition; on fut obligé de faire la trachéotomie, et la malade garda la canule jusqu'à sa mort arrivée quatre mois après. On pratiqua la gastro-stomie comme dans le cas précédent.

On éprouva quelque difficultés à atteindre l'estomac, parce que, comme on le vit à l'autopsie, cet organe avait été attiré en bas et à gauche par des adhérences anciennes; la malade perdit 3 ou 4 onces de sang pendant l'opération. Les suites immédiates ne furent pas bonnes; il y eut des nausées continuelles; au bout de 24 heures l'opérée commença à s'affaiblir et mourut 12 heures plus tard, sans qu'il y eût d'autre cause apparente de la mort que l'épuisement. (*Transactions of the pathological Society of London*, 1860, t. XI, p. 101.)

Entre cette observation et la suivante ont paru plusieurs documents, peu importants à la vérité, mais que nous devons néanmoins signaler.

Günther (*Lehre von den blutigen Operationen am menschlichen Körper*, 1861, 4ᵉ Abth, 2ᵉ Unter, p. 28, § 8) cite *Egebert*, Watson, les opérations de Sédillot, dont il place à tort la seconde un an après la première, et celles de Fenger, C. Forster et Sydney Jones. D'après les faits qui précèdent, dit-il, cette opération paraît indiquée seulement si le rétrécissement n'est pas cancéreux et si les forces du malade sont encore suffisantes pour lui permettre une vie d'une certaine durée. Bardeleben a porté sur cette opération un jugement plus juste que les autres auteurs. Il dit que la nutrition ne peut se faire que d'une manière incomplète, par suite du défaut de salive. Ainsi il a pratiqué chez un chien une fistule gastrique et plus tard il a fait l'obturation de l'œsophage. Mais quoiqu'il ait très-bien nourri le chien par la fistule, il n'a pu le garder en vie plus d'un an.

Fano, dans la 5ᵉ édition du *Traité de pathologie externe* de Vidal de Cassis (1861, t. III, p. 767), a écrit la phrase suivante, dont l'erreur est probablement une faute de copiste : « M. Sédillot a proposé l'*œsophagotomie* pour déposer directement le bol alimentaire dans l'estomac. »

Le professeur Gross, de Philadelphie (*A system of surgery*, 1864, t. II, p. 611) rapporte les observations de Sédillot, Fenger, Forster et S. Jones, et conclut des revers qui ont suivi la gastrostomie, que l'opération, dans le cas de rétrécissement cancéreux de l'œsophage, n'a aucune raison d'être, et qu'on ne doit la pratiquer que pour l'extraction des corps étrangers et contre les rétrécissements cicatriciels. Il adopte d'ailleurs, sans le critiquer, le procédé de M. Sédillot.

M. Maisonneuve, dans sa *Clinique chirurgicale* (1864, t. II, p. 409), ne cite, comme méthodes applicables à la cure des rétrécissements œsophagiens, que l'œsophagotomie, la cautérisation et la dilatation : il ne fait aucune mention de la gastro-stomie.

En 1865 parut l'article du professeur Nussbaum dans le *Compendium* de Pitha et Billroth (*Handbuch der allgemeinen und speciellen Chirurgie*, 1865, Bd. III, Abth. 2, Lief. 1, p. 182). L'auteur y consacre un court chapitre, assez favorable d'ailleurs, à la *gastro-stomie*. Il cite les insuccès de Sédillot et de Fenger, et ajoute : « J. Cooper, Forster et *Haberschon* (*sic*), qui suivirent leur exemple, ne furent pas plus heureux. » M. Nussbaum n'avait pas lu évidemment les observations anglaises, car il n'aurait pas fait trois chirurgiens d'un chirurgien et d'un médecin.

M. Arthur Bar (*de la Gastro-stomie*, thèse de Strasbourg, 1865, 2ᵉ série, t. XXXVIII, nº 877) ne connaît que les deux cas de Sédillot et celui de Fenger. Il décrit dans sa thèse un procédé nouveau qui ne sera probablement jamais mis en pratique. Considérant qu'au moment d'une forte inspiration l'estomac est refoulé en bas et en avant; — que la face antérieure de cet organe vient se mettre alors en contact avec la paroi abdominale, au-dessous du rebord des fausses côtes; — que ce mouvement de l'estomac repousse devant lui le côlon et le fait descendre, l'auteur propose de plonger un trocart dans le point où doit se trouver l'estomac, de le fixer là au moyen de griffes situées à l'extrémité de la tige du trocart et qui se relèvent lorsqu'on retire la canule; dès que les adhérences se seront formées, on agrandira l'ouverture du trocart. Seulement, rien ne dit qu'on tombera du premier coup sur l'estomac. Si on tombait alors sur le côlon transverse, on recommencerait quelques jours plus tard, un peu plus haut.

« Cette simple supposition, dit M. Sédillot, suffit à prouver le danger et l'irrationalité d'une pareille tentative. » Nous partageons pleinement cette manière de voir.

En 1866, M. Thomas Bryant fit sa première gastro-stomie sur un individu syphilitique, tuberculeux, et arrivé à la dernière période de l'émaciation. L'opération fut bien faite, l'estomac facilement atteint et fixé, le malade parut d'abord reprendre ses forces, mais au 4ᵉ jour il fut pris de délire et s'éteignit le 6ᵉ (1).

___

(1) M. Bryant mentionne ce fait dans la 1ʳᵉ édition de son ouvrage *The Practice of surgery*, 1872. Dans la 2ᵉ édition, parue en 1876, il cite un nouveau cas

On peut se demander si dans ce cas la gastro-stomie était bien indiquée. En effet, le rétrécissement siégeait au pharynx, et l'œsophagotomie externe aurait probablement rempli le même but que l'ouverture de l'estomac. Comme il n'est pas fait mention, dans l'observation, de tentatives de cathétérisme, on ne peut savoir si le rétrécissement était complétement imperméable; mais on vit à l'autopsie qu'il restait derrière le pharynx, au niveau du rétrécissement, un demi-pouce de muqueuse saine. Peut-être l'aphagie et les vomissements qui suivaient tout essai de déglutition avaient-ils pour cause un spasme du pharynx et de l'œsophage, analogue à celui qui est signalé dans plusieurs de nos observations, et que le cathétérisme, aidé ou non de l'anesthésie, aurait sans doute vaincu.

Cette même année, M. Curling publia dans les *Clinical lectures and reports of the London Hospital*, t. III, p. 218, le long récit d'un fait qu'il venait d'observer.

Homme de cinquante-sept ans, n'ayant souffert que depuis quatre semaines de l'affection pour laquelle il était entré à l'hôpital. La marche du rétrécissement avait donc été singulièrement rapide. On opéra deux mois et demi après le début apparent du mal. L'état général était très-mauvais; on n'osa pas employer le chloroforme, de crainte de provoquer des vomissements, et on fit l'anesthésie par la pulvérisation d'éther.

Incision dans l'étendue de 3 pouces, à partir de la 7ᵉ côte, verticalement en bas; on tomba directement sur l'estomac. Le reste de l'opération se fit comme dans les cas précédents. Suites d'abord excellentes; on commença immédiatement l'alimentation par l'estomac. Le lendemain, affaiblissement progressif, sans cause appréciable; mort trente heures après l'opération.

observé depuis (t. I, p. 592). Les deux observations ont été publiées *in extenso* dans *The Lancet*, numéro du 7 juillet 1877, p. 9.

L'obstruction était causée par un cancer ulcéré, sur le point de pénétrer dans la bronche droite.

Le 22 septembre 1866, M. Sydney Jones fit sa seconde opération sur un homme de soixante et un ans arrivé au dernier terme de l'existence; tous les essais de déglutition provoquaient des efforts de vomissement. Anesthésie locale; même procédé que la première fois. Tout alla bien les premiers jours; au neuvième on put enlever les sutures, mais le sujet avait une pneumonie double qui l'emporta trois jours après (*The Lancet*, 15 déc. 1866, t. II, p. 665).

M. Sydney Jones dit que s'il pratiquait encore la même opération, il choisirait une partie de la paroi abdominale plus rapprochée vers la gauche, afin de pouvoir faire son ouverture plus près du cardia (1).

En 1867 parut la thèse de Scharffenberg (2), que nous ne connaissons malheureusement que d'après l'analyse du *Schmidt's Jahrbucher* (1867, t. CXXXVI, p. 44) et le *Beiträge zur operativen Chirurgie* de Czerny, p. 113, 1878. L'auteur cite les observations de Sédillot, de Fenger, d'Habershon et Cooper, de Sydney Jones, de Curling, et une de van Thaden.

La malade de cette dernière observation, âgée de cinquante-quatre ans, souffrait depuis un an lorsqu'on pratiqua la gastrostomie. Incision de 3 pouces obliquement à gauche, à partir de

____

(1) M. E. Clapton, dans les *Saint-Thomas's Hospital Reports*, 1871, p. 177, parle d'un rétrécissement cancéreux de l'œsophage pour lequel on pratiqua la gastrotomie en 1866. Désirant obtenir quelques détails sur ce fait, nous avons écrit à M. Clapton qui a eu l'extrême obligeance de communiquer notre lettre à M. Sydney Jones. Cet habile chirurgien a bien voulu nous écrire que le cas auquel M. Clapton faisait allusion était celui qu'il avait publié en 1866 dans *The Lancet*. Comme rien ne le faisait suposer, nous avons été heureux de recevoir ce renseignement, qui lève les doutes que d'autres auraient pu avoir comme nous sur cette observation, menacée d'un dédoublement dont nous donnerons quelques exemples chemin faisant.

(2) *Dissertatio inaug. de gastrotomia propter œsophagi stenosin instituta*, Kiliæ, 1867, in-4, p. 15.

l'appendice xyphoïde. On fixe l'estomac à la plaie par quatre sutures; on ne l'ouvre que le lendemain et on ajoute deux sutures; on alimente alors par la voie artificielle. Mort quarante-sept heures après l'opération, sans péritonite.

En 1868, M. Durham fit la gastro-stomie chez un vieillard de soixante-dix ans atteint d'un épithélioma de la partie moyenne de l'œsophage. Son incision, de trois à quatre pouces de long, partait des cartilages de huitième et neuvième côtes gauches et s'étendait au-dessus de la ligne semi-lunaire. L'estomac fut facilement atteint. On passa de gauche à droite, à travers les lèvres de la plaie et l'estomac, deux fils de soie distants d'un pouce l'un de l'autre; on ouvrit ensuite l'estomac perpendiculairement aux fils, qui furent divisés au milieu et firent quatre sutures. D'autres furent placés dans leur intervalle. Le malade s'éteignit comme le précédent, sans péritonite, seize heures après l'opération.

Durham constate que jusqu'alors tous les opérés sont morts, que l'opération n'a pas allongé leur existence et qu'elle l'a probablement même raccourcie. Mais la faute qui a été commise dans tous les cas, c'est d'avoir opéré trop tard, alors que le malade était mourant ou que les chances de succès étaient réduites à leur minimum. On doit cependant se féliciter d'avoir opéré, car si on n'a pas réussi, on a appris du moins que l'estomac peut être atteint, ouvert et fixé aux téguments sans difficulté, et que l'opération elle-même ne s'accompagne d'aucun danger immédiat. (*Guy's Hosp. Reports*, 3ᵉ série, t. XIV, p. 195.)

Henry T. Fox publia vers cette époque, dans l'*Australian medical journal*, une observation dont nous n'avons pu nous procurer l'original, mais qui a été reproduite avec assez de détails dans *The medical Press and Circular* (10 février 1869, p. 130.)

Le sujet était dans les mêmes mauvaises conditions que les

précédents. Fox fit une incision droite d'environ quatre pouces sur le trajet de la ligne semi-lunaire gauche à partir des cartilages intercostaux; il n'ouvrit le péritoine que dans la moitié de l'étendue de la plaie cutanée, tomba sur l'estomac, le fixa avec un petit crochet, l'incisa sur le crochet, puis sutura bord à bord la plaie pariétale et la plaie viscérale. La mort eut lieu trois jours et demi après, sans cause suffisamment déterminée.

En 1869, M. le Dr Gallard a publié dans l'*Union médicale* (3e s., t. VIII, p. 194 et 209) une leçon clinique sur le rétrécissement de l'œsophage, dans laquelle il se prononce en faveur de la gastro-stomie dans les rétrécissements cicatriciels, mais la repousse dans les rétrécissements cancéreux.

L'année suivante, nous trouvons dans l'*American journal* (tome LIV, p. 365), une observation fort intéressante de Maury relative à un sujet syphilitique. Le cas était certainement favorable à la gastro-stomie, mais on attendit pour la pratiquer que le malade fût si faible qu'il ne pouvait plus se lever. A la vérité, il y avait aussi chez ce malade cette intermittence de l'imperméabilité que nous avons déjà signalée, et qui fit concevoir de trompeuses espérances et différer l'opération.

Maury fit une incision curviligne convexe en dedans, depuis l'extrémité sternale du septième espace intercostal, en bas et en dehors, dans l'étendue de quatre pouces environ, tomba sur l'estomac, le saisit avec une pince, passa verticalement une aiguille courbe dans sa paroi, puis à chaque extrémité de la plaie deux autres croisant la première à angle droit, retira alors celle-ci, ouvrit l'estomac dans l'étendue d'un pouce perpendiculairement aux deux autres, les coupa en deux et en fit quatre sutures, puis fixa définitivement l'estomac aux téguments par de nombreux points de suture.

Alimentation immédiate; le malade reprend un peu de

forces; mais bientôt il s'affaiblit peu à peu et meurt quatorze heures après l'opération.

Maury s'est reproché d'avoir opéré trop tard. Sa conviction que l'opération doit réussir est si grande, qu'il est résolu à la pratiquer dans tout cas de menace de mort par inanition, suite de rétrécissement non cancéreux de l'œsophage, pourvu que le marasme n'ait pas atteint une période capable de rendre le cas désespéré. Cette opinion fut partagée par ses collègues, S. W. Gross, William Pepper et S. Weir Mitchell. Il préfère pratiquer l'ouverture près du pylore, parce qu'en ce point les mouvements de l'estomac sont moins étendus.

Comme le rétrécissement était syphilitique, Maury dit que s'il avait pu restaurer la santé générale grâce à la fistule gastrique, il aurait ensuite tenté de rétablir la perméabilité de l'œsophage. Il fait remarquer encore combien longtemps la vie peut être soutenue par les injections rectales, et en conclut que le rectum doit finir par se modifier de façon à augmenter sa puissance d'absorption.

Ce chirurgien pense qu'il est préférable d'attendre quelques jours avant d'introduire des aliments dans l'estomac; mais que dans les cas où la mort est imminente, comme le sien, il vaut mieux commencer l'alimentation aussitôt l'opération terminée.

Dans cette même année 1870 parut le deuxième volume de la deuxième édition du *System of surgery*, de Holmes. L'article *gastrotomy*, rédigé par Durham, ne contient rien que nous ne connaissions déjà.

L'auteur admet que cette opération est praticable lorsqu'on n'a pu franchir le rétrécissement œsophagien et que le malade est sur le point de mourir de faim. S'appuyant sur la connaissance des cas de gastrotomie faite pour extraire des corps étrangers de l'estomac; — de plaies de cet organe suivies de fistules permanentes ; — de l'établissement de fistules chez les animaux dans un but expérimental, l'auteur reconnaît la possibilité de créer une nouvelle voie vers l'estomac lorsque l'œsophage est obstrué d'une manière permanente par une cause traumatique ou pathologique.

M. Durham rapporte ensuite la deuxième opération de Cooper Forster et décrit le procédé opératoire qui a été adopté par ce chirurgien, par S. Jones, Curling, lui-même, et qui lui paraît préférable à celui de Sédillot. Il donne les indications relatives à l'époque où il faut nourrir le malade par la bouche artificielle, au pansement de la plaie, et fait le tableau résumé des neuf cas qu'il connaît, savoir : Sédillot, C. Forster et Sydney Jones, chacun deux ; Fenger, Curling et lui-même, chacun un. Il ignore ceux de Bryant, van Thaden, Maury et Fox.

En 1871, John Lowe publia des remarques très-pratiques sur la gastro-stomie au sujet d'une opération qu'il avait exécutée sur une femme de cinquante et un ans (*The Lancet*, 22 juillet 1871, t. II, p. 119). Néanmoins on pourrait peut-être lui reprocher d'avoir opéré pour un rétrécissement de la portion cervicale de l'œsophage, et d'avoir employé le procédé de Sédillot.

Incision cruciale dont chaque branche a un pouce et demi de long, à gauche de la ligne médiane, à deux travers de doigt des cartilages costaux. Hémorrhagie assez abondante ; hémostase avant d'inciser le péritoine. On tombe sur le foie ; on va à la recherche de l'estomac, on le saisit avec des pinces, on l'attire dans la plaie, on fait une ouverture à sa paroi et on le réunit à la plaie pariétale par quatre points de suture.

La malade fut très-soulagée par l'introduction d'aliments dans l'estomac, mais elle mourut subitement soixante heures après l'opération.

John Lowe jette un coup d'œil sur les cinq cas rapportés dans la première édition de *Holmes's Surgery* (il ne paraît pas en connaître d'autres), examine les causes de la mort et se demande quelles précautions on aurait dû prendre pour les éviter. Il faudrait : 1° opérer plus tôt; 2° laisser l'estomac quelque temps en repos après l'opération; 3° saisir cet organe, pour le fixer, en un point éloigné de ses attaches naturelles, afin d'avoir le moins de tension possible; 4° immobiliser la paroi abdominale.

Passant aux indications de l'opération, Lowe dit qu'on ne peut la juger d'après les faits antérieurs, où l'on a opéré chaque fois dans des conditions défavorables. Mais si la maladie était peu étendue et le patient moins épuisé, la gastro-stomie aurait de grandes chances de prolonger la vie. Si cette opération était pratiquée dans les mêmes conditions que la côlotomie, qui a beaucoup d'analogie avec elle, et pour laquelle on n'attend pas que le malade soit mourant, tout porte à croire que le résultat serait plus satisfaisant.

L'année 1872 fut très-riche en documents relatifs à notre sujet, car nous avons trouvé les observations de huit cas recueillis à cette époque.

La relation la plus complète est celle de M. Jouon (de Nantes) (1). Cet habile chirurgien eut en outre le mérite d'employer un procédé analogue à celui qui devait, quatre ans plus tard, si bien réussir entre les mains de M. Verneuil. Les deux cas sont d'ailleurs comparables à plus d'un point de vue; il s'agit en effet d'un jeune garçon de treize ans qui avait avalé quelques gorgées d'acide sulfurique neuf mois auparavant. Phénomènes de pharyngite aiguë, puis dysphagie de plus en plus marquée. Tentatives infructueuses de cathétérisme, qui permettent de constater l'existence de deux rétrécissements, dont le plus pro-

(1) *Journ. de med. de l'Ouest*, 1872, t. VI, p. 169.

fond est infranchissable. On pratique la gastro-stomie comme dernière ressource.

Incision de 25 millimètres, un peu trop bas, car on tombe sur le côlon transverse; on l'attire en bas et on aperçoit l'estomac que l'on coud au pourtour de la plaie par dix sutures. On n'ouvre ce viscère que le lendemain; mais il y avait déjà de la péritonite : mort 53 heures après l'opération.

M. Jouon fait ensuite quelques remarques qui peuvent se résumer ainsi :

Il faut opérer lorsqu'il est bien démontré que le siége et l'imperméabilité du rétrécissement ne laissent aucune chance de réussite à une autre méthode de traitement. L'auteur regrette d'avoir perdu un temps précieux en tentatives inutiles de cathétérisme. Mais il ne faudrait pas cependant espérer de trop grands succès de la gastro-stomie faite avant l'épuisement des malades, car jusque-là tous les opérés sont morts des suites immédiates de l'opération.

Cette phrase, d'après nous, renferme deux erreurs, car : 1° les sujets étaient presque tous épuisés au moment de l'opération; 2° dans trois cas seulement, sur 17, la mort est survenue dans les 24 heures qui ont suivi l'intervention chirurgicale.

M. Jouon dit ensuite qu'on ne peut conclure de l'animal à l'homme, ni des fistules stomacales, avec conservation de l'insalivation et des fonctions de l'œsophage, à la bouche stomacale, avec imperméabilité de ce conduit. C'est parfaitement exact.

Il examine plus loin s'il est possible de réduire les chances de péritonite, car, d'après lui, il paraît évident que la péritonite est, après l'affaiblissement autophagique des malades atteints de rétrécissement de l'œsophage, la grande cause d'insuccès. (C'est encore là une erreur, car, dans les cas précédents, il n'y eut de péritonite que trois fois.)

La tolérance du péritoine dans la gastro-stomie doit être moins grande que dans l'ovariotomie, parce que, dans ce dernier cas, l'inflammabilité du péritoine est émoussée par les frottements répétés des kystes et par les modifications circulatoires qu'ils déterminent. Donc il faut blesser au minimum le péritoine, et par suite faire une incision petite, et le moins possible de points de suture; se servir d'aiguilles petites, courbes et rondes pour qu'elles ne coupent pas et ne fassent pas saigner. Il rejette par conséquent les grandes incisions, l'incision cruciale de Sédillot en particulier, et le procédé de ce dernier qui consiste à embrocher l'estomac avec une tige d'ivoire; les points de suture assurent mieux le contact.

Le 24 mai 1872, M. Th. Smith lut à la Société clinique de Londres l'observation d'un malade auquel il avait pratiqué la gastro-stomie pour un rétrécissement cancéreux de l'œsophage datant de 8 mois. Le sujet était extrêmement émacié, et au moment de l'opération il souffrait de quintes de toux et expectorait beaucoup de mucus glaireux. La mort survint au huitième jour, d'une péritonite provoquée probablement par les accès de toux. Il y avait des tubercules au sommet du poumon droit, et les deux pneumogastriques étaient englobés dans la tumeur.

Les remarques qui suivent cette observation sont assez intéressantes. Cette péritonite, qui paraît en effet avoir été provoquée par des accès de toux, n'eut pas d'autre symptôme pendant la vie que l'élévation de la température. Les conditions dans lesquelles l'opération a été pratiquée n'étaient pas aussi défavorables que dans les cas précédents; il n'y avait pas de prostration des forces. M. Smith dit qu'on ne devrait pas opérer lorsqu'il y a d'autres causes de mort que la lésion œsophagienne.

M. Mac Cormac rapporta ensuite l'observation de deux cas de gastro-stomie pratiquée depuis peu à l'hôpital Saint-Thomas, la première par lui-même et la seconde par M. Legros Clark.

Dans le premier cas, la dysphagie durait depuis environ un an ; quelques jours avant l'opération, les tentatives de déglutition provoquèrent de la toux et des efforts pour vomir. La gastro-stomie fut faite à l'aide de l'anesthésie locale et le malade la supporta bien ; mais ensuite il s'affaiblit peu à peu et mourut, dit l'auteur, comme si on n'avait pas opéré. La toux et les efforts de vomissement avaient cessé après l'opération, cependant il y avait des lésions pulmonaires graves.

Dans le second cas, la dysphagie avait débuté cinq mois auparavant et amené un amaigrissement rapide ; comme dans le fait précédent, les tentatives que faisait le malade pour avaler provoquaient des efforts de vomissement et de la toux. L'opération fut faite aussi avec l'anesthésie locale, mais le malade souffrit beaucoup du shock. Au troisième jour, signes évidents de bronchite, dyspnée considérable ; les adhérences cèdent en un point ; mort au sixième jour sans qu'il y ait cependant de péritonite généralisée. Comme dans quelques cas, l'opération avait beaucoup soulagé le malade.

Mac Cormac fait remarquer qu'ici encore on a opéré trop tard et que dans des cas analogues la gastro-stomie réussirait probablement si on la pratiquait plus tôt. Elle conviendrait mieux toutefois aux rétrécissements cicatriciels qu'aux cancéreux. Il est d'avis qu'il vaut mieux faire une grande incision et trouver facilement l'estomac, qu'une petite qui nécessiterait de longues recherches. Il n'hésiterait pas à opérer dans un cas favorable, et il pratiquerait la chloroformisation, qui, dit-il, n'est pas si dangereuse qu'on le croit. (Voir, pour ces trois derniers faits, les journaux de médecine de Londres, juin 1872, et *Transactions of the clinical Society of London*, 1872, t. V, pages 236, 242 et 244.)

Le cinquième fait, publié en 1872, est de M. Troup ; ce chirurgien ne donne pas la date précise de son opération, mais on peut croire qu'elle a été faite au commencement de 1868. (*Edinburgh med. Journal*, 1872, t. XVIII, p. 36.)

Il s'agissait d'un rétrécissement cancéreux que l'on maintint perméable pendant environ 9 mois par le cathétérisme; cette ressource venant à manquer, on eut recours aux lavements nutritifs, qui soutinrent seuls la vie pendant le dernier mois. On pratiqua la gastro-stomie comme ressource extrême. Le malade en fut soulagé jusqu'à sa mort, qui survint le troisième jour sans que l'observation dise pourquoi.

La même année, six ans après sa première tentative, M. Bryant en fit une seconde qui fut encore moins heureuse que la première, car son malade, alcoolique, épuisé par l'inanition et atteint aussi d'une pneumonie double, mourut 20 heures après l'opération. Celle-ci n'offrit pas de difficulté, mais le malade ne reprit jamais sa connaissance parfaite, depuis la chloroformisation jusqu'à la mort.

Le 27 juillet, M. Francis Mason, chirurgien de l'hôpital Saint-Thomas, fit à son tour la gastro-stomie sur un sujet de cinquante-huit ans, atteint depuis 4 mois d'un obstacle à la déglutition, siégeant à 15 pouces de l'orifice buccal. L'estomac fut facilement saisi, ouvert et fixé à la paroi abdominale ; on commença l'alimentation par la nouvelle voie aussitôt après. Le malade était bien remis de son opération, lorsqu'il mourut presque subitement le lendemain soir. (*The Lancet*, 1873, t. Ier, p. 131.)

Enfin, le 24 décembre, M. Jackson pratiqua la gastro-stomie sur un malade du service de M. Totherick, âgé de cinquante-six ans, dont l'affection œsophagienne paraissait remonter à un an environ. Le rétrécissement était imperméable depuis à peu près un mois, et le malade avait considérablement maigri. Opération comme dans le cas précédent. L'estomac fut facilement trouvé. L'alimentation fut commencée le surlendemain, mais la péritonite avait éclaté; mort 56 heures après l'opération.

Ce fait nous paraît malheureux en ce sens que le rétrécissement n'était pas cancéreux et que le malade, n'ayant pas de complication thoracique, aurait pu guérir.

Jackson connaît les cas cités dans l'article de Durham, et en outre ceux de Bryant, Smith, Mac Cormac, Clarck et Mason. Il dit que dans aucun de ces cas l'opération n'a été faite à propos, qu'on n'y a eu recours qu'*en dernier ressort*, et qu'elle a été le *coup de grâce* donné par le chirurgien à un malade épuisé. Si elle doit jamais réussir, il faudra la faire dans de meilleures conditions, avant que le malade soit dans le marasme ou atteint d'une complication thoracique.

Sans connaître le fait de Jouon, que du moins il ne cite pas, Jackson présente les mêmes remarques relatives à la différence de l'état du péritoine pour l'ovariotomie et pour la gastro-stomie. (*Brit. med. Journ.*, 24 mai 1873, p. 588.)

En 1873, M. Richardson, dans une communication à la Société médicale de Londres, ne parle qu'avec réserve de l'idée de pratiquer la gastro-stomie, qui, dit-il, ne sera jamais qu'une mesure douteuse et temporaire, tant qu'on n'aura pas trouvé les moyens d'arrêter les progrès du rétrécissement (1). Si une opération était nécessaire, il préférerait établir une communication avec l'intestin grêle qu'avec l'estomac. C'est ce que fit Maunder en 1876, mais faute de mieux, comme nous le verrons plus loin.

En 1874, le professeur Rose, de Zurich, opéra aussi un cancéreux de quarante-quatre ans, malade depuis 8 mois environ, et qui depuis un mois avait une toux continuelle, une dyspnée

(1) *British med. Journ.*, 1873, t. II, p. 529.

considérable pendant la déglutition, de fréquents efforts de vomissement, etc. Depuis 8 jours il avait de la fièvre, et la toux lui faisait rendre tout ce qu'il prenait.

Incision de 12 centimètres depuis la cicatrice ombilicale, oblique en haut et à gauche, jusqu'au bord externe du muscle droit. On trouve assez difficilement l'estomac, on le fixe par deux sutures à la plaie tégumentaire, on l'ouvre et on le fixe définitivement. Le malade se releva bien après l'opération, mais il fut pris de vomissements continuels. Rose voulut alors cathétériser le pylore avec le doigt, mais il ne réussit qu'à provoquer de violents efforts de vomissement. Mort la nuit suivante. (*Correspondenz-Blatt für schweizer Aerzte*, 1874, quatrième année, n° 17. Tirage à part communiqué par M. Rose.)

Cette même année 1874, parut dans le *New-York medical Journal* un travail important de Jacobi, dont l'analyse dans les journaux de médecine français rappela parmi nous l'attention sur la gastro-stomie. (T. XX, p. 142 et 244.)

Jacobi raconte l'histoire fort intéressante d'une femme qui pendant treize ans subit plusieurs opérations nécessitées par un cancer du sein et ses récidives, dans la cicatrice, dans les parties voisines et dans les ganglions axillaires. Au bout de ce temps elle commença à éprouver de la dysphagie, et l'examen démontra l'existence d'un rétrécissement de l'œsophage qui devint de plus en plus étroit et nécessita la gastro-stomie. L'opération offrit une particularité qu'on trouvera plus ou moins ingénieuse.

Pour mieux marquer les contours de cet organe et en faciliter l'incision, on y injecta, au moyen d'une sonde introduite par l'œsophage, une solution de bicarbonate de soude, puis une autre d'acide tartrique. Mais cet expédient, qui avait réussi quelques jours auparavant, échoua cette fois.

Au 5ᵉ jour, phlegmon érysipélateux de la paroi abdominale, puis septicémie, et mort au 10ᵉ jour.

Jacobi, s'appuyant sur les 14 observations de Sédillot, Fenger, Cooper Forster, Sydney Jones, Curling, van Thaden, Troup, Durham, Maury, Lowe, Bryant, présente quelques considérations sur l'opération qui nous occupe. Il fait, comme d'autres avant lui, le parallèle entre l'œsophagotomie et la gastro-stomie, et dit que celle-ci est moins difficile, moins dangereuse que la première. Les plaies de l'estomac guérissent facilement, et la péritonite traumatique est rare, si l'on s'en rapporte à l'ovariotomie.

Il relève les fautes opératoires : de Sédillot, qui ne fixa pas l'estomac dans le premier cas, et ne l'ouvrit pas dans le second ; — de van Thaden, qui fit une ouverture trop petite ; de ceux qui ont pris l'estomac trop près de la grande courbure ou du cardia, comme Durham ; il y a alors trop de tirage sur les sutures ; il préfère le siége choisi par Maury, près du pylore. L'auteur se reproche à lui-même : 1° d'avoir divisé la paroi abdominale plus avec le manche qu'avec le tranchant du bistouri. On évite bien ainsi la perte de sang, mais on ouvre la porte aux infiltrations purulente et autres : 2° d'avoir réuni la plaie pariétale, ce qui a facilité la formation du phlegmon. Il aurait fallu laisser cette incision ouverte, et panser par la méthode antiseptique.

Jacobi croit que l'alimentation par le rectum est insuffisante, mais qu'il faut y avoir recours jusqu'au moment où les adhérences seront solides, avant d'alimenter par l'estomac. Pour lui, la gastro-stomie est aussi indiquée dans les obstructions de la partie supérieure du tube digestif que la côlotomie dans celles de la partie inférieure ; et si on n'a pas l'occasion de la pratiquer aussi souvent que la trachéotomie, elle n'en doit pas moins occuper le même rang comme valeur.

Relevons, en passant, quelques inexactitudes qui ont été reproduites dans un certain nombre de travaux ayant celui de Jacobi pour base. Cet auteur assigne à la proposition faite par Egebert la date de 1839, sans indication bibliographique, et celle de 1843 aux premières présentations de Sédillot à l'Académie des sciences. Il était nécessaire de les signaler pour éviter des recherches inutiles à nos successeurs.

M. le professeur Johan Hjort, de Christiana, pratiqua aussi cette opération en 1874. Sa malade, atteinte depuis neuf mois de dysphagie, était amaigrie et épuisée, comme dans les autres cas, mais ne présentait ni cachexie ni engorgement ganglionnaire. Rien dans la poitrine. Anesthésie avec le chloroforme pendant une partie de l'opération et avec l'éther dans l'autre.

Incision d'un pouce et demi, à un travers de doigt du rebord des fausses côtes, à partir du bord externe du muscle droit. On tombe sur le lobe gauche du foie. L'estomac est un peu plus haut. Rien de particulier pendant l'opération. Alimentation immédiate par l'estomac.

Les aliments sont rejetés presque aussitôt qu'on les injecte; la malade tombe bientôt dans le collapsus et meurt 24 heures après l'opération.

Dans les remarques qui accompagnent la relation de ce cas, M. Hjort rappelle la proposition de son compatriote Egebert, les observations de Sédillot, Fenger, Sydney Jones; dit que des opérations applicables aux rétrécissements de l'œsophage, il serait tenté de donner la préférence à la gastro-stomie, et s'appuie sur l'innocuité de certaines plaies du péritoine, et des fistules stomacales créées chez les animaux. On a opéré généralement trop tard, comme dans son cas; mais la malade n'était entrée à l'hôpital que depuis huit jours, et l'opération aurait réussi si elle eût été faite plus tôt. Il préfère son procédé à ceux de Sédillot, Fenger et Sydney Jones, parce que l'incision petite provoque moins d'hémorrhagie, et qu'on est sûr de trouver l'estomac (1).

Un autre journal de Christiana, le *Nordiskt med. Arkiv.*, publia dans la même année une observation de gastro-stomie pratiquée par Möller. — Il s'agissait ici d'un rétrécissement cicatriciel causé par l'acide sulfurique; l'opérateur fit l'incision cruciale, et la fixation de l'estomac avant son ouverture; la malade mourut au bout de 25 heures, des lésions produites par le caustique sur l'estomac (tome VI, n. 8, p. 14, 1874).

Le 11 juillet 1874, M. James Reoch, démonstrateur de physiologie pratique au collége de médecine de Newcastle-upon-Tyne, fit insérer dans *The Lancet*, p. 46, une note sur la gastro-stomie chez les animaux, dans l'espoir que le résultat de son expérience pourrait jeter quelque lumière sur la question chirurgicale de la gastro-stomie.

M. Reoch avait pratiqué cette opération sur deux chiens et deux chats. Son procédé opératoire était supérieur à celui des expérimentateurs précédents, car il avait eu soin de fixer l'estomac au pourtour de la plaie pariétale avant d'ouvrir ce viscère. Le premier chat mourut au bout de dix jours; il était guéri de l'opération elle-même, mais il lui était impossible de conserver les aliments, par suite de la mobilité de la paroi abdominale qui s'opposait à l'adaptation d'un obturateur.

Le second chat mourut au bout de deux jours, peut-être de l'opération, mais avec cette circonstance atténuante pour elle qu'il eut très-froid.

Le premier chien vécut trois jours; mais on fit mal les sutures, la canule pénétra dans le péritoine et le chien mourut

---

(1) Le travail de M. Hjort a été publié dans le *Norsk Magazin* de 1874; nous n'avons pu nous procurer ce volume, mais l'auteur a bien voulu nous écrire que l'histoire de sa malade, rapportée dans le *Schmidt's Jahrbucher*, était exacte, et il nous a envoyé en même temps les remarques qu'il avait faites à ce sujet.

sans péritonite; il y avait sphacèle des bords de la plaie stomacale et les couches de la paroi abdominale étaient infiltrées de
pus.

Le second chien guérit très-bien, vécut plusieurs mois en
santé parfaite, et fut ensuite sacrifié.

En somme, on eu deux guérisons et deux morts, sur quatre
opérations faites dans des conditions assez mauvaises. L'auteur
pense que ce résultat est assez satisfaisant pour encourager
les chirurgiens à persévérer dans leurs essais de gastro-stomie
chez l'homme.

En 1875, M. Dubreuil, dans le court article qu'il consacre à
la gastro-stomie dans ses *Éléments de médecine opératoire*
(p. 604), ne cite que les deux observations de Sédillot et ne
donne pas d'appréciation personnelle.

En 1875 également, M. Sydney Jones, que ses deux premiers échecs n'avaient pas découragé, recommençait la gastro-
stomie pour la troisième fois, et recevait la juste récompense
de sa persévérance, en obtenant le premier un succès après
cette opération (*The Lancet*, 15 mai 1875, p. 678).

Son malade, âgé de 67 ans, présentait depuis dix mois une
gêne croissante de la déglutition causée par une tumeur située
à la partie inférieure du cou. Au moment de l'opération, il
pouvait encore avaler des liquides, et son moral était excellent.

Cette fois, M. Sydney Jones fit son incision suivant une ligne
tirée du bord externe du mamelon gauche au bord externe de
l'épine du pubis, dans l'étendue de trois pouces et demi à
partir d'un pouce au-dessous du rebord des fausses côtes.
Cette ligne correspond au bord externe du muscle grand droit
de l'abdomen. On trouva facilement l'estomac et l'on termina
l'opération comme les autres fois. Ce fut seulement le sixième

jour que l'on commença l'alimentation par l'estomac; au douzième jour on enleva les sutures; tout alla bien pendant un mois, le malade se levait et se promenait dans la salle, lorsqu'il fut pris de bronchite, avec hémorrhagie provenant probablement du cancer œsophagien, et mourut au quarantième jour (1).

L'autopsie démontra que la mort était complétement indépendante de l'opération; et l'état de la plaie, que la guérison opératoire était parfaite.

Cinq mois après, M. Waren Tay publiait un nouveau cas d'insuccès (*The Lancet*, 9 octobre 1875, p. 527) (2).

Femme de trente-quatre ans, émaciée et anémique, malade depuis neuf mois; poids réduit à vingt-trois kilogrammes. Toute tentative de déglutition provoquait des efforts de vomissement.

Anesthésie par l'éther. Incision verticale de deux pouces suivant le bord externe du muscle droit, depuis le rebord des

(1) Lorsque M. Verneuil publia son fait, on fut généralement d'avis que c'était le premier cas de réussite après la gastro-stomie. Un élève de M. Sydney Jones, rappelant le fait précédent, réclama alors la priorité en faveur de son maître (*The Lancet*, 27 janvier 1877, p. 151).

M. Verneuil, à qui nous avons communiqué cette réclamation, nous autorise à dire que lorsqu'il lut son observation à l'Académie de médecine, il n'avait fait sur l'historique de la question (travail qui nous a demandé plus de six mois de recherches) qu'un examen sommaire, guidé seulement par quelques revues incomplètes ou sans indications bibliographiques. Il ne connaissait donc pas alors le fait de M. Sydney Jones; il reconnaît d'ailleurs que ce cas, bien que le sujet soit mort 40 jours après la gastro-stomie, peut être considéré comme un succès opératoire.

(2) Cette opération, ayant été faite dans le service de M. Fenwick et recueillie par M. Clippingdale, a été mise par différents auteurs au nom soit de Waren Tay, soit de Fenwick, soit de Clippingdale. On pourrait croire à trois cas différents, comme cela nous est arrivé tout d'abord, alors qu'il ne s'agissait que d'un seul.

Même remarque d'ailleurs pour la première observation de Forster Cooper, recueillie dans le service d'Habershon et attribuée, *avec des dates différentes*, à Mabershon (1857), à *Foerster* et à Cooper (1858); soit encore 3 cas pour un.

fausses côtes. — Estomac trouvé sans difficulté; on le fixa à la plaie comme l'intestin dans la colotomie, et bien en prit au chirurgien, car il y eut une hémorrhagie considérable lorsqu'il incisa l'estomac; on fit deux ligatures. Tube de caoutchouc dans la plaie; alimentation par l'estomac cinq heures après.

La malade fut d'abord soulagée par l'opération, mais elle avait en elle plusieurs causes de mort qui l'emportèrent au bout de trente heures.

En 1876, M. J.-H. Pooley, professeur de chirurgie à *Starling medical college*, Columbus (Ohio), publia une étude clinique sur la gastrotomie et la gastro-stomie, dont la dernière partie seulement nous intéresse.

L'auteur examine les questions déjà connues : la mortalité assez rare des plaies de l'estomac, la compatibilité des fistules de l'estomac avec la vie, etc. Son travail est basé sur dix-huit cas, dont les quinze de Jacobi, et les trois de Smith, Mac Cormac et Clark.

Son opinion est très-favorable à la gastro-stomie. Les malades, dit-il, étaient presque mourants; l'opération ne paraît pas avoir abrégé leur existence; chez plusieurs elle l'a même prolongée, et chez tous elle a apaisé les terribles souffrances de la faim et de la soif. Tous les opérateurs sont d'accord à regretter d'avoir agi trop tard; il faut donc pratiquer la gastro-stomie plus tôt, bien qu'elle ne soit que palliative dans les cas de cancer.

Il dit encore qu'il faut tenir compte de la rétraction de l'estomac dans le choix du siége de l'incision, recommande l'incision oblique le long des cartilages costaux en remontant jusqu'à l'appendice xyphoïde (procédé de Bryant et de Maury), et conseille d'attendre quelques jours avant d'alimenter par l'estomac et de ne donner que des liquides, en petites quantités à la fois.

Nous arrivons enfin au fait de M. Labbé, qui, en indiquant avec précision les points de repère pour trouver l'estomac, donna une nouvelle impulsion à la gastro-stomie, et contribua beaucoup aux succès remarquables qu'elle devait obtenir moins d'un an après.

Tout le monde connaît l'histoire de l'*homme à la fourchette*, aussi n'insisterons-nous ici que sur la partie relative au procédé opératoire. M. Labbé, recherchant en quel point on pouvait à coup sûr découvrir l'estomac, s'est appuyé sur les considérations suivantes :

« L'estomac n'est accessible à l'action chirurgicale que par une partie de sa face antérieure, dans un espace triangulaire à base inférieure, dont les côtés sont formés d'une part par le lobe gauche du foie, d'autre part par le rebord des fausses côtes gauches, et dont la base correspond à la grande courbure de l'estomac. Ce fait posé, ce qu'il importe de déterminer rigoureusement, ce n'est pas jusqu'où peut descendre la grande courbure de l'estomac qui forme la base du triangle, mais bien jusqu'où elle peut remonter ; car si l'on fait son incision trop bas, ce n'est pas sur l'estomac, mais bien sur le côlon transverse que l'on s'expose à tomber. Jamais la grande courbure de l'estomac ne remonte, sur le cadavre, au delà d'une ligne transversale passant par la base des cartilages de la neuvième côte de chaque côté ; à plus forte raison en est-il de même sur le vivant, la plus grande expiration ne correspondant jamais à l'expiration cadavérique.

» Pour reconnaître plus facilement sur le vivant ce point de repère important, ces mêmes recherches nous ont démontré que le cartilage de la neuvième côte est situé immédiatement au-dessus de la première dépression que l'on rencontre en suivant de bas en haut avec le doigt le rebord des fausses côtes. Nouveau point de repère : cette dépression est limitée inférieurement par le cartilage très-mobile de la dixième côte; celui-ci, réuni au précédent par un ligament de 6 à 7 millimètres de hauteur, joue à frottement, et l'on peut assez facilement déterminer sous le doigt la production d'un bruit tout spécial.

» On peut, d'après ces recherches, résumer de la façon suivante les règles à suivre pour pratiquer la *gastrotomie* d'une manière en quelque sorte mathématique :

» Faire, à un centimètre en dedans des fausses côtes gauches et parallèlement à ces dernières, une incision de 4 centimètres, dont l'extrémité inférieure doit tomber sur une ligne transversale passant par les cartilages des deux neuvièmes côtes.

» Si l'incision ne dépasse pas 4 centimètres, on n'intéresse pas les fibres du grand droit de l'abdomen. En opérant de cette façon, on arrive sur la face antérieure de l'estomac à l'union de ses portions cardiaque et pylorique. »

En terminant, M. Labbé dit que ce procédé peut également s'appliquer à la gastro-stomie (*Comptes rendus de l'Acad. des sciences*, 1876, t. LXXXII, p. 965).

Le 26 juillet de la même année, M. Verneuil réalisait cette donnée. Son malade portait un rétrécissement cicatriciel de l'œsophage, et bien que son état général parût fort précaire, puisqu'il ne pouvait plus se lever et que sa température était descendue à 35°, on crut devoir opérer à l'aide du chloroforme. La marche suivie par M. Verneuil fut la suivante :

1° Emploi de la méthode antiseptique d'après les préceptes de Lister;

2° Plaie petite (5 centimètres) faite au lieu d'élection fixé par M. Labbé;

3° Hémostase au fur et à mesure de l'ouverture des vaisseaux;

4° Suture solide et définitive de l'estomac à la plaie pariétale
avant d'ouvrir ce viscère;

5° Introduction dans l'estomac et fixation d'une sonde en
caoutchouc rouge, flexible;

6° Alimentation immédiate;

7° Pansement antiseptique;

8° Immobilisation de la paroi abdominale à l'aide d'une
couche épaisse de collodion.

Comparons donc ce procédé, dans ses points importants, avec
ceux employés précédemment.

La première condition, l'emploi rigoureux de la méthode
antiseptique *avant* et *pendant* l'opération, n'avait encore été
mise en usage par personne; et cependant son importance est
capitale, pour qui sait combien la pulvérisation et le pansement
de Lister mettent à l'abri des complications inflammatoires.
Jacobi a regretté de ne pas avoir employé cette méthode, et
recommande bien de la suivre.

La plaie pariétale, à laquelle M. Verneuil n'a donné que
5 centimètres, a été faite en général beaucoup plus grande;
sauf dans les cas de Jouon et de Hjort, elle a atteint de 2 à 4
pouces, les opérateurs craignant d'être obligés de faire de trop
longues recherches dans l'abdomen pour trouver l'estomac. Le
siége indiqué par M. Labbé, et qui correspond assez exactement à celui qui a été adopté par Sydney Jones et par Waren
Tay, dispense heureusement de ces recherches, et par suite
rend inutiles les grandes incisions : seconde diminution des
chances de péritonite.

L'estomac n'a été fixé à tout le pourtour de la plaie, avant
son ouverture, que dans les cas de Jouon, de Möller, et de

Waren Tay; on s'était contenté jusqu'alors de le maintenir avec 2 ou 3 fils, ou un tenaculum, ce qui laissait forcément un vide entre les deux surfaces viscérale et pariétale du péritoine, et pouvait permettre aux liquides de s'y introduire; la modification adoptée par M. Verneuil met à l'abri de cette autre chance de péritonite.

Le pansement antiseptique et l'immobilisation de la paroi abdominale par une épaisse couche de collodion avaient également pour résultat de réduire au minimum le danger de cette complication.

L'alimentation immédiate, en faveur de laquelle nous nous prononçons pour l'instant, nous réservant d'examiner plus tard cette question, eut l'avantage de relever les forces du malade. La plupart des autres chirurgiens, d'ailleurs, y avaient eu recours.

L'opération, malgré la minutie de tous ses détails, a été des plus faciles, *n'exigeant que du soin et de la patience*. M. Verneuil ne réclame rien pour lui dans ce procédé; tout son mérite, dit-il, se borne à avoir utilisé les travaux de ses devanciers. Et il ajoute : « J'estime que le procédé susdit, appliqué par d'autres chirurgiens, multipliera le nombre des succès et fera entrer dans une voie nouvelle le traitement des rétrécissements cicatriciels de l'œsophage. » Nous verrons de quelle heureuse manière son espoir a été réalisé, et à bref délai.

On connaît les suites de cette opération.

Vers le 15 août, tous les fils étaient tombés et la cicatrisation complète; la fistule était constituée et le succès opératoire définitivement acquis; le jeune homme ne tarda pas à reprendre des forces et de l'embonpoint.

M. Verneuil n'a fait depuis aucune tentative pour dilater le rétrécissement, pensant que l'oblitération de l'œsophage devait être complète, et ne voulant pas remettre en question une existence déjà sauvée une fois et à si grand'peine (1).

Après la communication de M. Verneuil à l'Académie de médecine, M. Colin dit que la gastro-stomie est une opération facile et sans gravité chez les animaux, et qu'il ne voit pas pourquoi elle serait plus redoutable chez l'homme. Il n'est pas, d'après lui, nécessaire de coudre l'estomac à la paroi abdominale; une canule à double rebord suffit; chez l'homme il en pourrait être de même.

M. Verneuil répondit que le procédé des physiologistes n'est pas applicable à l'homme, et qu'on ne peut d'ailleurs conclure de l'animal sain à l'homme malade (2).

Nous trouvons encore, dans un travail important publié vers cette époque par M. Morell Mackenzie, et basé sur 100 cas de cancer de l'œsophage, deux cas dans lesquels la gastro-stomie fut pratiquée. Malheureusement la relation en est très-sommaire et il nous a été impossible de nous procurer de plus amples détails. Nous savons cependant que dans une des opérations, exécutée par M. Heath, on a fixé l'estomac à la plaie avant de l'ouvrir. L'opéré mourut d'épuisement vingt heures après. (*Medical Times and Gazette*, 5 août 1876, p. 137.)

Le 11 novembre de la même année (voir le même recueil, page 536), M. Maunder voulut, dans un cas de rétrécissement cancéreux de l'œsophage, pratiquer la *gastro-stomachotomie*, opération qu'il avait décrite en 1870 dans son *Operative Surgery*. Malgré les excellents préceptes qu'il donne relativement à la recherche du siége de l'estomac, ce chirurgien fit son inci-

---

(1) Promené de ville en ville comme sujet de curiosité, et épuisé par les excès de boisson qu'on lui faisait faire, ce malade est mort de phthisie pulmonaire en mars 1878. Nous n'avons pas d'autre détail sur lui.

(2) On se rappelle du reste le fâcheux résultat obtenu par ce procédé dans la première opération de M. Sédillot.

sion trop bas, tomba sur l'intestin grêle, ne put trouver ce qu'il cherchait et ouvrit ce qu'il trouva, sans trop savoir quoi. On vit à l'autopsie que c'était le côlon transverse.

A l'ouverture du cadavre, l'angle splénique du côlon était tellement distendu par les gaz qu'on le prit d'abord pour l'estomac; mais ce viscère, rétracté et vide, était situé plus haut et plus profondément, circonstance qui peut mieux servir d'excuse à Maunder que la raison suivante donnée par lui : « Il m'importait peu de savoir quel organe j'ouvrais, puisque, le principal objet étant d'apaiser la soif, on pouvait injecter du liquide aussi bien dans l'un que dans l'autre. »

Si ce chirurgien avait connu les travaux de ses compatriotes, il n'aurait pas d'abord dit que l'opération se pratique rarement; ensuite il aurait pu profiter de leur expérience et mieux choisir le siége de son incision; enfin il aurait pu invoquer l'opinion de Richardson pour justifier jusqu'à un certain point sa manière de faire.

Le 6 novembre, quelques jours après la communication de M. Verneuil à l'Académie, M. Callender, de Londres, pratiqua la gastro-stomie chez un cancéreux, malade depuis huit mois; toux, expectoration de grandes quantités de crachats muco-purulents contenant plus ou moins de sang, bien que l'examen physique de la poitrine ne fît trouver rien d'anormal. Le malade n'avait rien pris depuis sept jours au moment de l'opération; celle-ci eut lieu après une consultation des chirurgiens de l'hôpital, tous d'avis que le rétrécissement était cancéreux et que le cas était favorable à la gastro-stomie.

Anesthésie avec le protoxyde d'azote; on ouvrit l'estomac avant de le fixer définitivement à la plaie. Pansement phéniqué. Alimentation par l'estomac le lendemain. La toux et l'expectoration persistent. Au quatrième jour, douleur abdominale annonçant une péritonite; mort le cinquième jour. A l'autopsie on trouva une péritonite généralisée. Les poumons étaient sains, mais le péricarde était envahi par le cancer œsophagien dans toute l'étendue de la base du cœur. Cirrhose du foie, le malade était grand buveur. (*The Lancet*, 14 avril 1877, p. 531.)

Le 10 avril 1877, M. le docteur Lanelongue, professeur à l'École de médecine de Bordeaux, communiqua à l'Académie de médecine de Paris un fait de gastro-stomie pratiquée chez un cancéreux d'après les préceptes de M. Verneuil. La mort survint le vingt-sixième jour de l'opération, mais, comme dans la 3e observation de M. Sydney Jones, le cas était un succès opératoire, car la terminaison fatale, qui n'était nullement due à la gastro-stomie, mais à la marche de l'affection cancéreuse, n'est survenue qu'après la guérison du traumatisme chirurgical.

M. Lanelongue se plaît à reconnaître que le succès qu'il a obtenu est dû à l'observation rigoureuse des préceptes opératoires formulés par M. Verneuil.

Il fait remarquer que la limite assignée par M. Labbé à la grande courbure de l'estomac doit être reportée plus haut quand on veut pratiquer la gastro-stomie, car l'estomac est alors revenu sur lui-même, ratatiné, situé plus haut dans l'abdomen, et l'on tombe alors, après avoir ouvert cette cavité, sur le grand épiploon ou sur le côlon transverse. Il ne faut pas que l'incision dépasse en bas le 8e cartilage costal.

M. Lanelongue insiste sur une particularité des suites de l'opération qui présente un grand intérêt : le sphacèle des bords de la plaie, consécutif à la pression exercée par les pinces qu'on y avait placées pour remédier à l'hémorrhagie opératoire. Cet accident, qui eut pour résultat un agrandissement de l'orifice stomacal, et par suite une grande difficulté à s'opposer à l'issue du contenu de l'estomac, paraît avoir été causé par la constitu-

tion délabrée du sujet, atteint d'une affection organique et âgé.
On aurait pu facilement, comme le dit M. Lanelongue, faire l'hémostase par un autre moyen et éviter peut-être le sphacèle.
Cette déperdition des liquides de l'estomac avait encore pour
cause, d'après ce chirurgien, le siége de la fistule; placée trop
près de la grande courbure, celle-ci occupait un des points les
plus déclives, et il vaudrait mieux à l'avenir n'ouvrir l'estomac
que plus haut, près de la petite courbure, au risque de le
tirailler un peu.

Nous tiendrons compte, en leur lieu, de ces judicieuses
remarques.

Au mois d'avril 1877, à la sixième session du Congrès des
chirurgiens allemands, eut lieu une discussion fort importante
sur la gastro-stomie. Elle fut soulevée par une communication
du professeur Schœnborn, de Kœnigsberg, qui, à la séance du
6 avril (matin), présenta les pièces d'un individu affecté d'un
cancer de l'œsophage, auquel il avait pratiqué la gastro-stomie,
et qui avait survécu trois mois à l'opération.

Dans la séance du soir, ce chirurgien entra dans des détails
plus circonstanciés sur la gastro-stomie en général, et sur son
cas en particulier. Dans les 14 ou 15 faits qui ont été publiés,
dit-il, les auteurs sont d'accord à reconnaître que l'opération
ne présente aucun danger spécial, mais qu'ils ont été appelés
trop tard. Une des difficultés inhérentes à l'opération provient
de la rétraction de l'estomac, qui est recouvert par le foie et
le côlon transverse, ce qui nécessite alors de longues recherches.

On doit opérer quand on peut encore faire pénétrer une fine
bougie dans le rétrécissement, et que le malade peut encore
avaler des liquides. Schœnborn conseille alors de garnir l'extrémité de la sonde d'un ballon en caoutchouc communiquant avec

elle; lorsque le ballon est arrivé dans l'estomac, on l'insuffle, il se distend, et avec lui le viscère, dont on sait alors exactement la situation. L'estomac de son malade étant fort rétracté, Schœnborn fit cette manœuvre pendant deux ou trois jours avant l'opération, et parvint à le dilater de façon à devenir parfaitement visible à travers la paroi abdominale. Ce procédé, dit-il, est celui qu'emploie Schreiber (1) dans le but de faire des recherches diagnostiques sur la situation de l'estomac dans les cas de tumeurs de l'abdomen. Dans le cas particulier, il a l'avantage d'appliquer l'estomac contre la paroi antérieure du ventre, et de s'opposer pendant l'opération à l'entrée de l'air dans la cavité péritonéale.

« Comme j'étais surpris que l'opération devînt aussi simple, je démontrai deux fois à mes auditeurs que j'avais bien réellement l'estomac devant moi. Je retirai la sonde, et le lobe gauche du foie revint par-dessus l'estomac ; je soufflai de nouveau, et aussitôt le lobe du foie fut repoussé, tandis que l'estomac distendu venait s'appliquer contre la paroi abdominale antérieure. Je pris alors une longue aiguille dorée, je traversai les deux bords de la plaie ainsi que la paroi antérieure de l'estomac, puis je suturai intimement cet organe à la plaie pariétale, et je plaçai une gaze phéniquée sur le tout.

» Le 4e jour le malade eut un peu de collapsus, mais jamais de fièvre ; seulement, pendant les dix premiers jours, il souffrit d'un hoquet très-fréquent. Après le collapsus du 4e jour il me parut désirable d'augmenter l'alimentation. Le soir du même jour, j'enlevai quelques sutures, à la vérité en tremblant, car la paroi antérieure de l'abdomen était fortement attirée en arrière, et je ne savais pas trop si les adhérences étaient suffisamment

(1) Julius Schreiber, Deutsches Archiv für Klin. Medicin, 1877, t, XIX, p. 616.

solides. La suite démontra qu'elles l'étaient. Il y eut un peu de
retard dans la guérison, parce que, dans le désir d'assurer mieux
la soudure, j'avais serré étroitement les fils, ce qui produisit
une gangrène légère. Mais cela n'eut aucune influence défavo-
rable sur la marche du cas. Au 10° jour je pus enlever toutes
les sutures, et j'avais alors une ouverture large de 4 à 5 cent.
par laquelle le malade pouvait être alimenté. Il a vécu de cette
manière trois mois, la nourriture se composant de substances
solides. Il a chaque jour pris 2 à 3 beefsteaks; il les mâchait
d'abord, puis les crachait dans une cuiller avec laquelle on les
introduisait dans la plaie, car je pensai que l'action de la salive ne pouvait pas complétement manquer pour la nutrition. »

Par la plaie, Schœnborn observa les mouvements péristaltiques de l'estomac. Il pense, en résumé, que l'opération est sans
danger, puisqu'il n'est pas nécessaire d'introduire d'instrument
dans la cavité abdominale. L'alimentation par cette voie permit
au malade de vivre jusqu'à ce que la cachexie fût arrivée à ses
dernières limites.

Mais c'est surtout aux rétrécissements cicatriciels que la gastro-stomie est applicable, car il semble qu'une fois la fistule gastrique guérie, la nutrition peut se faire longtemps avec succès,
comme dans le cas de Verneuil.

L'estomac ne doit être ouvert qu'au bout de quelques jours;
car au début le péristaltisme est aboli et l'absorption se fait
très-mal.

Quant au siége de l'incision, on doit, comme on l'a fait jusqu'ici, pratiquer celle-ci près de la ligne médiane, parallèlement
au rebord des fausses côtes.

Lorsque la cicatrisation est faite, on peut assurer l'occlusion
de la fistule à l'aide d'un tampon dont Schœnborn a fait con-

struire divers modèles. Un obstacle à l'adaptation de ces tampons est la disposition de la paroi de l'abdomen, qui est le plus souvent déprimée, de telle sorte que l'occlusion est imparfaite(1).

M. le professeur Trendelenburg, de Rostock, parla ensuite d'une opération qu'il avait pratiquée huit jours auparavant, d'après le procédé de Verneuil, sur un petit garçon de huit ans atteint d'un rétrécissement cicatriciel consécutif à une brûlure par l'acide sulfurique.

Après s'être assuré qu'il était impossible de franchir l'obstacle, ce chirurgien se décida à opérer, regrettant de ne pas l'avoir fait 15 jours plus tôt, car le malade était extrêmement faible; il trouva facilement l'estomac. Il ne nourrit son opéré par la fistule que le lendemain, préférant attendre que des adhérences se fussent formées.

Au 8ᵉ jour l'état du sujet était des plus satisfaisants, et Trendelenburg se proposait d'essayer plus tard de dilater l'obstacle.

Nous avons écrit à cet habile chirurgien pour savoir ce qu'était devenu son opéré, et il a eu l'extrême obligeance de nous envoyer la relation complète de ce fait, observé jusqu'à la fin de juillet 1877. L'enfant a suivi la même marche que l'opéré de M. Verneuil; il a continué à s'alimenter par l'estomac, et en quatre mois il a engraissé d'environ un quart de son poids. Jusqu'alors toutes les tentatives faites pour franchir l'obstacle sont restées infructueuses (2).

M. le docteur Küster, chirurgien d'Augusta-Hospital, à Ber-

---

(1) L'observation de M. Schœnborn vient d'être publiée avec commentaires dans *Archiv für Klinische Chirurgie*, de Langenbeck. Band. XXII, 2ᵒ Heft, 1878, p. 500. Nous donnons plus loin les conclusions de ce travail. Nous y trouvons un détail que ne donne pas le compte rendu inséré dans le *Deutsche med. Wochenschrift*, touchant la possibilité d'utiliser la gastro-stomie pour le traitement consécutif des rétrécissements du pylore, comme l'a fait du reste Schede.

(2) On trouvera cette observation également dans les *Archives* de Langenbeck, 1878. Bd. XXII, 1ᵉʳ Heft, p. 227.

lin, communiqua ensuite le récit d'une opération qu'il avait pratiquée en 1875 sur un malade de 60 ans, atteint d'un rétrécissement cancéreux de l'œsophage. La gastro-stomie n'avait présenté d'autre difficulté que d'obliger à repousser le foie un peu en haut. Le chirurgien avait fait, il est vrai, son incision trop à droite, sur la ligne médiane, dans l'étendue de deux à trois pouces à partir de l'appendice xyphoïde. Pour alimenter son malade, M. Küster se servit d'une canule particulière dont on trouvera la description aux pièces justificatives (1).

Il n'y eut aucun accident consécutif, mais le malade mourut d'épuisement au quinzième jour.

Dans les remarques qui suivent cette observation, M. Küster dit que ce fait vient à l'appui de l'opinion de Magendie, qu'il n'est plus possible, au bout d'un certain temps, de nourrir les animaux chez lesquels on a établi une fistule stomacale, lors même qu'on est revenu à l'ancienne alimentation. Mais cette manière de voir est contredite par les faits précédents (et, ajouterons-nous, par les expériences de Blondlot, Sédillot, Cl. Bernard, etc.); toutefois on pourrait penser que si elle n'est pas vraie chez les jeunes sujets, elle doit l'être pour ceux qui ont plus de cinquante ans.

Billroth, qui prit ensuite la parole, dit avoir, dans un cas de ce genre, pratiqué d'abord l'œsophagotomie, puis l'ablation du carcinome; mais il y eut une récidive rapide qui enleva le malade; il n'espère donc rien de ce procédé. Son expérience lui a appris en outre que par la dilatation les malades succombent plus rapidement que si on ne fait rien. Il croit, d'après ce qu'il a vu dans ces dernières années, qu'on devrait recourir

(1) M. Küster a bien voulu nous envoyer cette observation complète, qui fait maintenant partie d'un ouvrage rapportant les résultats de sa pratique hospitalière pendant cinq années : *Fünf Jahre im Augusta-Hospital*, von Dr Ernst Küster. Berlin, 1877, p. 114.

plus souvent à la gastro-stomie, parce que l'on conservera ainsi plus longtemps les malades que par les méthodes employées jusqu'à ce jour. « Deux de mes aides, dit-il encore, ont tenté la résection totale de l'estomac sur un chien qui, malgré l'absence de digestion stomacale, a gagné en poids. J'estime que la résection de l'estomac a un certain avenir... »

Puis Schede rapporta qu'il eut à traiter l'année précédente deux cas d'obstruction du pylore causée par l'ingestion d'acide sulfurique dans une tentative de suicide. Dans le premier cas, après avoir ouvert l'estomac, il excisa le tissu cicatriciel qui formait le rétrécissement. Le malade mourut d'hémorrhagie. Dans le second cas, il y avait à la fois rétrécissement de l'œsophage et du pylore; le malade pouvait encore avaler des liquides, mais ceux-ci ne pouvaient sortir de l'estomac, qui était énormément dilaté. Schede fit son incision près du pylore et s'efforça ensuite de dilater cet orifice, mais le malade mourut deux jours et demi après (1).

Ici se terminait notre historique, au moment où nous avons présenté ce travail à la Société de chirurgie. Nous devons y ajouter quelques lignes relatives aux nouveaux faits que nous avons recueillis depuis.

(1) Voir pour toute cette discussion : *Deutsche medicinische Wochenschrift*, 21 et 28 juillet et 4 août 1877, n⁰ˢ 29, 30 et 31, pages 351, 361, 373.

Dans un intéressant travail inséré dans le *Bulletin de thérapeutique* (De l'Entérostomie, 30 mai 1878, p. 445), M. le docteur Surmay, de Ham, propose, dans les cas de rétrécissement du pylore, de pratiquer sur l'intestin grêle, le plus près possible de son origine, une opération analogue à celle que l'on fait sur l'estomac dans la gastro-stomie. Cette opération vient d'être pratiquée à l'hôpital Saint-Antoine sur une femme atteinte de cancer du pylore et qui est morte 30 heures après; mais malgré cet insuccès elle nous paraît bien préférable soit à la gastro-stomie préliminaire, suivie de dilatation ou de résection du pylore, soit à la résection de l'estomac, si vantée dernièrement par le professeur Billroth et ses élèves. Il resterait toutefois à démontrer que la nutrition peut se faire d'une façon suffisante en l'absence de digestion stomacale, et les faits de MM. Möller, Le Dentu et Bradley ne sont guère favorables à cette manière de voir, sur laquelle s'appuie M. Surmay pour défendre l'opération qu'il propose. (Voir *Bull. de thér.*, 15 septembre 1878, p. 198.)

Le 17 mars 1877, le docteur Courvoisier pratique la gastro-stomie sur un alcoolique de soixante ans, atteint de cancer de l'œsophage, en suivant les indications de M. Verneuil. Le malade commença à s'affaiblir au bout de 20 heures et mourut épuisé 44 heures après l'opération, sans péritonite. (*Corresp.-Blatt für Schweizer Aerzte*, 15 décembre 1877, p. 698, et *Revue des sciences médicales*, 15 juillet 1878, p. 284.)

En juillet 1877, un jeune homme de vingt-trois ans tente de se suicider en avalant de l'ammoniaque ; il en résulte une œsophagite intense, puis un rétrécissement de l'œsophage qui devient infranchissable au bout de six mois. Toutes les tentatives de cathétérisme restant infructueuses et le malade s'affaiblissant rapidement, M. Le Dentu pratique la gastro-stomie au mois de janvier 1878, d'après les préceptes de M. Verneuil. L'opération fut parfaitement exécutée, mais l'opéré mourut au troisième jour par suite de causes que nous examinerons plus loin.

Le docteur Otto Riesel, de Halle-sur-Saale, a publié tout récemment le récit d'une opération pratiquée avec toutes les précautions antiseptiques ; mais le malade avait alors une perforation de l'œsophage et une affection pulmonaire dont il mourut au sixième jour (*Deutsche med. Wochenschrift*, 4 et 11 mai 1878.)

M. Messenger Bradley, de Manchester, a opéré avec succès une jeune fille de seize ans, atteinte d'un rétrécissement cicatriciel de l'œsophage. Malheureusement le caustique qui avait causé le rétrécissement avait profondément altéré la muqueuse stomacale ; la digestion fut impuissante à soutenir les forces de la patiente, qui s'éteignit au vingt-huitième jour de l'opération, sans qu'aucun accident soit survenu après celle-ci. (Communication écrite.)

Citons encore un article assez étendu du docteur Kaiser sur *les opérations qui se pratiquent sur l'estomac*, et inséré dans *Beiträge zur operativen Chirurgie*, du professeur V. Czerny (Stuttgart, 1878, p. 95). L'auteur rapporte 31 des observations précédentes, qu'il ne connaît pour la plupart que de seconde main. Nous sommes du reste heureux de pouvoir lui apprendre que son observation XX, qu'il ne sait à qui attribuer, est celle de M. Francis Mason.

Enfin, au dernier moment, nous recevons de M. le docteur Studsgaard, de Copenhague, l'observation extrêmement intéressante d'une malade à laquelle il pratiqua successivement la pharyngotomie (5 février), la gastro-stomie (9 avril) et la trachéotomie (28 juin), au fur et à mesure que les progrès de l'affection du pharynx exigeaient ces diverses opérations. La malade est encore actuellement en vie (12 septembre 1878), mais en assez mauvais état.

Au point de vue historique, la question peut être résumée ainsi :

La gastro-stomie, dont le nom a été créé par M. Sédillot en 1847, avait été proposée, pour remédier aux rétrécissements infranchissables de l'œsophage, en 1837 par Egeberg (Norvége), en 1843 par Petel (France), en 1844 par Watson (Amérique). Pratiquée dans un but expérimental en 1841 par Blondlot, sur des animaux, elle ne le fut pour la première fois chez l'homme qu'en 1849 par M. Sédillot, mais sans succès.

Depuis, elle fut pratiquée cinq fois encore en France (soit six fois dans ce pays), vingt et une fois en Angleterre, cinq fois en Allemagne, deux fois en Amérique, deux fois en Danemark, deux fois en Suisse, deux fois en Norvége, et une fois, croyons-nous, en Australie (cas de Fox). En tout quarante et une fois, (non compris ni la *gastro-entérotomie* de Maunder, ni les deux gastro-stomies de Schede faites pour dilater ensuite le pylore) (1).

Le succès n'a couronné que la vingt-neuvième tentative (troisième de Sydney Jones) en 1875.

En 1876, M. Verneuil, modifiant et améliorant la méthode, obtenait un succès qui s'est répété trois fois depuis, sur les cinq cas où l'on a suivi le *modus agendi* de cet éminent chirurgien.

En somme, par les divers procédés autres que celui de M. Verneuil, on a obtenu trois succès sur trente-cinq opérations. Par celui de M. Verneuil, l'opération, pratiquée six fois, a donné quatre succès. Ces chiffres ont leur éloquence.

Ces 41 opérations se répartissent ainsi : 31 pour cancer de l'œsophage, 8 pour rétrécissement cicatriciel, 2 pour rétrécissement syphilitique. — Des cancéreux, 30 sont morts :

Dans les 24 heures qui ont suivi l'opération			6
— 36	—.	—	5
— 48	—	—	3
— 60	—	—	3

(1) Nous avons vainement cherché dans les journaux italiens qui se trouvent à la bibliothèque de la faculté de médecine et dans le livre si remarquable de M. le docteur Alfonso Corradi (*Della chirurgia in Italia dagli ultimi anni del secolo scorso fino al presente.* Bologna, 1871), une seule observation de gastrostomie recueillie en Italie.

Deux travaux importants publiés récemment en Italie sur le traitement des rétrécissements de l'œsophage ne mentionnent également aucune observation italienne. (G. DEL GRECO, Contributo allo studio e alla cura dei restringimenti del' esofago, *lo Sperimentale*, décembre 1877, p. 576. — *Francesco* RIZZOLI, Apprezamento della gastrostomia, *Bulletino delle scienze mediche di Bologna*, jan-

Cependant un de nos amis, médecin distingué de Paris, qui se trouvait à Florence en 1861, nous a dit avoir vu alors dans le service de Burci, à l'hôpital Maggiore, un malade atteint d'un cancer de l'œsophage, avec engorgement considérable des ganglions cervicaux, et auquel on avait pratiqué cette opération. Nous n'avons pas d'autre détail sur ce fait.

au	3ᵉ jour	1	au	12ᵉ jour	1
—	4ᵉ —	1	—	14ᵉ —	1
—	5ᵉ —	1	—	26ᵉ —	1
—	6ᵉ —	2	—	40ᵉ —	1
—	8ᵉ —	1	au bout de 3 mois		1
—	10ᵉ —	2			

Le dernier opéré est encore vivant, après plus de cinq mois.

Des opérés pour rétrécissement cicatriciel, 1 est mort au bout de 25 heures, 1 après 60 heures, 1 au 3ᵉ jour, 1 au 4ᵉ, 1 au 28ᵉ, 1 a survécu 20 mois et nous ne savons ce que le dernier est devenu. (Cas de Trendelenburg.)

Des 2 syphilitiques l'un est mort au bout de 14 heures, l'autre au 6ᵉ jour.

Tel est le bilan actuel de la gastro-stomie.

CAUSES DE LA MORT A LA SUITE DES OPÉRATIONS DE GASTRO-STOMIE.

La longue série d'insuccès que nous avons racontée dans notre historique, depuis la première opération de M. Sédillot jusqu'à la troisième de M. Sydney Jones, était certainement de nature à faire reculer les chirurgiens qui, en présence d'un rétrécissement infranchissable de l'œsophage, auraient pensé à pratiquer la gastro-stomie. Aussi ne doit-on pas s'étonner que M. Sédillot n'ait pas fait une troisième tentative, et que les autres chirurgiens, sauf Cooper Forster, Thomas Bryant et Sydney Jones, aient renoncé à en faire une seconde.

Cependant, si l'on avait examiné les choses d'un peu plus près, si l'on avait recherché avec plus de soin la juste part que l'on devait attribuer à la gastro-stomie elle-même dans l'issue fatale, nul doute qu'on eût porté un tout autre jugement sur la valeur de l'opération. Quelque aride que nous ait paru cette étude des causes de la mort, et quelque fastidieuse que puisse être l'énumération des accidents auxquels il convient d'attribuer cette terminaison, nous l'avons trouvée si fertile en enseignements que nous n'avons pas hésité à entreprendre cette tâche.

Dans le premier fait de M. Sédillot, on pourrait faire la part égale entre le traumatisme et l'état général du malade. Celui-ci a été évidemment fortement éprouvé, et par l'opération elle-même, et par les manœuvres que son exécution imparfaite a nécessitées ensuite ; mais les conditions défavorables dans lesquelles il se trouvait : — cancer de l'œsophage ayant englobé le pneumo-gastrique, débilité extrême, foie volumineux, pesant, congestionné, de couleur brune, — ont certainement aussi contribué à la mort. Les deux dernières, en particulier, sont des contre-indications presque formelles à une opération grave. On sait en effet que les sujets débilités supportent mal le choc opératoire, et que les sujets atteints d'une altération hépatique ancienne doivent être rangés dans la même catégorie, comme l'ont démontré les travaux de M. Verneuil et de M. Longuet, son élève (1).

L'altération du pneumo-gastrique doit également entrer en ligne de compte ; quelques-unes des personnes qui assistaient à l'autopsie ont pensé que cette lésion pouvait avoir apporté un trouble fatal dans les fonctions de la digestion et de l'hématose, chez un sujet gravement éprouvé par l'inanition antérieure et par le traumatisme actuel.

La réunion de toutes ces causes subjectives était donc plus que suffisante pour amener rapidement la mort.

Dans le second fait de M. Sédillot, l'opération ne saurait être aussi fortement incriminée, puisque les suites immédiates ont été relativement satisfaisantes. Les causes subjectives, au contraire, sont plus puissantes peut-être que dans le premier cas. Le malade est plus âgé (cinquante-huit ans), il est atteint de bronchite depuis un temps indéterminé, ainsi que d'une gêne de la circulation veineuse ; il est en outre tellement affaibli que depuis quatre mois il a été obligé de suspendre ses travaux.

A l'autopsie on trouve comme altérations viscérales : une hypertrophie énorme du corps thyroïde, des exsudations et des

(1) Verneuil, *Congrès de Bruxelles*, 1875. — Longuet, *De l'influence des maladies du foie sur la marche des traumatismes*, thèse de Paris, 10 janvier 1877.

adhérences à la base du poumon droit, un peu d'engouement et des *tubercules anciens* au sommet; le foie et la rate sont *très-volumineux*, quoique de couleur et de consistance normales; l'œsophage est le siége d'un double rétrécissement entre lesquels se trouve une poche vaste, ulcérée, remplie de détritus organiques et de matières alimentaires, source d'infection pour le malade.

Quoi d'étonnant, d'après cela, que le sphacèle produit par la pression de la pince gastrotome soit devenu le point de départ d'une ulcération de mauvaise nature qui en s'étendant a fini par ouvrir le péritoine? Cette éventualité fâcheuse a pu être encore aidée, comme le pense M. Sédillot, par une sorte d'épidémie infectieuse qui régnait alors à l'hôpital et qui rendait mortelle la plupart des opérations. En un mot, la gastro-stomie *elle-même* n'a causé ici ni la péritonite, ni la mort qui en a été la conséquence. Toute autre opération pratiquée sur le même individu aurait eu probablement la même issue fatale.

L'opéré de Fenger, âgé de cinquante-cinq ans, était atteint depuis plusieurs années d'un cancer œsophagien; il avait eu des vomissements sanguinolents; il était en outre alcoolique, avait eu du delirium tremens, présentait encore le tremblement des buveurs; il avait maigri beaucoup et vite; on avait fait des tentatives de cathétérisme aussi nombreuses qu'inutiles; quant aux lésions viscérales, elles étaient représentées par des tubercules anciens, caséeux, au sommet des deux poumons, et une dégénérescence graisseuse du foie. L'opéré est mort peu à peu, sans agonie, 58 heures après l'opération. On était encore, comme le fait remarquer Fenger, intervenu trop tard et mal à propos. Quel bon résultat attendre, en effet, d'une opération pratiquée sur un vieillard cancéreux, tuberculeux, alcoolique, et en outre épuisé par une longue inanition?

Le premier cas de Cooper Forster ne fut pas plus heureux. Il s'agissait d'un homme de quarante-sept ans, toussant depuis quinze ans, atteint d'un cancer du pharynx et du larynx, avec engorgement ganglionnaire cervical. La gêne de la respiration oblige à pratiquer la trachéotomie vingt-quatre jours avant la gastro-stomie; au moment de cette seconde opération les lavements nutritifs ne sont plus tolérés, le malade est mourant de faim et de soif; sa bronchite chronique a pris un caractère aigu depuis quelques jours; sa faiblesse est si grande qu'on n'ose le chloroformer; après l'opération il s'affaiblit de plus en plus et meurt au bout de deux jours; à l'autopsie on trouve une ulcération cancéreuse faisant communiquer la trachée et l'œsophage, des tubercules au poumon droit, et, à gauche, une pneumonie à la base, de formation récente. Peut-on se prononcer sur la valeur d'une opération, quand elle a été pratiquée dans de pareilles circonstances?

Le second opéré de C. Forster, atteint d'un rétrécissement cicatriciel, aurait certainement pu guérir, et tout faisait espérer cette heureuse terminaison, lorsque survint la péritonite qui l'emporta. Celle-ci eut pour cause le relâchement des sutures, déterminé lui-même par l'*ulcération de la plaie* et le *défaut d'adhérences* entre la paroi abdominale et l'estomac. Ces deux faits, que nous soulignons, sont évidemment de même nature; ils indiquent une insuffisance du processus réparateur, et par suite une trop grande faiblesse du sujet au moment de l'opération : on avait trop attendu, comme le reconnut justement C. Forster, et en effet le malade était si épuisé qu'il était alors sur le point de tomber à chaque instant en syncope.

L'épuisement fut encore la cause apparente de la mort chez la première opérée de Sydney Jones. Cette femme, âgée de quarante-quatre ans, avait fait plusieurs fausses couches, était atteinte d'une affection chronique de l'utérus, d'un cancer du pharynx et du larynx, et était affaiblie considérablement par l'inanition; elle perdit encore trois ou quatre onces de sang pendant l'opération, et ensuite elle s'éteignit peu à peu.

Le premier opéré de Bryant avait un rétrécissement probablement syphilitique, mais il était en même temps alcoolique et tuberculeux; il perd vingt-huit livres de son poids en quatre mois et ne peut conserver les lavements alimentaires. Pendant les quatre premiers jours qui suivent l'opération, son état s'améliore, mais alors il est pris de délire et meurt au sixième jour. A l'autopsie, on trouve une pneumonie tuberculeuse double, plus marquée à droite qu'à gauche. Ce que nous savons actuellement de l'influence du traumatisme sur le réveil des diathèses, grâce aux travaux de M. Verneuil, nous permet de supposer que l'opération n'a pas été sans influence sur la production de la pneumonie double qui a causé la mort.

Le second opéré de M. Sydney Jones fut également atteint d'une pneumonie double qui paraît être survenue au sixième jour et qui fut fatale au douzième. Le sujet était extrêmement affaibli au moment de l'opération, et à l'autopsie on trouva, outre le cancer œsophagien, un dépôt cancéreux dans le rein gauche.

Dans les cas de Curling, de Durham, de Fox et de Maury, l'épuisement consécutif à l'inanition ou aux lésions viscérales paraît être la cause principale de la mort, et probablement aussi dans celui de Van Thaden. Curling n'osa employer le chloroforme, néanmoins la mort survint trente et une heures après l'opération. Les lésions viscérales étaient ici fort importantes; les poumons étaient emphysémateux, le cœur gras, l'aorte et les grosses artères athéromateuses, la bronche droite sur le point d'être perforée par le cancer de l'œsophage.

Cette perforation était complète dans le fait de Durham, dont le malade avait soixante-dix ans. Le sujet de Maury avait les viscères sains en apparence ; nous n'avons que des détails insuffisants sur ceux de Fox et de Van Thaden.

La malade de Lowe paraît être morte par suite d'altération cardiaque. Elle n'avait que trente et un ans, était pâle, anémique, ne vivait depuis sept mois que de thé de bœuf et d'eau-de-vie ; le pouls était mou et compressible. La faiblesse et la pâleur déterminées par les premières inspirations de chloroforme le firent abandonner et remplacer par l'anesthésie locale. La mort survint soixante heures après par syncope. A l'autopsie on trouva quatre onces de sérosité dans le péricarde, le cœur gras, et un gros caillot décoloré dans l'aorte. La formation de ce caillot, dit Lowe, était la seule cause que l'on pût assigner à la mort ; et cette coagulation du sang avait probablement pour causes l'inanition prolongée et le shock de l'opération, conditions auxquelles Richardson (*Fibrinous depositions in the Heart*) accorde une grande influence dans ce cas. Lowe pense que les vomissements chloroformiques constituent une cause importante de mort ; il cite à ce propos des cas de colotomie de J. Couper (*Medical journal*, 20 novembre 1869) de Maunder et de Curling (*Diseases of testis*, 3° édit., p. 177), où l'issue fatale ne peut être attribuée à aucune autre cause.

Le malade de Jouon est le seul jusqu'ici qui soit mort d'une péritonite survenue immédiatement après l'opération et qui puisse être attribuée exclusivement au traumatisme.

Celui de Smith est mort, en apparence, de la même cause, mais il était en même temps cancéreux et tuberculeux, et la péritonite n'est survenue qu'au sixième jour, provoquée probablement par les quintes de toux, lesquelles avaient elles-

mêmes pour cause l'envahissement des deux pneumo-gastriques
par la tumeur cancéreuse.

Celui de Clark avait une péritonite limitée au voisinage de la
plaie et à la face supérieure du foie, mais il avait en même temps
une bronchite et une perforation de la trachée par le cancer.

Les lésions pulmonaires prédominaient dans le fait de Mac
Cormac. On trouva en effet une demi-pinte de sérosité dans
chaque plèvre; une couche de lymphe récente recouvrait le
poumon en arrière, au niveau du siége du cancer de l'œsophage, et en ce point il y avait un abcès gangréneux dans le
poumon droit, ayant les dimensions d'un œuf de poule. Toutes
ces lésions avaient très-probablement pour cause le voisinage
du cancer, et l'on conçoit que leur présence ait dû singulièrement aggraver le pronostic de l'opération.

Dans le second cas de M. Bryant, on trouva à l'autopsie
une broncho-pneumonie double, dont on ne peut savoir au
juste la date, mais qui existait certainement au moment de
l'opération, puisque la mort est survenue vingt heures après.
Il n'y avait d'ailleurs pas de péritonite.

L'observation de Troup est trop succincte pour que l'on puisse
bien savoir quelles ont été les causes de la mort; mais il n'y
avait pas de péritonite, et si l'on tient compte des antécédents
du sujet, qui depuis un mois n'était nourri qu'à l'aide de lavements alimentaires, et de l'état de l'œsophage, dont le bout
cardiaque était converti en une masse épithéliale, on peut
conclure que le marasme cachectique doit avoir eu la plus
grande part dans l'issue fatale.

L'observation de Mason est très-comparable à la précédente
relativement aux causes de la mort; cette terminaison est survenue sans péritonite le lendemain de l'opération; le malade,
âgé de 58 ans, n'avait pas pris d'aliments solides depuis huit

mois, et même rien depuis huit jours ; son émaciation était extrême, et il avait un double cancer, l'un siégeant sur l'œsophage et l'autre comprenant la tête du pancréas et le cardia.

Mêmes remarques relatives aux deux malades dont parle Morell Mackenzie, morts tous deux sans péritonite et probablement d'épuisement.

Celui de Jackson a été emporté bien évidemment par une péritonite traumatique.

La mort survint la nuit qui suivit l'opération, dans le cas de Rose, mais le malade avait une pleuro-pneumonie à gauche, une pneumonie à droite, affections datant certainement de plusieurs jours; en outre une ulcération cancéreuse, cause du rétrécissement de l'œsophage, faisait communiquer ce canal avec la trachée. Opérer dans de telles conditions, c'était, comme le disait Jackson, donner au malade *le coup de grâce*.

La malade de Jacobi était douée d'une résistance vitale peu commune, si l'on en juge par le récit de son existence pathologique, et il a fallu une opération grave comme la gastro-stomie pour amener la mort. Cette femme, de 55 ans environ, avait eu sept enfants avant 40 ans, puis des symptômes d'hystérie. En 1861, tumeur du sein, dont on fait l'ablation un an après; plusieurs récidives et opérations jusqu'en 1867; dix à douze érysipèles dans les deux dernières années, il en survenait après chaque intervention chirurgicale; puis guérison passagère. En 1873, apparition de la dysphagie, qui devient complète en avril 1874. Lorsqu'on opéra, les ganglions axillaires et sous-claviculaires étaient engorgés et l'émaciation considérable. L'opération, comme on devait s'y attendre, a provoqué un nouvel érysipèle qui, joint à cette circonstance que la plaie, faite avec le manche du bistouri, était forcément contuse, déchiquetée, est devenu phlegmoneux : la septicémie avait son terrain tout préparé ; elle s'y est implantée et a emporté l'opérée. Est-ce la gastro-stomie qu'il faut rendre responsable de cette terminaison ? Nous croyons que c'est bien plutôt la constitution du sujet, chez qui toute autre opération aurait probablement fait naître un érysipèle. Mais la manière de diviser les différentes couches de la paroi abdominale doit aussi être incriminée, comme Jacobi lui-même l'a reconnu.

Le rétrécissement de l'œsophage s'accompagnait, dans le cas de Möller, d'une lésion analogue de la portion pylorique de l'estomac ; la malade vomissait tout ce qu'elle prenait ; la gastro-stomie fut nécessairement inutile et la mort survint comme si on n'avait rien fait.

Les opérés de Hjort et de Küster sont morts d'épuisement, le premier vingt-quatre heures, et le deuxième quatorze jours après l'opération. M. Küster attribua la mort de son malade à une constipation opiniâtre que rien ne put vaincre.

Ceux de Jones (3e), de Lanelongue et de Schœnborn sont morts des progrès de leur affection organique, alors que le succès de l'opération était assuré. La mort fut hâtée, dans le cas de Jones, par une bronchite survenue au quarantième jour, et dans celui de Lanelongue par une perforation de la trachée, qui permit aux aliments de pénétrer dans les voies respiratoires. Voilà donc encore six cas dans lesquels la gastro-stomie n'est entrée que pour une faible part dans les causes de la mort.

Il y eut péritonite dans les faits de Waren Tay et de Callender. Mais cet accident n'était qu'un des éléments de la mortalité. Dans le cas de Tay, la malade était considérablement affaiblie ; elle perdit en outre une assez grande quantité de sang pendant l'opération. A l'autopsie on trouva : dans les poumons, les altérations commençantes de la phthisie ; à l'œsophage, un cancer médullaire de son extrémité inférieure ; enfin de la lymphe récente sur le lobe droit du foie et sur l'estomac, et *des adhérences anciennes entre ces deux organes.* Cette dernière condition, comme l'a démontré M. Bouilly dans sa thèse inaugurale (1), était déjà une prédisposition à la péritonite : on a en effet opéré sur des tissus autrefois enflammés, et l'on a réveillé l'inflammation. Tout autre traumatisme aurait agi de même.

Dans le fait de Callender, il n'y avait pas de lésion des poumons, bien que le malade eût été atteint de toux et d'une expectoration abondante de crachats muco-purulents pendant assez longtemps. En revanche, le cancer avait envahi toute la base du péricarde, le foie était cirrhosé et gras, et on trouva une masse cancéreuse dans la capsule surrénale droite. La toux persistante après l'opération et la cirrhose du foie peuvent être comptées pour beaucoup plus dans la production de la péritonite que la gastro-stomie. Celle-ci n'a encore été que l'occasion de la mort.

Le sujet de M. Courvoisier, mort au bout de 44 heures, avait une perforation de la trachée, de l'emphysème pulmonaire, et un noyau cancéreux dans le foie.

L'opéré de M. Riesel avait une perforation de l'œsophage communiquant avec un abcès du poumon.

Le malade de M. Le Dentu se trouvait dans des circonstances toutes particulières. Outre la débilitation commune aux autres opérés, il était dans un état général que M. Verneuil considère à bon droit comme exerçant une influence nocive considérable sur le résultat des opérations : nous voulons parler de l'état mental. Or ce jeune homme avait éprouvé un tel chagrin d'avoir perdu son emploi qu'il avait tenté de se suicider. L'insuccès de sa tentative n'avait pas changé le cours de ses idées, car après

(1) Bouilly, *Des lésions traumatiques portant sur les tissus malades.* Paris, 1877.

sa mort on touva dans ses papiers une lettre écrite avant l'opération, et dans laquelle il disait qu'il espérait bien que celle-ci le débarrasserait de la vie.

Lorque M. Le Dentu a présenté son observation à la Société anatomique (séance du 2 janvier 1878), les avis ont été très-partagés sur les causes de la mort dans ce cas.

Les uns, s'appuyant sur les signes observés pendant la vie, ont pensé qu'il fallait l'attribuer purement et simplement à une péritonite. Sans doute on n'a trouvé à l'autopsie ni fausses membranes ni pus, mais la complication ne datait guère que de trente-six heures, et la congestion intense des viscères abdominaux indique assez la marche qu'elle aurait suivie.

D'après M. Le Dentu la mort s'expliquerait ainsi : l'irritation causée par l'opération retentit sur le plexus solaire et détermine un état particulier d'épuisement nerveux, qu'il appelle *péritonisme dépressif*, et que l'on observe chez tous les malades qui meurent par l'abdomen, c'est-à-dire à la suite d'une opération pratiquée sur cette cavité ou d'une lésion grave des viscères qu'elle renferme.

On a émis aussi l'opinion que l'hypothermie dans laquelle se trouvait le sujet était une des causes principales de l'insuccès.

Mais nous ferons remarquer que les malades qui ont guéri de l'opération n'étaient pas dans un état beaucoup plus satisfaisant. Celui de Sydney Jones avait 36°,9; celui de M. Lanelongue 36°,4; celui de M. Verneuil de 35 à 35°,5; Trendelenburg ne dit pas quelle était la température de son opéré, mais celui-ci se plaignait du froid. Néanmoins, on ne peut s'appuyer sur un si petit nombre d'exemples pour affirmer que l'hypothermie a ou n'a pas empêché le malade de se relever après l'opération. Il faudra recueillir d'autres cas analogues.

En résumé : état mental très-défectueux, congestion viscérale intense, hypothermie, telles sont les conditions défavorables qui ont contribué à l'échec survenu dans ce cas.

Au point de vue des causes de la mort, nous pouvons résumer nos observations dans le tableau suivant :

ÉTAT GÉNÉRAL DU SUJET.	NOMBRE.	COMPLICATIONS.
Cancéreux, cardiaque, alcoolique, hépatique, pulmonique non tuberculeux.............	1	Péritonite généralisée.
Cancéreux, syphilitique, alcoolique, tuberculeux................................	1	
Cancéreux, hépatique, alcoolique, tuberculeux................................	1	
Cancéreux, hépatique, alcoolique, pulmonique non tuberculeux..................	1	
Cancéreux, hépatique, tuberculeux.........	1	Péritonite généralisée et sphacèle de la plaie.
Cancéreux, hépatique, avec lésion du pneumogastrique.......................	1	
Cancéreux, tuberculeux, avec lésion du pneumogastrique.......................	1	Péritonite généralisée.
Cancéreux tuberculeux....................	2	1 péritonite partielle.
Cancéreux, avec affection pulmonaire non tuberculeuse......................	8	2 péritonites partielles, 2 sphacèles de la plaie.
Cancéreux cachectiques, cardiaque.........	2	1 accident chloroformique.
Cancéreux cachectiques, sans indication de l'état des viscères....................	8	1 érysipèle phlegmoneux.
Syphilitique, avec affection cardio-pulmonaire.	1	
Syphilitique, sans indication de l'état des viscères..............................	1	Ulcération des sutures.
Rétrécissements cicatriciels, épuisement.....	4	3 péritonites généralisées.
Causes multiples, générales et locales.......	1	Ulcération des bords de la plaie.
Total.................	34	

Un simple coup d'œil jeté sur ce tableau permet de comprendre pourquoi les opérés de la gastro-stomie sont morts en si grande majorité. Non-seulement ils étaient épuisés par l'inanition, par l'ingestion incessante des produits de la sécrétion cancéreuse (dans 27 cas sur 34) ; mais ils portaient encore pour la plupart d'autres causes de mort.

On sait (depuis les travaux de M. Verneuil et de sir James

Paget) combien est grave le pronostic des traumatismes chez les hépatiques, les alcooliques, les cardiaques, les sujets atteints de maladies des voies respiratoires.

Éliminons pour le moment les complications cardiaques, hépatiques, alcooliques, soit douze affections de ce genre réparties entre six sujets, qui étaient en outre ou cancéreux ou pulmoniques, et ne considérons que l'affection pulmonaire.

Or 16 de nos cancéreux avaient des lésions pulmonaires, seules chez dix d'entre eux et accompagnées d'autres affections chez les six autres. « Ces affections, dit Paget, sont graves chez les opérés, non pas parce qu'elles peuvent provoquer quelque complication, mais parce que la gêne de la respiration, l'insomnie, le manque de repos causé par la toux, etc., diminuent les chances de guérison. » (*Clinical lectures and Essays*, 1875, p. 34.)

Dans un seul cas l'affection pulmonaire est survenue après l'opération (Jones, deuxième cas); dans quinze, elle existait avant l'opération : Sédillot (deuxième cas), Fenger, C. Förster, Curling, Durham, Smith, Clark, Mac Cormac, Bryant (deux cas), Rose, Tay, Callender, Courvoisier, Riesel.

Ces affections, que ce fût par elles-mêmes à titre d'affections générales graves, ou par la toux qu'elles occasionnaient et qui retentissait sur le péritoine blessé, n'ont pas été sans influence sur la production de la péritonite, car des neuf complications de cette nature que nous avons enregistrées, six étaient survenues chez des pulmoniques.

Le traumatisme, dans les cas de phthisie, a pu agir de deux manières pour déterminer la mort : ou bien il a aggravé l'affection pulmonaire, opinion qu'admettent parfaitement MM. Verneuil et Paget (et ce qui est arrivé dans les cas de Bryant (1er cas) et de Smith), ou bien, survenant chez des sujets débilités, il a accéléré l'issue fatale. Dans les deux cas le résultat a été le même : la mort de l'opéré (1).

Si l'affection pulmonaire à elle seule constitue déjà un appoint si considérable aux causes de mortalité, que pouvait devenir un traumatisme grave par lui-même, atteignant un individu porteur en même temps d'une ou plusieurs autres affections viscérales?

La conclusion pratique à tirer de cette notion est qu'il faut examiner avec soin l'appareil pulmonaire d'un individu atteint de cancer de l'œsophage, avant de l'opérer; et s'il y a une affection de cet appareil, comme elle annonce en général un état avancé du cancer œsophagien, il faut s'attendre à voir la mort survenir rapidement (2).

A plus forte raison cette terminaison sera-t-elle à craindre lorsqu'à l'affection de l'appareil respiratoire s'ajoutera soit un état général grave, comme la syphilis ou l'alcoolisme, soit une altération d'un organe important, cœur ou foie, soit enfin une combinaison de ces diverses conditions défavorables.

Ce qui discrimine d'autant la gastro-stomie.

Nous voulons encore dire quelques mots au sujet de nos malades atteints de rétrécissement cicatriciel. Trois d'entre eux sont morts de péritonite à la suite de cette opération.

Ces trois patients étaient, comme nous l'avons dit plus haut, extrêmement épuisés. Chez l'opéré de Cooper Forster, cet état favorisa l'ulcération des sutures, leur relâchement, et par suite l'issue du contenu de l'estomac dans le péritoine. Les

<hr>

(1) Voir à ce sujet Bouvier, *De l'influence du traumatisme et des irritations extérieures sur le développement des productions tuberculeuses*, thèse de Paris, 1877, n° 36.

(2) Cette coïncidence si remarquable d'une affection pulmonaire avec un cancer de l'œsophage, dans nos observations, nous a conduit à rechercher ce qui se passait dans d'autres cas analogues. Les résultats de nos recherches seront l'objet d'un travail spécial.

deux autres (cas de Jouon et de Jackson) sont morts évidemment de péritonite traumatique (toutes réserves faites au sujet de l'épuisement). Mais deux cas de péritonite sur 41 opérations pratiquées sur le péritoine, ne constituent pas une proportion plus considérable que celle que l'on constate pour les autres gastrotomie, (colotomie, ovariotomie, hystérotomie, etc.). Cette complication est donc loin d'être une contre-indication formelle à l'établissement d'une bouche stomacale.

Il est encore une autre cause de mort particulière aux sujets qui ont avalé des substances caustiques, et qui paraît avoir agi si défavorablement dans le cas de M. Bradley : nous voulons parler de l'altération de la muqueuse stomacale.

Dans l'observation si remarquable communiquée par M. Laboulbène à l'Académie de médecine (1), la presque totalité de cette muqueuse s'était exfoliée et avait été rejetée par les vomissements. Le malade est mort épuisé au bout de deux mois et il est clair que le résultat eût été le même si l'on avait pratiqué la gastro-stomie lorsque le rétrécissement de l'œsophage eût exigé cette opération. Dans les cas analogues, alors même que les lésions sont moins étendues, il est probable que la partie du caustique qui arrive dans l'estomac en altère assez la muqueuse, les glandes en particulier, pour s'opposer plus tard à la digestion et à la nutrition générale.

La partie inférieure de l'œsophage et l'estomac paraissaient intacts chez les malades de Cooper Forster et de Jouon ; chez celui de M. Le Dentu l'œsophage était altéré dans toute sa longueur et l'estomac très-rétracté, mais comme à l'autopsie on trouva la sonde dans le duodénum, on ne peut attribuer le défaut de digestion stomacale à l'altération de l'estomac.

L'estomac était très-altéré dans le fait de Möller, et c'est à

____

(1) Voir *Bulletin de l'Académie*, décembre 1876 et février 1877.

cette lésion qu'il faut attribuer en grande partie l'issue fatale.

Chez l'opérée de M. Bradley l'œsophage était profondément brûlé dans toute sa longueur, et l'estomac présentait un grand nombre de petites ulcérations dont il est assez naturel de rapporter l'origine à l'action du caustique sur la muqueuse stomacale, et leur persistance au contact du suc gastrique avec leur surface. C'est la seule cause de mort qu'on ait trouvée à l'autopsie et l'on ne peut d'ailleurs mettre en doute son importance.

En résumé, la mortalité si considérable survenue après la gastro-stomie a pour causes : 1° *chez les cancéreux : en première ligne*, l'existence de lésions viscérales au moment de l'opération ; 2° l'épuisement causé par la cachexie et l'inanition. — Dans les *rétrécissements cicatriciels* les mêmes causes existent, mais les lésions viscérales sont représentées par les altérations de l'estomac dues à l'action du caustique sur ses parois ; 3° les complications traumatiques inhérentes à toute opération pratiquée dans la cavité abdominale, mais pour une part bien plus minime qu'on ne se le figure généralement.

CONSIDÉRATIONS GÉNÉRALES SUR LA GASTRO-STOMIE

Tous les chirurgiens qui ont pratiqué la gastro-stomie n'y sont arrivés qu'après avoir fait des tentatives plus ou moins nombreuses de cathétérisme, et après avoir reconnu l'impuissance de ce moyen ou l'impossibilité de le mettre en œuvre. Le malade était alors parvenu à la dernière période du marasme. Aussi ne doit-on pas s'étonner que dans la plupart des cas la mort ait suivi de près l'opération; on devrait plutôt être surpris des quelques guérisons que l'on a pu obtenir. Certains malades même, chez lesquels on se proposait de pratiquer la gastro-stomie, sont morts avant son exécution, retardée pour une raison ou pour une autre.

Nous avons déjà fait allusion au malade de Sédillot, atteint de pneumonie, qu'on ne voulut pas opérer à cause de l'existence de cette affection et qui mourut quelques jours après.

West rapporte également qu'on devait pratiquer la gastro-stomie chez une malade affectée d'un rétrécissement syphilitique de l'œsophage, lorsqu'on découvrit des cavernes au sommet des deux poumons. — On renonça dès lors à l'intervention chirurgicale : la malade mourut quelques jours après (1).

Les chirurgiens n'ont pas toujours été seuls responsables de la détermination qu'ils ont prise et de l'insuccès qu'ils

____

(1) *Dublin Jour. of med. science*, 1860, t. XXIX, p. 86.

ont eu à enregistrer ; souvent ils avaient demandé conseil à plusieurs de leurs confrères qui, après examen, avaient été d'avis qu'il fallait opérer. Alors encore l'intervention avançait la mort : on opérait mal à propos.

Quand donc faut-il opérer ?

La nature et le siége du rétrécissement étant reconnus, questions dont nous n'avons pas à nous occuper ici, le parti à prendre diffère suivant que le rétrécissement est cancéreux ou cicatriciel.

Dans les cas de rétrécissement cancéreux, toutes les opérations pratiquées sur l'obstacle, outre qu'elles sont inutiles, auront pour résultat d'irriter le mal et d'en accélérer la marche. Billroth, entre autres, est d'avis que les malades chez lesquels on emploie la dilatation meurent plus vite que si l'on n'eût rien fait.

L'alimentation par l'œsophage agit encore dans le même sens : ou bien les aliments ne passent pas, et alors ils provoquent de la toux ou des efforts de vomissement, fait signalé dans la plupart de nos observations ; ou bien ils passent, et ils irritent alors par leur contact la tumeur, dont l'ulcération est ainsi avancée, ou l'ulcération dont la marche est rendue plus rapide. Dans les deux cas le résultat est le même : une aggravation du mal.

L'alimentation par le rectum, faite pour suppléer au défaut de nutrition par l'estomac, n'a donné dans nos observations que des résultats peu satisfaisants. Dans 16 cas, où ils ont été tolérés par la muqueuse rectale, ils ont été manifestement impuissants à apaiser la faim et la soif et à arrêter les progrès de l'inanition ; 5 fois ils n'ont pu être retenus, et 1 fois ils ont provoqué rapidement de l'entérite. Il ne faut donc pas trop compter sur ce moyen, qui jusqu'ici ne nous paraît avoir eu pour résultat que de faire perdre un temps précieux aux chirurgiens en reculant le moment de leur intervention (1).

Il faudrait donc opérer, dans les cas de rétrécissement cancéreux, lorsque, la nature et le siége du mal étant connus, la déglutition des liquides tend à devenir impossible, et avant que le malade soit tombé dans le marasme par le fait de l'inanition ou par celui de la cachexie cancéreuse, enfin avant l'arrivée d'une complication pulmonaire ou autre.

Les indications sont toutes différentes lorsque le rétrécissement est cicatriciel. Dans ce cas, en effet, il ne faut opérer que lorsque l'obstacle, siégeant au-dessous de la portion cervicale de l'œsophage, est infranchissable, et qu'on ne peut par conséquent songer ni à la dilatation ni à l'œsophagotomie interne. Tant que l'on peut faire passer une sonde, si mince qu'elle soit, on peut espérer qu'on la fera suivre par une plus volumineuse, puis par une olive, ou par l'œsophagotome, et cet espoir est parfaitement fondé ; mais dès que l'imperméabilité est reconnue, il faut adopter l'idée que la gastro-stomie est le seul parti à prendre, bien préférable à la dilatation forcée, qui le plus souvent a produit la perforation du conduit, et la pratiquer le plus tôt possible, sans attendre que l'inanition prolongée ait épuisé les forces du sujet.

Ainsi, pour opérer avec des chances de succès, il faudrait, dans le premier cas, le faire dès qu'on sait que le rétrécissement est cancéreux, qu'il s'étend au-dessous du bord supérieur du thorax, qu'il rend la déglutition impossible — *qu'il soit*

(1) D'autres observateurs ont fait du reste des remarques analogues, mais nous ne pouvons pour le moment nous étendre davantage sur ce sujet, qui demande à lui seul de longues recherches. C'est encore un des nombreux problèmes soulevés par l'étude de la gastro-stomie, et que nous nous efforcerons d'éclairer prochainement.

infranchissable ou non ; — dans le second, seulement lorsque le rétrécissement est infranchissable (1).

Une affection pulmonaire concomitante sera une contre-indication formelle.

En cas de rétrécissement cancéreux, l'opération ne sera évidemment que palliative ; mais elle pourra prolonger l'exis-tence plus ou moins longtemps, la rendre certainement plus douce, en apaisant les tortures de la faim et de la soif, et sur-tout les efforts de vomissement notés pendant des mois entiers dans plusieurs de nos observations.

La prolongation de l'existence, lorsque la gastro-stomie réussira, chez un cancéreux, doit être admise en toute certi-tude ; il n'est pas douteux en effet que la marche du cancer sera moins rapide lorsqu'il ne sera plus irrité par des tenta-tives répétées de cathétérisme ou de déglutition. Le malade de Schœnborn a survécu trois mois, celle de M. Studsgaard plus de 5 mois, et ceux de Sydney Jones et de Lanelongue auraient pu vivre tout aussi longtemps sans la complication thoracique qui les a emportés.

Dans les rétrécissements cicatriciels, la gastro-stomie pour-rait bien n'être que le premier pas vers un résultat plus satis-faisant : nous voulons parler de la dilatation par le bout infé-rieur, c'est-à-dire de bas en haut, en faisant passer une bougie flexible par le cardia.

Cette idée nous a été suggérée par la disposition du rétré-cissement qui existait chez le malade de Jouon. L'orifice supé-rieur, en effet, dans ce cas, était situé contre la paroi, au mi-

(1) Le fait de M. Bradley nous enseigne que le succès opératoire peut être suivi à bref délai de la mort du sujet, lorsque l'estomac a été atteint par le caustique ; malheureusement on ne peut guère diagnostiquer cette coïncidence du rétrécissement œsophagien.

lieu de brides cicatricielles, à un millimètre ou deux au-dessus du cul-de-sac formé par le rétrécissement lui-même.

Aussi a-t-il été impossible d'y pénétrer sur le vivant, et même de l'apercevoir tout d'abord sur le cadavre. Ce n'est qu'en faisant passer l'instrument de bas en haut, qu'on se rendit compte du siége et de la disposition de l'orifice supérieur, et de l'inutilité des efforts qu'on avait faits pour le trouver.

Ne serait-il pas légitime, alors que le succès opératoire serait assuré pour la gastro-stomie, d'essayer de faire de bas en haut le cathétérisme du rétrécissement, et d'espérer de réussir? Cela serait certainement arrivé dans le cas de Jouon.

On eût pu alors suivre une conduite analogue à celle qui est adoptée pour les rétrécissements de l'urèthre, et dans laquelle, après avoir fait la ponction de la vessie, on fait le cathétérisme rétrograde. Il ne serait certainement pas plus difficile de franchir le cardia que le col de la vessie; une fois la bougie dans l'arrière-gorge, on l'attirerait à l'extérieur par la bouche ou par les narines, et elle pourrait servir de conducteur soit aux olives perforées construites récemment par Collin et Charrière, soit à l'œsophagotome. La dilatation progressive serait ensuite faite comme d'habitude, et marcherait d'autant plus vite que, l'alimentation se faisant par une autre voie, on pourrait laisser la sonde à demeure (1).

Jusqu'ici les tentatives faites pour traverser le rétrécissement, dans le cas de M. Trendelenburg, sont restées impuissantes; mais on n'a fait que le cathétérisme de haut en bas. M. Verneuil n'a rien essayé dans cette voie.

---

(1) Cette partie de notre travail était rédigée quand nous avons trouvé le texte original du mémoire d'Egebert, dans lequel est émise l'idée du cathétérisme rétrograde. Ceci justifie encore ce que nous avons dit de ce mémoire remarquable dans notre historique, à savoir qu'il renferme presque tout ce qui est relatif à la question qui nous occupe.

Les malades sont donc condamnés à conserver toute leur vie la fistule par laquelle ils s'alimentent. Ceci n'est pas un bien grand inconvénient. On est bien certain que l'orifice gastro-cutané ne se refermera pas, d'abord parce que, comme chez le Canadien observé par Beaumont et chez le malade de M. Verneuil, la muqueuse stomacale peut faire hernie; ensuite parce que rien ne s'oppose à ce qu'on laisse à demeure une canule en métal ou en caoutchouc, obturée par un mécanisme quelconque, pour s'opposer à l'issue des liquides introduits dans l'estomac. Une canule dans ces conditions n'est certainement pas plus gênante qu'après la trachéotomie, et elle a d'autre part l'avantage d'être cachée à la vue.

REMARQUES SUR LES DIVERS TEMPS DE L'OPÉRATION.

La gastro-stomie, comme toute opération, peut se diviser en trois temps principaux : 1° actes anté-opératoires (anesthésie et autres); 2° l'opération elle-même; 3° actes post-opératoires (pansement, alimentation, etc.).

Anesthésie. — Dans 27 cas, sur 41, on a employé l'anesthésie générale, 21 fois par le chloroforme, trois fois par l'éther, une fois par le protoxyde d'azote et l'éther, une fois partie par l'éther et partie par le chloroforme, une fois par le bichlorure de méthylène. L'anesthésie locale a été faite 6 fois par la pulvérisation d'éther.

Une fois on a opéré sans anesthésie (Cooper Forster).

Dans sept cas le mode d'anesthésie n'est pas indiqué.

Les accidents ont été rares. Lowe commença l'anesthésie avec le chloroforme, mais l'anxiété et la pâleur extrême de sa malade le lui firent abandonner pour avoir recours à la pulvérisation d'éther. A l'autopsie, on trouva le cœur gras, les oreillettes dilatées, et un caillot dans l'aorte. Küster commença aussi l'anesthésie avec le chloroforme; son malade ayant eu plusieurs syncopes, on continua l'opération sans anesthésie. Le malade de M. Lanelongue eut une sérieuse menace de syncope après l'opération, mais celle-ci avait été exceptionnellement longue, et le sujet très-épuisé d'avance était resté 80 minutes sous l'influence du chloroforme. M. Courvoisier ne put obtenir l'anesthésie complète chez son malade, qui était fortement alcoolique.

Les chirurgiens qui n'ont pas eu recours à l'anesthésie générale avaient donc quelque raison de ne pas l'employer chez des sujets profondément épuisés. Mais puisque trois fois seulement il y eut quelques accidents, sans suite fâcheuse d'ailleurs, on est autorisé à croire que ce genre d'anesthésie n'est pas aussi dangereux qu'on pourrait le supposer.

D'autre part, il faut, en regard de l'influence dépressive qu'on est porté à attribuer au chloroforme, mettre l'émotion que ressent toujours le patient avant et pendant une opération; non-seulement on évite cette émotion, dont l'influence est peut-être aussi redoutable sur un sujet aussi débilité que celle de l'anesthésique, mais encore le chirurgien, pendant une opération longue et minutieuse, est parfaitement maître de son malade, circonstance dont il faut tenir grand compte lorsqu'on opère sur des régions dangereuses, au nombre desquelles il faut mettre évidemment la cavité péritonéale.

Le peu de durée de l'anesthésie locale, le peu de profondeur des parties qu'elle insensibilise, doivent lui faire préférer l'anesthésie générale.

Comme actes anté-opératoires, nous devons signaler encore les artifices employés par Jacobi, Schœnborn et Studsgaard pour dilater l'estomac, afin d'en faciliter le contact avec la paroi abdominale. Dans les trois cas, le rétrécissement était encore perméable.

M. Jacobi en profita pour introduire dans l'estomac, à l'aide d'une sonde mince, d'abord une solution de bicarbonate de soude, pris une autre d'acide tartrique. Il devait en résulter la formation d'une certaine quantité de gaz qui aurait distendu le viscère creux qui le contenait. Mais cet expédient, qui, paraît-il, avait pleinement réussi quelques jours avant l'opération, échoua au moment où il aurait pu être utile.

M. Studsgaard essaya également ce procédé, qui paraît lui avoir donné un bon résultat.

Schœnborn s'y prit autrement : il fit arriver dans l'estomac, à travers le rétrécissement, une sonde fine munie à son extrémité d'un ballon en caoutchouc mince, communiquant par une ouverture avec la sonde. De l'air introduit par celle-ci dilata le ballon, puis l'estomac, qui, après avoir repoussé le foie, vint s'appliquer immédiatement contre la paroi abdominale où il fut facilement atteint.

Nous signalons ces moyens sans les conseiller, les considérant comme inutiles dans les cas où d'ailleurs ils seraient praticables.

Opération. — L'opération elle-même fut faite d'après divers procédés qui ressortissent à deux méthodes : dans l'une on ne fixait définitivement l'estomac à la paroi abdominale qu'après l'avoir ouvert ; dans l'autre, on le fixait d'abord, et on ne l'ouvrait qu'après.

Nous avons déjà donné, pages 56 et 57, les raisons pour lesquelles on devait fixer l'estomac à la plaie pariétale, avant d'ouvrir cet organe, à l'aide d'une série de points de suture placés autour de la plaie : nous n'avons pas à y revenir.

Incision. — *Siége.* — Il faut, disent MM. Labbé et Verneuil, inciser à 2 centimètres du rebord des fausses côtes, sans descendre plus bas que le 9ᵉ cartilage.

« L'estomac, dit M. Lanelongue, étant ordinairement revenu sur lui-même chez les sujets qui n'ont pas mangé depuis longtemps, la limite assignée par M. Labbé descend trop bas, et il faut arrêter son incision au 8ᵉ cartilage costal. »

M. Verneuil et M. Trendelenburg, qui ont incisé jusqu'au 9ᵉ cartilage, sont tombés d'emblée sur l'estomac.

M. Lanelongue, M. Courvoisier et M. Le Dentu sont arrivés sur le grand épiploon, en suivant le même procédé, c'est-à-dire un peu au-dessous de l'organe qu'ils cherchaient.

En présence de cette divergence d'opinions et de résultats, nous avons comparé entre elles nos diverses observations, et cet examen nous a donné sous ce rapport les indications les plus exactes.

Dans 25 de nos observations, non compris les cinq que nous venons de citer, les détails sont assez précis pour que l'on puisse apprécier le procédé opératoire.

Or, dans 9 cas, l'incision a été faite *au-dessus de la 9ᵉ côte*, près du rebord costal, et l'on est arrivé directement sur l'estomac. Van Thaden, qui est allé un peu trop à droite, et Maury et Jacobi, un peu plus bas, ont vu en même temps le foie et l'estomac.

Dans 12 cas où l'on a fait l'incision *au-dessous de la 9ᵉ côte*, on n'a vu que deux fois l'estomac, et encore le foie se montra-t-il en même temps dans la plaie. Dans les dix autres observations, on vit : le grand épiploon, 3 fois ; les anses intestinales, 3 fois ; le lobe gauche du foie, 2 fois ; le côlon transverse, 1 fois, et dans le 10ᵉ (1ᵉʳ cas de Sydney Jones) l'organe trouvé n'est pas noté.

Enfin, dans 4 cas où l'incision fut faite sur ou près de la ligne médiane, on est tombé sur le foie.

La conclusion est facile à tirer : il faut faire l'incision à 1 ou 2 cent. du rebord des fausses côtes, ne pas dépasser en bas le 9° cartilage, et même le 8°, chez les sujets en proie depuis longtemps à l'inanition ou atteints d'un rétrécissement cicatriciel de l'œsophage.

Il faut, bien entendu, tenir compte de certaines particularités individuelles. Dans le premier cas de Sydney Jones, dont nous venons de parler, des adhérences anciennes avaient attiré l'estomac en bas.

Dans le cas de M. Le Dentu on a trouvé l'estomac presque vertical, et l'on a attribué cette direction à la traction exercée sur cet organe par la cicatrice œsophagienne. Quelle que soit la valeur de l'explication, qui en somme est logique, le fait n'en conserve pas moins toute son importance.

Dans d'autres observations, l'estomac, trop revenu sur lui-même, était recouvert par le côlon transverse ou par le grand épiploon ; dans des cas analogues il suffirait de déplacer ces organes vers le bas pour apercevoir l'estomac.

Hjort, tout en ayant fait son incision près des fausses côtes, est tombé sur le foie ; mais celui-ci devait être plus volumineux qu'à l'état normal, car il s'étendait jusqu'au rebord costal gauche. Rien du reste n'est plus fréquent que l'hypertrophie du foie, avec ou sans stéatose, chez les individus cachectiques et surtout les cancéreux.

Schœnborn fit son incision plus bas et plus près de la ligne médiane, mais nous savons qu'il avait préalablement dilaté l'estomac.

Sydney Jones, qui dans son 3° cas avait pris le muscle droit dans la suture, a observé après l'opération des spasmes de la paroi abdominale ; mais bien que cela n'ait provoqué ni péritonite ni retard dans la formation des adhérences, il vaudrait peut-être mieux ne pas blesser les muscles, sinon en les incisant, du moins en les cousant à l'estomac. Mais cela est à peu près impossible.

L'incision devrait alors être pratiquée autant que possible dans l'interstice qui sépare le muscle droit des obliques, interstice facile à reconnaître sur des sujets amaigris, facile encore à déterminer avant l'opération en faisant contracter les muscles droits, et qui répond à un centimètre et demi environ du rebord des fausses côtes. En faisant l'incision suivant cette ligne, il resterait assez de place en dehors pour passer les fils de la suture.

Etendue de l'incision. — Comme on est certain de tomber sur l'estomac, une longueur de 5 centimètres suffira.

Presque tous les chirurgiens, comme nous l'avons déjà dit, opérant sans règles fixes et craignant de ne pouvoir trouver l'estomac, ont fait à la paroi abdominale des incisions de 3 ou 4 pouces, afin de pouvoir le rechercher plus facilement. Après l'avoir trouvé et fixé à la plaie externe, ils ont réuni le reste de celle-ci, soit la partie supérieure, soit l'inférieure, soit les deux angles, selon l'endroit où ils ont fait leur suture.

Nous avons dit encore que la petitesse de l'incision, tout en permettant de trouver aussi facilement l'estomac, son siége étant exactement déterminé, était une condition de succès, puisqu'on avait plus de chances d'éviter l'hémorrhagie et la péritonite, et que la paroi abdominale conservait ainsi plus de solidité.

Nous n'avons donc qu'à signaler ces points en passant.

INCISION DE LA PAROI DE L'ESTOMAC. — *Siége.* — Les considérations anatomiques, à défaut des détails qu'auraient pu nous donner nos observations, si les malades eussent survécu assez longtemps à la gastro-stomie, pourront nous renseigner suffisamment à cet égard.

Il est clair que plus le point saisi sera près des insertions de l'estomac, plus il y aura de tirage sur les sutures, et partant plus de chances d'ulcération des bords de la plaie et de difficultés pour la formation des adhérences. Ces points étant le voisinage du cardia, du pylore et de la petite courbure, il vaut donc mieux faire la bouche stomacale près de la grande courbure. D'autre part, il faut, comme l'a fort bien remarqué M. Lanelongue, ne pas trop s'approcher de la partie déclive de l'estomac, la grosse tubérosité, pour éviter la tendance qu'aurait le contenu de l'estomac à s'écouler au dehors. Le point préférable serait donc situé sur la face antérieure de l'organe, dans sa partie moyenne, facile à reconnaître en ce qu'elle est la moins vasculaire (1).

La *direction* de cette incision est déterminée par celle des branches des artères de la grande et de la petite courbure, qui se dirigent les unes vers les autres, perpendiculairement au grand axe de l'estomac et parallèlement à la direction de la plaie tégumentaire. On sera donc moins exposé à diviser ces vaisseaux en faisant la seconde incision dans le sens de la première. C'est du reste cette pratique qui a été généralement adoptée.

Étendue. — La donnée étant celle-ci : faire une ouverture assez grande pour faciliter l'introduction des aliments liquides

(1) Le fait de M. Le Dentu peut encore ici nous servir d'exemple. Ce chirurgien étant tombé sur le grand épiploon, l'attira un peu dans la plaie et vit immédiatement l'estomac le suivre, ce qui indiquait évidemment que la partie qu'on avait sous les yeux était la grande courbure. Au lieu de saisir cette partie et d'y faire la bouche artificielle, il aurait mieux valu, croyons-nous, et M. Le Dentu est de cet avis, faire glisser de haut en bas, de l'angle supérieur à l'angle inférieur de la plaie, la paroi de l'estomac, de manière à s'éloigner davantage de la grande courbure, et alors seulement la fixer. On se fût en même temps éloigné du pylore, et l'on aurait ainsi évité la région la plus vasculaire de l'estomac, la plus exposée par conséquent à saigner, ce qui est arrivé du reste, et à s'enflammer, ce qui serait peut-être arrivé si le malade avait survécu plus longtemps.

ou demi-liquides, mais assez petite pour s'opposer à leur issue au dehors, il faut qu'elle puisse recevoir et retenir une sonde ou une canule de dimensions assez restreintes. Aussi nous paraît-il suffisant de lui donner un centimètre à 1 cent. 1/2.

MM. Schœnborn et Lanelongue, qui ont eu accidentellement de plus larges ouvertures, ont été obligés d'imaginer des appareils particuliers pour s'opposer à la sortie des aliments qu'ils avaient introduits dans l'estomac.

La rétraction cicatricielle consécutive n'a jamais été un obstacle au séjour de la sonde ou à l'introduction des aliments, chez les opérés qui ont survécu assez longtemps pour qu'on puisse l'observer.

PROCÉDÉ OPÉRATOIRE. — Le procédé que nous allons décrire est essentiellement celui de M. Verneuil.

Avant l'opération, suivant les préceptes de la méthode antiseptique, les instruments, les éponges, les doigts de l'opérateur et des aides doivent être soumis à l'action de la solution phéniquée à 2 p. 100. Tant que dure l'opération, un jet de vapeur phéniquée est projeté sur le champ opératoire.

Le malade étant chloroformisé, on fait une incision de 5 centimètres de bas en haut, à partir d'une ligne fictive qui réunirait le bord inférieur du cartilage des deux huitièmes ou des deux neuvièmes côtes, suivant les cas, comme nous l'avons indiqué précédemment, à un centimètre et demi ou deux centimètres du rebord des fausses côtes gauches, et parallèlement à ce rebord.

On divise à petits coups, afin de n'ouvrir qu'un vaisseau à la fois, de pouvoir le saisir immédiatement avec une pince, et de ne perdre que le moins de sang possible ; on lie aussitôt ce vaisseau avec le cat-gut phéniqué, que l'on coupe au ras de la plaie.

Dès qu'on est arrivé au péritoine, après avoir divisé successivement la peau, le tissu cellulaire sous-cutané, l'aponévrose, et peut-être le muscle droit, suivant la conformation des sujets, il faut, avant de l'ouvrir, que l'hémostase soit parfaite.

On fait alors bâiller la plaie avec deux écarteurs ou deux crochets mousses, on saisit le péritoine vers le milieu de la plaie avec une pince à griffes, et on y fait une ponction avec la pointe du bistouri ; on passe par cette ouverture une sonde cannelée et on incise la membrane dans toute l'étendue de la plaie.

En faisant l'incision au point que nous venons d'indiquer, on est tombé presque toujours sur l'estomac ; mais comme plusieurs chirurgiens sont arrivés sur le grand épiploon, l'estomac étant considérablement rétracté vers ses insertions fixes, voici ce qu'il conviendrait de faire en pareil cas. Avec une pince ou un instrument mousse, le doigt ou une sonde de femme, par exemple, préalablement lavés dans une solution phéniquée, on attirerait doucement l'épiploon vers le bas ; l'estomac, n'étant pas loin, arriverait bientôt en contact avec la plaie.

Dès qu'on s'est assuré que c'est bien cet organe qu'on a sous les yeux, on en saisit la paroi avec des pinces à mors assez larges et à griffes, et on l'attire un peu au dehors sous forme d'une sorte de hernie qui remplit exactement la plaie. Pour prévenir le retrait de la portion ainsi herniée, on traverse sa base parallèlement à la paroi abdominale avec deux longues aiguilles à acupuncture qui, reposant sur la surface cutanée dans une grande étendue, maintiendront la hernie stomacale au dehors pendant toute la durée de l'opération.

On procède alors à la fixation de l'estomac à la plaie tégumentaire.

A l'aide du chasse-fil à aiguille courbée à angle droit et de fils d'argent, on place autour de la plaie une série de points de suture distants l'un de l'autre de cinq à six millimètres environ. « L'aiguille, dit M. Verneuil, pénétrant dans la peau à huit millimètres en moyenne des bords de l'incision, traversa toute l'épaisseur de la paroi, puis le péritoine, puis deux fois les tuniques stomacales. Pour être sûr de bien comprendre la séreuse dans chaque point de suture, j'avais eu soin (et je recommande cette petite précaution) de saisir à l'avance tout le pourtour de la boutonnière créée dans le péritoine avec une série de pinces hémostatiques qui, couchées sur la surface extérieure de l'abdomen, ne gênaient en rien la manœuvre. »

Les anses métalliques étant toutes passées, on introduit chacune d'elles dans les trous d'un bouton de chemise, comme pour la fistule vésico-vaginale, et on la fixe à l'aide d'un coulant de plomb que l'on écrase, dès que la suture paraît assez serrée, avec un davier ordinaire. On peut encore faire simplement la torsion des fils d'argent. La suture terminée, on enlève les aiguilles à acupuncture et on ouvre l'estomac sur le point culminant de la bosselure herniée, dans l'étendue d'un centimètre.

A ce moment, la paroi de l'estomac étant fortement congestionnée, il peut arriver, comme dans le cas de M. Verneuil, de M. Lannelongue et de M. Le Dentu, que l'incision de cette paroi détermine une hémorrhagie assez considérable. M. Verneuil fit l'hémostase à l'aide de pinces à forcipressure, et il n'y eut aucun accident à la suite. M. Lannelongue, qui suivit la même conduite, observa du sphacèle au point d'application des pinces. M. Le Dentu se contenta d'appliquer de l'amadou sur la surface saignante. En prévision de cette éventualité, il conviendrait peut-être d'arrêter l'hémorrhagie par la torsion ou par la ligature pure et simple du vaisseau avec le cat-gut, ou au moyen de l'amadou, si l'écoulement sanguin se faisait en nappe.

L'opération étant terminée, on introduit dans l'estomac, à la profondeur d'environ huit centimètres, une grosse sonde molle en caoutchouc rouge. M. Verneuil, M. Lanelongue et M. Le Dentu l'ont fixée au bord de l'ouverture avec un fil d'argent qui traversait à la fois sa paroi et celle de l'estomac. Chez les malades de M. Verneuil et de M. Le Dentu tout s'est bien passé; chez celui de M. Lanelongue, *qui toussait*, les deux sutures qui fixaient la sonde déchirèrent la paroi de l'estomac; ce chirurgien propose donc de remplacer les fils d'argent par des bandelettes collodionnées appliquées sur la paroi abdominale et entourant la sonde. Celle-ci est bouchée avec un fausset. On enduit ensuite le ventre de collodion.

Pour pansement, on applique sur tout le pourtour de l'ouverture de petites pièces de tarlatane imbibées d'eau phéniquée, puis quelques plumasseaux de charpie fine imbibés du même liquide, une feuille d'ouate, une feuille de taffetas gommé, et l'on maintient le tout à l'aide d'un bandage de corps modérément serré.

On peut laisser les sutures tomber d'elles-mêmes, ou les enlever vers le douzième jour.

ACCIDENTS CONSÉCUTIFS. — Les accidents consécutifs à la gastro-stomie, phlegmon de la paroi abdominale, péritonite, pneumonie, sur lesquels nous avons déjà insisté longuement, n'ont ici rien de particulier dans leur pathologie, non plus que dans leur traitement.

Jusqu'alors ils ont été tous mortels.

Quant à la gastrite, si redoutée des premiers chirurgiens qui ont songé à la gastro-stomie, elle ne nous paraît être survenue dans aucune de nos observations, non plus que l'entérite (1).

(1) Voir en particulier le remarquable travail de Fenger, p. 131.

Si l'on pouvait admettre l'existence d'une phlegmasie gastro-intestinale, ce serait chez le malade de M. Trendelenburg, qui a présenté des vomissements, de la diarrhée, de la fièvre pendant plus de deux mois après l'opération. Chez les autres, on a seulement constaté dans quelques cas un peu d'injection de la muqueuse de l'estomac au pourtour de la plaie.

ALIMENTATION APRÈS L'OPÉRATION

Les auteurs sont encore ici partagés. Les uns, considérant que l'état d'épuisement dans lequel se trouvent les opérés est une circonstance fâcheuse pour leur guérison, veulent que l'on commence l'alimentation par l'estomac immédiatement après l'opération, ou quelques heures après, dès qu'ils ne sont plus sous l'influence du chloroforme.

Les autres, craignant que les mouvements de l'estomac nécessités par la digestion fassent céder les sutures, empêchent les adhérences de se former ou rompent celles qui sont trop récentes, ou enfin provoquent une péritonite, voudraient attendre quelques jours, afin que la solidité des adhérences prévînt ces accidents.

Voyons donc combien de jours il faudrait attendre la formation de ces adhérences solides.

Ne pouvant comparer ce qui se passe chez l'animal sain, ou chez l'homme en état de santé, avec ce qui a lieu chez nos sujets épuisés, il ne faut évidemment tenir compte ici que des résultats fournis par l'autopsie des malades qui ont succombé à la gastro-stomie. Or voici ce que nous apprend cet examen.

Chez tous les opérés qui sont morts avant le sixième jour, et chez lesquels l'état des adhérences a été noté, il n'y avait que des adhérences ou partielles, ou cédant facilement à la traction.

Trois sont morts au sixième jour, et deux portaient des adhérences solides occupant tout le pourtour de la plaie, tandis que le dernier n'avait que des adhérences partielles.

Un autre, mort au huitième jour, avait des adhérences solides.

Deux autres, morts au dixième jour, avaient, l'un, des adhérences solides dans l'étendue d'un quart de pouce autour de la plaie, et l'autre, des adhérences minces, nettes, régulières, et manquant en un point.

Enfin, ceux qui sont morts au douzième jour ou plus tard, avaient des adhérences solides.

D'où l'on peut conclure que chez nos sujets épuisés il faudrait attendre au moins huit jours avant de commencer l'alimentation par l'estomac.

Pendant ce temps, on alimenterait l'opéré par le rectum.

Mais nous avons déjà dit que l'action nutritive des lavements alimentaires est des plus problématiques, et s'ils n'ont pu soutenir les forces des malades avant l'opération, à plus forte raison ne le pourront-ils après celle-ci. Il y aurait plus de chance de sauver les opérés en les alimentant par l'estomac, à condition que cet organe ne soit pas trop altéré lui-même par le contact prolongé de la sanie cancéreuse, ou par celui des caustiques qui ont déterminé le rétrécissement œsophagien.

Voyons maintenant si la péritonite est aussi à craindre qu'on le croit par le fait de l'alimentation précoce. En nous reportant à nos observations, nous voyons que trente-quatre de nos sujets, dans l'histoire desquels on a indiqué la date de l'alimentation, ont été nourris par la bouche stomacale avant le cinquième jour, savoir : vingt-deux immédiatement ou dans les quelques heures qui ont suivi l'opération, quatre le lendemain, un au bout de trente heures, trois au troisième jour et quatre au cinquième jour.

D'autre part, les neuf cas de péritonite que nous avons notés ont eu lieu chez ces trente-quatre sujets, et doivent être ainsi répartis : quatre entre les vingt-deux sujets qui ont été nourris immédiatement, trois entre les quatre qui l'ont été le lendemain, un entre les quatre qui l'ont été au cinquième jour, et le neuvième est relatif au sujet qui a été alimenté au bout de trente heures.

Mais si l'on tient compte que deux de ces péritonites ont éclaté avant l'alimentation par l'estomac (cas de Jouon et de Jackson), le nombre de celles qu'on pourrait imputer à l'alimentation précoce se réduit à sept. Or, de ces sept malades, six, comme nous l'avons déjà fait remarquer, avaient, indépendamment d'autres lésions, une affection pulmonaire. Il est donc probable que l'impulsion communiquée par la toux à l'abdomen a dû agir plus que les mouvements de l'estomac dans la production de la péritonite. Cette manière de voir est partagée pleinement du reste par plusieurs auteurs, Clark et Smith entre autres.

Le septième cas dont il nous reste à parler (le deuxième de Cooper Forster) ne peut pas être davantage mis à l'actif de l'alimentation précoce, attendu qu'il est dit dans l'observation que la péritonite a eu pour cause l'ulcération des bords de la plaie qui, en relâchant les sutures, avait permis au contenu de l'estomac de s'épancher dans l'abdomen.

Dans le deuxième fait de Sédillot, l'alimentation n'a été entreprise par l'estomac qu'après que l'on fut certain de la solidité des adhérences, et cependant il y eut une péritonite. Mais celle-ci, comme dans le cas de Cooper Forster, fut causée par l'ulcération de mauvaise nature qui s'étendit au péritoine.

Donc la péritonite ne peut pas être attribuée aux mouvements imprimés à l'estomac par l'alimentation précoce, ou ne peut l'être que pour une part très-minime (1).

Les dangers de l'alimentation précoce étant donc illusoires, — l'alimentation par l'œsophage étant impossible lorsque l'obstruction est complète, ou dangereuse lorsqu'elle est causée par un cancer ulcéré, — l'alimentation par le rectum étant de son côté impuissante à soutenir et à relever les forces, ou dangereuse même lorsqu'elle provoque de l'entérite, — il en résulte qu'il faut de toute nécessité avoir recours le plus tôt possible à l'alimentation par l'estomac, c'est-à-dire dès que les opérés ne seront plus sous l'influence du chloroforme, afin d'éviter autant que faire se peut les tiraillements sur les sutures provoqués par les vomissements chloroformiques.

Règles à suivre dans l'alimentation. — Il ne faut pas perdre de vue que par suite d'une longue abstinence l'estomac s'est rétracté et que, comme tous les organes dont les fonctions ont été interrompues pendant un temps assez long, il n'arrivera que peu à peu à les remplir dans leur intégrité.

On a trop oublié d'autre part que dans le repas normal l'ingestion des aliments ne se fait pas par grandes quantités à la fois, mais par *bouchées* séparées l'une de l'autre par un certain laps de temps, et l'on a fait souvent l'alimentation en injectant dans l'estomac, et presque coup sur coup, le contenu de plusieurs seringues remplies des aliments les plus variés, vin, eau-de-vie, lait, bouillon, gelée de viande, etc., et dans

(1) A l'autopsie de l'opéré de M. Le Dentu, on a vu, non sans quelque surprise, que la sonde de caoutchouc avait franchi le pylore et se trouvait dans le duodénum. D'où l'idée est venue de mettre à demeure une sonde dans cette portion d'intestin dans les premiers jours qui suivent l'opération, et d'alimenter par là le malade. Sans doute on éviterait ainsi tous les accidents imputables aux mouvements de l'estomac avant la cicatrisation de la plaie, mais il faudrait être renseigné, avant d'adopter cette manière de faire, sur la tolérance du pylore pour les sondes à demeure.

un ordre qu'on se garderait bien de suivre dans l'état de santé.

Il faut donc, par conséquent, que le mode d'alimentation artificielle que l'on adoptera se rapproche autant que possible du mode naturel, et ne donner à l'estomac que des substances d'une digestion facile, pouvant se passer de mastication et d'insalivation (à moins de faire comme les opérés de Schœnborn (1) et de Trendelenburg) et en petites quantités à la fois. L'axiome: *peu et souvent*, mis en pratique lorsqu'on commence l'alimentation après la fièvre typhoïde, doit être aussi appliqué dans toute sa rigueur après la gastro-stomie (2).

(1) Et non *Schœnbeck*, comme l'écrit M. Surmay.

(2) Michel Lévy, consulté par M. Sédillot sur la manière d'alimenter son second opéré, lui répondit par l'intéressante lettre qui suit (*Contributions à la chirurgie*, t. II, p. 510) :

« Nourrir votre opéré est chose difficile et sujette à déceptions; je l'ai dit ailleurs : la digestibilité est un fait purement relatif à l'état de l'estomac de l'homme et aux conditions générales de l'économie. J'ignore quelle influence exerçait déjà sur les fonctions digestives de votre homme la maladie qui a nécessité la gastrostomie, et qui traduit probablement une diathèse cancéreuse; j'ignore comment se comportera, à l'égard des aliments, un estomac qui ne les reçoit plus par la voie normale et qui a subi une lésion chirurgicale.

» L'induction physiologique conduirait à prescrire des aliments dont la digestion est intestinale (graisses et fécules), afin d'épargner à l'estomac tout effort de pression; mais ces substances ne suffisent pas à l'entretien des forces et de la vie. Autant que possible, il faut introduire par la fistule des *aliments complets*, pour que l'opéré soit nourri et restauré : autant que possible, il faut que les aliments soient concentrés, afin de ménager l'organe opéré et ne pas l'obliger à agir mécaniquement et chimiquement sur des masses considérables de matières plus ou moins réparatrices. La *préparation* des aliments variera suivant leur nature. Je débuterais par des consommés de bouillon, par des consommés mêlés de fécules exotiques (tapioca, arrow-root, etc.) insalivées et mastiquées avant leur mélange avec le bouillon concentré; je tenterais ensuite le lait chaud sucré, mais en petites quantités, que l'on pourra répéter à un intervalle suffisant, à cause de la formation de grumeaux de caséine dans l'estomac; puis les œufs *liquides*, chauffés seulement par l'immersion dans l'eau chaude; dès que ces premiers aliments auront réussi, j'arriverai au jus de viande, à la gelée de viande obtenue au moyen de la cuisson prolongée d'un mélange de bœuf et de poulet, qu'on réduira sur le feu autant que possible (à l'étuvée); cette gelée, cet extrait de viandes, sera la grande ressource de restauration, avec l'œuf et le lait. Si, pour varier l'alimentation, on se décide à donner des fécules, je propose purement et simplement la mie de pain et la croûte de pain bien cuites, mâchées et insalivées

Dans les premières heures qui suivront l'opération, on introduira dans l'estomac des liquides froids ou glacés pour prévenir ou apaiser les efforts de vomissement causés par le chloroforme : lait, bouillon, vin coupé d'eau de Seltz, champagne frappé, eau-de-vie, etc.; plus tard on ajoutera des potages, des œufs, du hachis de viande.

Si la soif reste trop vive, malgré les injections de liquide dans l'estomac, on pourra la calmer en faisant sucer au malade de petits morceaux de glace, ou en le faisant se gargariser de temps à autre avec un liquide rafraîchissant. Mais il faut bien se garder de lui laisser avaler de grandes quantités de boissons, qui provoquent presque toujours des efforts de vomissement, ce qui nuit évidemment à la formation des adhérences et favorise d'autant l'apparition de la péritonite.

Il sera prudent de n'arriver à faire prendre la quantité normale d'aliments demi-solides, ou d'une digestion longue, que

préalablement et réduites, comme on dit, en pâtée. A cette série d'aliments joignez l'eau vineuse et sucrée, plus tard même le vin pur et sucré; mêlez le plus possible le sucre à l'alimentation, puisque l'introduction des matières amylacées sera plus difficile, et celle des matières grasses peut-être une cause d'indigestion ou au moins de malaise par un séjour prolongé dans l'estomac et par l'afflux provoqué de la bile.

» Quant aux boissons, il sera toujours utile de les donner un peu plus que moins chaud. Sans doute, à l'état de santé et même de maladie, nous prenons des boissons froides, très-froides, avec plaisir et sans inconvénient; mais elles ont un assez long parcours jusqu'à l'estomac, qui, prémuni, averti, si je puis ainsi dire, par la sensation de la portion supérieure du tube dont il n'est que le renflement, ne subit point d'agression, point de *surprise*.

» Je conseille aussi, pour priver le moins possible le malade de ces sensations supérieures, de lui donner à boire et à manger par la bouche, comme s'il pouvait avaler; il crachera le liquide, mais il en aura perçu le goût, la température; quant aux aliments qu'on lui aura fait broyer et mâcher, une partie pourra servir aux ingestions gastro-stomiques. La synergie fonctionnelle et dynamique entre les actes qui s'accomplissent dans la bouche et ceux qui se passent dans l'estomac trouvera ici son compte : cela paraît subtil, mais cela est. »

Nous n'avons que peu de chose à ajouter à ces excellents préceptes, dont on trouvera la confirmation en lisant la relation du malade de M. Verneuil.

du douzième au quinzième jour, alors que les adhérences de l'estomac à la paroi abdominale seront assez résistantes pour ne pas céder sous l'influence des mouvements étendus et prolongés de la chymification. La digestion pourra être d'ailleurs aidée en ajoutant aux aliments une certaine quantité de pepsine. On pourrait encore, comme le proposait Michel Lévy et comme l'ont fait Trendelenburg et Schönborn, faire mâcher au malade ses aliments, qu'il faisait arriver ensuite à l'estomac au moyen d'un tube en caoutchouc ou d'une cuiller.

Pour retenir les aliments dans cette cavité, ce qui du reste n'est pas une difficulté, on emploiera soit une grosse sonde en caoutchouc rouge, fixée à la paroi abdominale autour de la fistule au moyen de baudruche collodionnée (Verneuil), soit une canule à double rebord fermée par un bouchon (Sédillot), soit la canule double de Küster, soit encore le double tampon de M. Lanelongue.

Plusieurs chirurgiens s'étant demandé si l'alimentation faite sans mastication et sans insalivation serait possible et profitable, nous pouvons maintenant répondre à cette question, en nous appuyant sur les faits de guérison de la gastro-stomie.

Les faits relatifs aux malades de M. Sydney Jones, de M. Lanelongue et de M. Bradley, morts, le premier au quarantième jour, le deuxième au vingt-sixième jour, et le troisième au vingt-huitième, ne peuvent guère nous servir; mais le sujet de M. Schœnborn, qui pendant trois mois a digéré plusieurs beefsteaks par jour, celui de M. Trendelenburg, qui au bout de quatre mois était bien portant, celui de M. Verneuil, dont la santé est restée bonne pendant dix-huit mois environ, et celui de M. Studsgaard, qui vit encore cinq mois après l'opération, peuvent enlever tous les doutes qu'on avait émis à ce sujet. On sait maintenant que malgré l'absence (relative toutefois, si le malade mâche ses aliments) d'insalivation, les gastro-stomisés peuvent gagner en poids, en taille, en embonpoint, en forces, etc. Le malade de M. Verneuil a été plusieurs fois sérieusement indisposé ; mais ce malheureux garçon, appartenant à la classe ouvrière, servait de jouet à ses camarades, qui s'amusaient à lui injecter dans l'estomac du vin, de l'eau-de-vie, des liqueurs, et qui souvent l'ont ainsi grisé, sans réfléchir au dommage qu'ils lui causaient.

CONCLUSIONS

La gastro-stomie, proposée pour la première fois en 1837 par Egeberg, chirurgien norvégien, puis par plusieurs autres en France et en Amérique, fut pratiquée par la première fois en 1849 par M. Sédillot, qui ne connaissait probablement pas les travaux de ses devanciers.

Jusqu'ici cette opération a été pratiquée 41 fois pour rétrécissement de l'œsophage, et deux fois pour remédier ensuite par le cathétérisme et la dilatation à un rétrécissement du pylore. Nous laissons de côté cette dernière application de la gastrostomie.

Dans les 41 cas de rétrécissement de l'œsophage, divers procédés ont été employés. Celui qu'il convient d'adopter est celui de M. Verneuil, qui, mis en pratique dans 7 cas, a donné 4 succès.

Dans les 34 autres cas, 31 fois la mort est survenue peu de temps après l'opération ; les trois autres cas peuvent être considérés comme des succès opératoires.

Les causes de ces revers sont : l'état d'épuisement dans lequel se trouvaient les opérés, les lésions viscérales qu'ils portaient ; enfin, dans quelques cas, l'imperfection du procédé opératoire. La péritonite n'est survenue que 9 fois dans les 41 cas, et ne peut être imputée à l'opération elle-même que dans deux cas.

Lorsque l'état général des sujets sera moins délabré que dans l'immense majorité des cas antérieurs, on est fondé à croire que la gastro-stomie, pratiquée d'après le procédé de M. Verneuil, réussira comme elle a fait entre les mains des chirurgiens qui l'ont exécutée par ce procédé.

Dans les cas de rétrécissement cancéreux, la gastro-stomie a pour avantages de calmer la faim et la soif, et peut prolonger la vie en permettant d'éviter l'irritation de la tumeur, et par suite l'aggravation du mal, causée par les tentatives de déglutition. Il faut la pratiquer dans ces cas, alors même que le rétrécissement est encore perméable à la sonde, si les tentatives de déglutition provoquent des efforts de vomissement.

L'existence d'une complication viscérale, surtout pulmonaire, est une contre-indication formelle ; l'opération pratiquée dans ces conditions sera suivie de mort dans un bref délai.

En cas de rétrécissement cicatriciel, il faut opérer dès qu'on s'est assuré de l'imperméabilité de l'obstacle. On pourra ensuite, lorsque le succès de la gastro-stomie sera certain, essayer de faire le cathétérisme de l'œsophage de bas en haut.

On pourra et on devra commencer l'alimentation par l'estomac dans les premières heures qui suivront la gastro-stomie.

Om Behandlingen af impenetrable Stricturer i Madröret.
(Du traitement des rétrécissements infranchissables de l'œsophage) par Chr. A. ÉGE-
BERG, chirurgien d'escadron (Mémoire lu à la Société médicale de Christiania
le 8 mai 1837) (1).

Anceps remedium melius nullo.

Quoique l'on puisse constater à chaque instant les progrès de
la chirurgie et vanter ses mérites, quoique la haute situation
qu'occupent de nos jours ceux qui la professent tende manifestement à s'élever encore, il n'est point rare de rencontrer dans
la pratique des cas qui nous obligent à faire l'aveu de notre impuissance. Il ne reste plus alors au médecin qu'à déplorer inutilement l'état du malade et à laisser à la mort cette proie assurée,
sans faire même une tentative pour l'arracher de ses mains.

Plusieurs membres de la Société ont été récemment, comme moi,
témoins de ce spectacle à l'hôpital Royal.

Le 29 décembre 1836 entra dans cet établissement un ouvrier
nommé Ole Olsen, âgé de trente-six ans. Il se plaignait d'une grande
difficulté pour avaler. Les liquides étaient rejetés en partie par les
narines; les aliments ne pouvaient franchir l'œsophage que par
très-petites quantités à la fois, de telle façon que pour qu'une faible
portion de son déjeuner pût arriver dans l'estomac, il fallait souvent

(1) Traduit par mon collègue et ami M. le Dr Thomas, sous-bibliothécaire à la
Faculté, du *Norsk Magazin*, 1841, t. II, p. 97.

une après-midi entière, et encore tout était loin de pénétrer, car une certaine partie était rendue par la bouche et les narines, malgré les efforts de déglutition les plus énergiques.

Le larynx était fortement saillant en avant, comme s'il eût été repoussé par un corps placé en arrière. On pouvait supposer que l'on avait affaire à une tumeur développée ou dans l'œsophage lui-même, ou bien, ce qui était moins probable, entre ce conduit et la trachée. Des deux côtés de celle-ci, dans les creux sus-claviculaires, on sentait une tuméfaction qui se prolongeait jusque dans le thorax après avoir repoussé le larynx en avant. Du reste, les mouvements du cou n'étaient nullement douloureux.

La sonde s'arrêtait au niveau du cartilage cricoïde ou un peu plus bas. Les bougies, droites ou courbes, grosses ou fines, flexibles ou rigides, ne pouvaient franchir cet obstacle.

La maladie remontait à six mois ; elle s'était développée sans cause connue, avait marché d'une façon régulière et continue, et s'était accompagnée d'amaigrissement. A part ce symptôme, l'état général du malade était satisfaisant.

Le seul traitement mis en usage chez lui avait été l'emploi des ventouses scarifiées et d'un liniment. A l'hôpital on appliqua plusieurs fois des sangsues sur le cou, du styrax (Tracksalve) sur la nuque comme révulsif, et on donna à l'intérieur l'iodure de potassium en solution étendue. L'amaigrissement augmenta.

Dans les premiers jours de février, on réussit plusieurs fois à franchir le rétrécissement avec une mince bougie olivaire (Blaerecatheter). On sentait parfaitement que cet instrument cheminait en grande partie à travers un étroit canal qu'il finissait par franchir. Bientôt l'obstruction de l'œsophage fut complète, et dans les derniers jours de février pas une seule goutte de liquide ne pouvait passer. Tout ce que le malade tentait d'avaler était immédiatement rejeté au dehors. Les plus fines bougies ne pouvaient plus franchir le rétrécissement. On dut alors se résigner à la seule chose désormais possible, à le nourrir avec des lavements de bouillon. Mais bien qu'on en donnât plusieurs par jour, les forces diminuèrent rapidement, et le malade, sentant lui-même qu'il périrait d'inanition, quitta l'hôpital pour aller mourir dans sa famille (1).

(1) L'oblitération avait peut-être pour cause une dilatation partielle et latérale de l'œsophage. Dans ce cas, il se forme un cæcum qui se remplit d'aliments pendant la déglutition, et devenant ainsi de plus en plus volumineux, finit par com-

Il n'est pas douteux que l'on ait eu affaire à une oblitération complète de l'œsophage; la seule question que l'on eût à se poser était donc celle-ci :

Ne pouvait-on rien tenter en dehors des lavements alimentaires, dont l'insuffisance pour assurer la nutrition a été démontrée par l'expérience?

Boyer affirme que la maladie est sans espoir, et ne veut même pas que l'on emploie la dilatation progressive pour les rétrécissements encore perméables. De nouveaux faits ont prouvé l'inexactitude de cette opinion.

Chélius mentionne, dans la *Clinique chirurgicale et ophthalmologique d'Heidelberg*, des cas de rétrécissement très-marqué de l'œsophage, qu'il a pu améliorer par la dilatation graduelle avec les bougies mousses, à tel point qu'au bout de plusieurs années les malades pouvaient avaler sans difficulté les aliments de toute nature. Naturellement, quand les bougies les plus fines ne passent plus, il ne saurait être question de dilatation.

Blasius dit, dans son *Manuel de médecine opératoire*, que les rétrécissements de l'œsophage peuvent constituer une des indications de l'œsophagotomie. Je n'ai pas pu savoir si Blasius émettait simplement une idée personnelle ou s'il se fondait sur l'expérience des autres; mais je ne sache pas que l'on ait pratiqué jusqu'ici l'œsophagotomie dans un autre but que celui d'extraire les corps étrangers dont la présence créait un danger immédiat, et que l'on n'avait pu retirer par la voie naturelle.

La question du traitement des rétrécissements de l'œsophage me paraît comporter une seconde solution : on pourrait ouvrir une voie vers la cavité de l'estomac, soit pour injecter une quantité convenable d'aliments, soit pour attaquer les rétrécissements de l'œsophage par leur partie inférieure (mot à mot : au-dessous de leur limite), comme on le fait pour les oblitérations du canal de l'urèthre.

En outre, les faits ont démontré : 1° que les rétrécissements de la partie supérieure de l'œsophage peuvent occuper une assez grande longueur (c'était probablement le cas du malade traité à l'hôpital Royal, car on pouvait sentir que la tumeur du cou se prolongeait

---

primer tellement l'œsophage que les sondes et les dilatateurs de toute nature ne peuvent plus passer, parce que tous ces instruments pénètrent dans le diverticulum et sont arrêtés par ses parois (note d'Egeberg).

sous e sternum); 2° que certains rétrécissements siégent exclusivement dans la portion thoracique.

Dans ces deux cas, l'œsophagotomie est nettement contre-indiquée.

Peut-on s'ouvrir une voie directe vers l'estomac afin d'y faire pénétrer les aliments, bien que dans l'opération nécessitée pour arriver à ce but on doive inciser le péritoine et établir à la paroi stomacale une ouverture permanente? Tel est le problème à résoudre.

Les indications et contre-indications d'une opération reposent sur le degré de probabilité qu'elle présente de remplir le but que s'est proposé le chirurgien. Ceci nous conduit à rechercher s'il y a pour le malade un péril imminent dans l'opération elle-même et dans ses suites. Les analogies qui permettent d'espérer avec quelque raison le succès nous sont fournies par les altérations organiques, les opérations, les lésions accidentelles dans lesquelles l'estomac a été ouvert.

On a eu recours à la gastrotomie pour extraire les corps étrangers mettant la vie en péril, et qui n'auraient pu sortir ni par la bouche ni par l'anus. L'opération (laparo-gastrotomie), entreprise plusieurs fois pendant les siècles précédents, a été faite encore de nos jours avec succès (Schwabe, Cayroche).

La crainte que le contenu de l'estomac ne s'épanchât dans la cavité péritonéale, l'a fait regarder pendant longtemps comme extrêmement périlleuse. Cette crainte est peu fondée lorsqu'on doit retirer des corps étrangers : alors ceux-ci déterminent une inflammation adhésive à la suite de laquelle il se forme des adhérences plus ou moins étendues entre la paroi de l'estomac et le péritoine qui la recouvre. Dans ces conditions, rien ne peut pénétrer dans la cavité de la séreuse. Mais lorsqu'il s'agit de pratiquer une ouverture pour introduire des aliments, il n'existe point d'adhérences et l'épanchement doit être redouté à juste titre.

Je me propose d'indiquer ici un moyen qui permettra d'opérer sans que l'on soit exposé à cet accident.

Après avoir déterminé par la percussion la situation exacte du viscère, on fait dans la région épigastrique, un peu à gauche de la ligne médiane, une incision longitudinale, ou mieux encore cruciale; la peau et les muscles sont coupés successivement, puis on ouvre le péritoine avec précaution. Le côlon transverse, que l'on trouve d'abord, est abaissé avec les doigts. Lorsqu'on ouvre l'estomac aussitôt qu'on l'aperçoit, on réussit difficilement à le fixer de manière à éviter l'épanchement du contenu dans l'abdomen. Il est vrai que les matières sont très-peu abondantes par suite de la rétraction que ce viscère a éprouvée.

Dans tous les cas, il est préférable de provoquer la formation d'adhérences gastro-pariétales avant de l'ouvrir. Pour cela on passe plusieurs sutures qui traversent les téguments, les muscles, le péritoine, et peut-être la paroi antérieure de l'estomac dans toute son épaisseur. Au bout d'un jour ou deux on peut l'ouvrir sans crainte. Il est bon de placer dans l'ouverture un bourdonnet de charpie qui s'oppose à la réunion des bords.

Dira-t-on que les fils exerceront une action fâcheuse sur les parties qu'ils traversent? Je répondrai en rappelant les heureux résultats que la suture a donnés à la suite de plaies accidentelles de l'estomac. Lanfranchi en a réuni une avec une aiguille quadrangulaire; Gui de Chauliac a employé la suture du pelletier, Bohm la suture entortillée.

Quant à la réaction consécutive, il est permis de croire qu'elle n'aura pas plus de gravité que celle de l'entérotomie. Mais cette dernière opération n'a point simplement pour but d'extraire les corps étrangers de l'intestin grêle. On la pratique bien plus souvent au contraire pour frayer aux matières fécales une voie artificielle lorsque l'anus fait défaut, ou lorsqu'on se trouve en présence d'un rétrécissement organique de l'intestin. Je ne vois pas pourquoi il ne serait point indiqué d'ouvrir le tube digestif pour l'introduction des aliments lorsque le malade ne peut être nourri par aucun autre moyen, tandis qu'on n'hésite point à recourir à une opération analogue pour créer une issue aux excréments.

L'estomac présente essentiellement la même structure que la partie supérieure de l'intestin grêle, et ne saurait réagir ni autrement, ni avec plus de violence que lui. On peut injecter une certaine quantité de liquide dans un anus contre nature, mais la chose est bien plus facile encore dans une fistule gastrique.

Les hémorrhagies ne seront guère à craindre si l'on fait la gastrostomie d'après le procédé que nous avons indiqué. Les adhérences de l'estomac et de la séreuse s'opposeraient à l'épanchement du sang dans la cavité péritonéale. De plus, si l'on vient à couper dans la paroi antérieure de l'estomac un vaisseau de quelque importance, il sera facile à voir, et facilement accessible à la main et aux instruments.

On peut encore objecter que la gastrotomie laisse après elle une ouverture permanente sur laquelle on ne peut exercer une pression suffisante pour que le contenu de l'estomac ne se déverse pas au dehors. Mais pour affirmer qu'une telle incommodité résulte forcément de l'opération, on doit rechercher auparavant comment se comportent d'habitude les fistules gastriques. On peut en trouver à la suite de hernies étranglées, d'abcès, de corps étrangers et de blessures de l'estomac. Jamais, dans tous ces cas, rien n'a pu faire croire que cet organe soit un *noli me tangere*.

Je n'ai pas encore eu l'occasion de vérifier, par des expériences sur les animaux, si les opinions émises jusqu'ici sont fondées ou non. Cependant, pour prouver que mes espérances relatives à l'heureuse issue d'une gastrotomie faite dans le but de permettre l'introduction d'aliments dans l'estomac, lorsque la voie normale est obturée, ne reposent point exclusivement sur des probabilités, je rapporterai ici deux observations.

On lit dans l'*Anatomie pathologique* de Voigtel que le Dr Burrows fit l'autopsie d'un homme qui mourut à 65 ans, après avoir eu, depuis l'âge de 27 ans, une fistule gastrique dont l'origine avait été une plaie par instrument piquant. Il n'en ressentit jamais la moindre incommodité. Il pouvait manger et boire ce qu'il voulait, et il fermait sans difficulté avec un bouchon la fistule, qui avait un tiers de pouce de diamètre.

(Suit l'observation résumée du Canadien de William Beaumont, et qui est trop connue pour que nous la rapportions ici (1).

----

(1) William Beaumont, *Experiments and observations on the gastric juice and the physiology of digestion.* Plattsburgh, 1833.

*Tumeur épithéliale de la portion thoracique de l'œsophage.
Gastro-stomie. Mort 21 heures après* (1).

Montavon, 52 ans, boucher, fut adressé à M. le professeur Schutzenberger par le Dr Bedel, de Schirmeck.

Antécédents. — Constitution primitivement athlétique, santé
parfaite, jusqu'à l'apparition des accidents qui l'ont déterminé à
entrer à la clinique. Parents morts de maladies aiguës à un âge
avancé; quatre enfants sains et vigoureusement constitués.

Montavon, il y a un an, pesait 110 kilos, lorsqu'il ressentit un
peu de difficulté dans la déglutition des aliments dont la mastication n'était pas complète. Le bol alimentaire semblait s'arrêter
derrière le sternum et y déterminait momentanément un sentiment
de gêne et de constriction.

Il y a cinq mois, pour la première fois, un morceau de viande
imparfaitement mâché s'arrêta pendant plusieurs heures dans l'œsophage, et fut ensuite rejeté par un simple mouvement de régurgitation, sans vomissement et sans effort.

Depuis cette époque, les difficultés de la déglutition augmentèrent
et les aliments réduits en bouillie ou très-finement mâchés purent
seuls parvenir à l'estomac; deux mois plus tard, l'alimentation ne
se faisait plus qu'avec des substances liquides. Il y a cinq semaines,
quelques cuillerées de boisson aqueuse traversaient seulement de
temps à autre le rétrécissement œsophagien.

Lorsqu'une ou plusieurs gorgées de liquide étaient avalées, le
malade les rejetait presque immédiatement, mêlées à de la salive ou
à du mucus, mais sans aucune trace de sang, de pus, ni d'autre
produit morbide.

Douleurs nulles, peu d'appétit; soif plus incommode, mais assez
facilement calmée par quelques cuillerées d'eau promenée dans l'intérieur de la bouche.

(1) Sédillot, *Gazette méd. de Strasbourg*, 1849, p. 366.

Le cathétérisme de l'œsophage est essayé trois fois sans succès. Le traitement avait consisté en frictions, topiques, lavements nutritifs, et le malade était arrivé à un degré d'extrême débilité.

État actuel. — Maigreur prononcée; le poids total du corps est de 56 kilos, ce qui représente une diminution de 54 kilos depuis l'insuffisance alimentaire. Les traits sont abattus, les yeux mornes et ternes, les mouvements lents et pénibles; partout la peau présente des plis nombreux; l'intelligence est nette, quoique frappée d'une sorte d'inertie.

Toutes les tentatives de déglutition restent infructueuses. Les sondes œsophagiennes s'arrêtent sur un rétrécissement infranchissable situé à trente-trois centimètres de l'orifice buccal. Le malade en indique très-exactement le siége.

Parois abdominales rétractées; l'estomac ni les intestins ne renferment de gaz. Le foie ne dépasse pas à gauche le rebord des fausses côtes. Respiration régulière, pouls petit, misérable, intermittent.

L'auscultation ne fait découvrir aucune disposition morbide particulière. Une consultation dans laquelle ces faits sont de nouveau constatés est provoquée par M. Schutzenberger; ce professeur, et MM. Erhmann, Forget, Tourdes, Stœber, professeurs à la faculté de médecine, Hirtz, professeur agrégé, décident qu'en raison de l'inévitabilité de la mort, il y lieu de se ranger à mon avis et de pratiquer la gastro-stomie, quels que soient les dangers de cette tentative. MM. les docteurs Wieger, Michel, Lach, Bamberger, se rattachent également à cette opinion.

Opération. — Le mardi 13 novembre, à dix heures du matin, le malade fut transporté à la salle des opérations, où se trouvaient MM. les professeurs Schutzenberger, Forget, Stoltz, Tourdes, Stœber, Goffres; MM. les professeurs agrégés Hirtz, Bach, Aronsohn; MM. les docteurs Stœss, Wieger, Michel, Lach, Clausing, Henry, Bamberger, et tous les élèves de la clinique.

Placé au côté droit du malade, je fis commencer les inhalations de chloroforme. L'anesthésie fut complète au bout de trois minutes, sans aucune trace d'excitation.

Je pratiquai une incision cruciale de quatre centimètres de diamètre au-devant du muscle droit, à six centimètres au-dessous et en dehors de l'extrémité de l'appendice xiphoïde. Les quatres lambeaux furent soutenus et renversés au moyen d'érignes simples.

Je divisai alors l'aponévrose qui recouvre le muscle droit, ce muscle lui-même, l'aponévrose située entre ce dernier et le péritoine, et enfin cette membrane, en la soulevant légèrement avec des pinces. Un seul vaisseau donna du sang et fut lié.

Dès que le péritoine eut été ouvert, on put apercevoir le grand épiploon épanoui à la surface des viscères abdominaux et fort éloigné de la paroi abdominale, en raison probablement de l'introduction de l'air et de la paralysie chloroformique des muscles.

J'allai chercher avec un crochet mousse une petite portion d'épiploon et je l'attirai de haut en bas par la plaie. Le côlon transverse fut ainsi amené au dehors. J'essayai de le faire sortir par la blessure pour entraîner l'estomac ; mais ayant rencontré une trop forte résistance, je réduisis le gros intestin et l'épiploon en conservant les feuillets superficiels et supérieurs de cette membrane et en les développant de nouveau hors de l'abdomen, et j'attirai peu à peu dans la plaie une portion de la grande courbure de l'estomac.

Arrivé à ce temps de l'opération, je réduisis l'épiploon et, ayant fait une ponction dans la partie de l'estomac qui me parut appartenir à la face antérieure de l'organe et répondre à la réunion des deux portions pylorique et cardiaque, je fis pénétrer par cette ouverture la canule stomacale dont j'avais adopté l'usage.

Cette canule était composée de deux moitiés ou valves représentant par leur contact un tube complet. Chacune des valves offrait un rebord saillant, coudé à angle droit, l'un pour soutenir l'estomac contre les parois de l'abdomen, l'autre pour retenir l'instrument à la plaie extérieure.

Des tubes cylindriques en argent de différents diamètres pouvaient être introduits entre ces deux valves, les écarter plus ou moins, à volonté, en être retirés pour les nettoyer et permettre, dès que les adhérences de l'estomac seraient établies, d'enlever momentanément ou définitivement la totalité de l'instrument, selon les indications.

Un peu de sang s'écoula de la ponction faite à l'estomac ; deux sondes cannelées furent portées dans le viscère, et sur chacune des cannelures placées aux angles opposés de la solution de continuité je fis glisser l'une après l'autre les deux valves de ma canule. Ensuite un tube fermé par un bouchon de liége fut placé entre elles pour les maintenir écartées ; on fixa avec des boutons disposés à cet effet les diverses pièces de l'instrument, et l'estomac fut réduit.

A ce moment le viscère fut entraîné avec force en arrière, la canule suivit et s'engagea dans l'abdomen de toute sa hauteur, qui était de six à sept centimètres. Nous fîmes quelques efforts de traction pour soulever l'estomac; mais ayant rencontré de la résistance, nous crûmes que nous obtiendrions plus aisément les rapports de l'estomac avec la paroi abdominale, après que cette paroi se serait davantage affaissée sous l'influence d'une traction continue.

J'appelle l'attention sur cette circonstance, qui nous paraît le seul point à modifier dans notre procédé opératoire, comme nous le dirons plus tard.

Des cordons noués autour du corps furent placés dans deux anses extérieures de la canule, dont les bords reposaient sur la plaie sans pouvoir la traverser. Des fomentations émollientes tièdes furent appliquées sur le ventre.

Une heure s'était écoulée depuis le moment où l'on avait commencé l'anesthésie jusqu'au moment où l'opération avait été terminée. L'insensibilité était restée complète. Le pouls n'avait jamais disparu, le réveil du malade s'opéra vite et avec régularité.

Journée calme. Le ventre, plusieurs fois exploré, ne devint le siége d'aucune douleur. On injecta à plusieurs reprises dans l'estomac, avec une seringue en étain et une longue sonde de gomme élastique, de l'eau sucrée et environ 250 grammes de bouillon de poulet.

Plusieurs fois ce viscère fut trouvé distendu par une bile verdâtre qui s'écoulait par la canule aussitôt qu'on en enlevait le bouchon; on trouva également une assez grande quantité de ce liquide sur la flanelle servant aux fomentations, dans le milieu de la journée, ce qui provenait de l'occlusion incomplète de l'instrument; mais dans d'autres moments l'estomac parut vide. Tout le liquide ingéré s'accumulait dans la portion cardiaque et n'offrait aucune tendance à s'écouler au dehors.

Je vis une dernière fois le malade à neuf heures du soir. Je le trouvai très-calme, rempli d'espoir, n'accusant aucune souffrance. Le pouls était plus plein, plus fréquent, moins intermittent; la face légèrement colorée; l'abdomen insensible à la pression; la soif nulle.

L'opéré offrait des conditions si favorables en apparence, que je renonçai à passer près de lui la nuit, comme j'en avais d'abord eu l'intention, et je le confiai aux soins du docteur Wieger, qui voulut bien me remplacer.

Minuit. — Le malade dort; respiration bruyante; injection de soixante grammes de solution gommeuse par la canule, d'où s'échappe une petite quantité de liquide verdâtre. Pouls à 100 pulsations ; chaleur de la peau moindre qu'à dix heures.

Quatre heures du matin. — Assoupissement entremêlé de fréquents réveils.

Quatre heures et demie. — Réveil en sursaut avec anxiété ; le malade demande de l'air. Abdomen indolore à la pression. Sensation de brûlure au pourtour de la plaie.

Six heures. — Accès momentanés de dyspnée et de suffocation. Respiration par instants ronflante et accélérée. Peau chaude au visage et au tronc. Refroidissement des extrémités.

Sept heures. — La faiblesse augmentant, M. le docteur Wieger injecte cinquante grammes de malaga dans l'estomac.

La respiration, toujours bruyante, quoique affaiblie, s'arrête par intervalles. Pouls filiforme. Mort à sept heures et demie, sans plaintes et sans aucune agonie.

Autopsie. — Roideur cadavérique prononcée ; dépression profonde des parois abdominales dont la teinte blanchâtre n'est pas altérée. Quelques marbrures aux épaules et aux membres inférieurs.

Cavité abdominale. — Une incision cruciale de la paroi de l'abdomen permet d'apercevoir le grand épiploon régulièrement étalé au-devant des intestins et entourant de gauche à droite la canule stomacale. Cet organe est légèrement rougeâtre, mais sans aucune opacité, exsudation, ni adhérence, si ce n'est au pourtour de la canule, où il est fixé à la face externe de l'estomac. Çà et là quelques taches ecchymotiques lenticulaires, déchirure de cinq centimètres de hauteur au-dessous de l'estomac et un peu à gauche, entre deux vaisseaux restés intacts et sans trace d'aucun écoulement de sang.

Circonvolutions intestinales lisses, sans exsudations plastiques ni adhérences. Les portions libres offrent quelques lignes rougeâtres et un peu saillantes, qui disparaissent sous la pression du manche du scalpel et n'ont plus été retrouvées après une macération de quatre heures dans l'eau.

L'hypochondre gauche contenait quelques grammes d'une sérosité rougeâtre sanguinolente.

La plaie du péritoine abdominal est entourée d'un léger cercle ecchymotique et mesure vingt-cinq millimètres de diamètre.

La plaie de l'estomac en occupe la face antérieure et est située à dix centimètres et demi du pylore, treize centimètres du cardia, quatre de la grande courbure et quatre et demi de la petite. La canule en ferme complétement l'origine et permet par ses ailerons antérieurs de soulever l'estomac et de le ramener au contact de la plaie abdominale.

A droite, adhérences entre les deux faces opposées et péritonéales d'un repli de l'estomac. A gauche et supérieurement, l'épiploon enveloppait la canule, qui était restée libre et à découvert au milieu de la cavité abdominale, dans une étendue de trois à quatre centimètres.

La paroi stomacale traversée par la canule était légèrement ecchymosée par infiltration sanguine, dans une circonférence de sept centimètres de longueur sur quatre de largeur.

L'intérieur du ventricule renfermait deux cents grammes de liquide verdâtre. Foie assez volumineux, très-pesant, fortement congestionné et de couleur brune; vésicule biliaire très-volumineuse, distendue par une bile verdâtre qui remplissait également le canal cholédoque et avait abondamment coulé dans l'estomac et les intestins.

Fèces moulées dans l'S du côlon et le rectum; vessie vide, quoique le malade n'eût pas uriné.

Cavité thoracique. — Adhérences anciennes et très-étendues des poumons qui étaient sains; au niveau de l'origine de la sixième côte, tumeur très-dure, ovoïde, blanchâtre, ayant trente-cinq millimètres de hauteur sur vingt-huit de largeur. Le nerf pneumogastrique gauche s'engageait dans la tumeur et y disparaissait pour en émerger un peu plus bas.

Le rétrécissement ne laissait passer qu'avec effort un stylet de trois millimètres de diamètre. Légère dilatation au-dessus et au-dessous de la tumeur; les parois œsophagiennes ne paraissaient avoir éprouvé aucune modification notable.

Examen microscopique de la tumeur, par M. le docteur Michel, qui la trouva formée des éléments des altérations décrites sous le nom de *cancer épithélial des lèvres*.

Ce tissu était blanchâtre, lardacé, criant sous la section du scalpel, facile à diviser en lames minces et transparentes. La muqueuse était froncée, adhérente et percée de petits pertuis d'où s'échappait assez abondamment une matière d'apparence sébacée, semblable à celle que sécrètent les follicules de la peau (tannes).

Rétrécissement cancéreux de l'œsophage. Gastro-stomie.
Mort au 10ᵉ jour (1).

Homme de 58 ans, entré à l'hôpital le 21 janvier 1853; constitution robuste, vie régulière, santé parfaite; pas d'antécédents cancéreux.

Il y a neuf mois, commencement de la gêne de la déglutition, qui augmente progressivement. Au commencement de novembre dernier, le malade est réduit à se nourrir de bouillons, de potages, de semoules, et depuis quinze jours ces matières ne passent plus. Le bouillon et le lait sont les seuls aliments. La faim devient très-vive.

Diminution de l'embonpoint et des forces depuis six mois. Avant l'entrée à l'hôpital on a sondé l'œsophage deux ou trois fois sans succès. Les essais que l'on fait ensuite sont aussi infructueux; la sonde est arrêtée à vingt centimètres environ.

La gastro-stomie est proposée et acceptée avec joie. Voici quel est l'état organique, d'après l'examen de M. Schützenberger :

Les poumons paraissent sains; cependant un peu de bronchite depuis un temps indéterminé. Circulation veineuse difficile; veines sous-cutanées de la poitrine extrêmement dilatées; elles le sont également aux extrémités inférieures. Rien du côté du cœur qui donne la raison de ce phénomène. Digestions faciles, selles normales; rien ne contre-indique l'opération.

Elle a lieu le 20 janvier 1853, à onze heures du matin. Le malade est chloroformisé rapidement. Incision longitudinale à deux travers de doigt de la ligne médiane, à deux centimètres au-dessous du rebord des fausses côtes du côté gauche. Cette incision est faite sur la peau pliée en travers. Seconde incision, plus petite, perpendiculairement à la première, de manière à former une croix. M. Sédillot arrive rapidement au péritoine sans avoir d'hémorrhagie; une petite artère donne quelques gouttes de sang à la partie supérieure de la plaie. L'écoulement est arrêté par une légère compression. Le péri-

____

(1) Sédillot, *Gazette médicale de Strasbourg*, 1853, p. 69. — (Résumé.)

toine incisé, l'opérateur enfonce l'index dans la plaie et ramène, quelques instants après, à l'aide d'une pince courbe à mors circulaires évidés au centre, et dirigée sur le doigt, un organe à surface lisse qu'il tire au dehors : c'est l'estomac. Au moment de l'ouverture du péritoine, l'air s'est précipité dans l'abdomen avec un sifflement distinct, et le même phénomène s'est répété plusieurs fois pendant les inspirations.

« Depuis la première inspiration de chloroforme jusqu'à l'extraction d'une portion de l'estomac au travers de la plaie, il s'est écoulé douze minutes.

» Le second temps de l'opération consiste à fixer l'estomac aux parois abdominales. A l'aide de cinq à six points de suture, intéressant d'une part la peau de l'abdomen, d'autre part les tuniques péritonéale et musculeuse de l'estomac, cet organe paraît suffisamment attaché et ressemble assez bien à un intestin qui ferait hernie par une ouverture accidentelle; il est bleuâtre, congestionné.

» L'opération est terminée ; on remet l'incision de la paroi stomacale à l'époque où des adhérences se seront formées entre cet organe et les parois de l'abdomen. Fomentation tiède à plat sur la tumeur : c'est le pansement. »

On reporte le malade dans son lit et on l'entoure d'objets chauds ; il est tranquille ; peau fraîche, pouls à 70.

On prescrit pour la suite des applications chaudes sur l'abdomen et des boissons chaudes.

« A une heure un quart, et pendant de violents efforts de toux, l'estomac rentre dans l'abdomen. On cherche à l'instant le chef des cliniques et l'on envoie prévenir M. Sédillot. Vers deux heures le malade est pris d'un tremblement fébrile qui se dissipe rapidement par l'application de flanelles chaudes.

» M. Sédillot arrive quelques instants après, et après avoir fait chloroformiser le malade, introduit l'index dans la cavité abdominale et va à la recherche de l'estomac, qu'il amène au dehors à l'aide de la pince déjà mise en usage. Les sutures encore adhérentes entre la peau et l'estomac avaient soutenu le viscère et avaient permis de le retrouver à peu de distance de la plaie. Les fils furent coupés et extraits. Une petite portion du viscère est serrée entre les mors d'une pince à coulant d'Assalini, qu'on place perpendiculairement à la ligne médiane. Sous les tiges de la pince on passe des linges cératés, pour en empêcher le contact immédiat avec les bords de la plaie. On veut ainsi fixer solidement l'estomac. La portion serrée par la pince se gangrénera; mais jusque-là des adhérences solides se formeront entre les parois abdominales et la gangrène produira comme par emporte-pièce l'ouverture artificielle qu'on eût été obligé de faire plus tard.

» Après cette nouvelle opération, l'état du malade semble devenir inquiétant. La peau du ventre est chaude, la chaleur sèche au tronc, les extrémités froides, le pouls petit, serré, fréquent. »

Six sangsues autour de la plaie; cinq prennent; deux sont maintenues en permanence.

L'écoulement sanguin dure jusqu'à trois heures du matin.

Nuit assez bonne.

Le lendemain à neuf heures, la paroi stomacale serrée par la pince est noirâtre; ventre souple et indolent à la pression; pouls large, développé, à 72; peau fraîche; physionomie normale; pas d'inflammation des bords de la plaie.

La gêne de la déglutition œsophagienne est moins grande, ce que M. Sédillot attribue au dégorgement veineux qu'ont déterminé les sangsues. Un peu de difficulté pour uriner. La toux continue toujours et répond douloureusement à la plaie. Le soir on voit des adhérences déjà formées entre l'estomac et les parois de l'abdomen vers la partie inférieure de la plaie. L'état général est excellent. Nuit bonne.

22 janvier. — Toux moins fréquente; déglutition facile; expectoration de bonne nature (bronchite); physionomie normale, teint légèrement coloré; pouls large, à 70. Dans l'après-midi, nausées et coliques, diarrhée (selles jaunâtres, bilieuses). Vers onze heures du soir, l'état général s'aggrave; pouls à 84, joues plaquées, peau chaude; toux fréquente; déglutition gênée; ventre un peu voussé; plaie indolente; les piqûres de sangsues sont rouges et douloureuses à la pression; les adhérences de l'estomac à la paroi abdominale sont toujours solides, mais moins en haut qu'en bas. Nuit bonne; sommeil un peu agité; toux moins fréquente; les coliques ont disparu.

23 janvier. — On enlève la pince; adhérences solides; une ligature peu serrée est placée à la base de la tumeur stomacale. La diarrhée continue. Nuit assez bonne.

24 janvier. — Malade fatigué, affaibli; la plaie a bon aspect; diarrhée; selles liquides, jaunes, fétides; joues assez colorées; peau chaude; pouls à 80; sirop de morphine; sommeil jusqu'à 3 heures. A 4 heures, on craint que le défaut de nourriture depuis l'opération n'ait favorisé l'état d'affaissement dans lequel se trouve le malade; on lui donne une tasse de bouillon avec un jaune d'œuf; ces aliments passent difficilement. La ligature tient encore bien. Nuit assez bonne. Peu de toux.

25 *janvier*. — Le malade est affaissé, découragé; fièvre assez vive; la partie de l'estomac liée est sphacélée; la fièvre augmente dans la journée. A une heure de l'après-midi on procède à l'ouverture de l'estomac.

« La plaie découverte, M. Sédillot saisit avec des pinces la partie mortifiée et l'excise par quelques coups de ciseaux. L'eschare enlevée laisse à découvert les bords de l'estomac adhérant dans toute la circonférence. L'orifice laisse échapper quelques gaz, les efforts de respiration et de phonation produisent l'issue de la muqueuse stomacale. Dès lors toutes les conditions de succès paraissent assurées; la réunion s'est effectuée sans accident, la fistule est établie. »

Immédiatement après, injection stomacale de bouillon et de vin ; elle est conservée ; le soir, nouvelle injection de bouillie (lait et farine, avec un peu de bismuth, de quinine et de laudanum) rejetée en partie. Le soir mieux sensible. La diarrhée continue pendant la nuit ; sommeil assez paisible.

26 *janvier*. — Injection de bouillie préalablement insalivée par le malade.

27 *janvier*. — Pendant la nuit les mouvements brusques de l'opéré provoquent un léger écoulement sanguin. — Moral affecté.

A 11 heures, injection, en plusieurs fois, de 230 grammes de bouillie avec un gramme de sous-nitrate de bismuth.

Pour empêcher l'issue des aliments, des aides compriment latéralement la plaie. Jusqu'à la mort, on essaye divers moyens infructueux pour retenir les aliments dans l'estomac.

Mort le 30 à 9 heures 40.

Autopsie. — La plaie est nette ; un seul petit point gangrené existe à la partie supérieure gauche. Après avoir enlevé tout autour de la plaie une portion de la paroi abdominale, on note des adhérences minces, régulières, excepté dans ce point sphacélé.

Péritonite généralisée.

Le corps thyroïde est énorme, au point qu'on a pu lui attribuer la compression de l'œsophage.

Rétrécissement cancéreux à 11 centimètres du bord supérieur des cartilages aryténoïdes ; second rétrécissement à 9 centimètres plus bas ; entre les deux, poche remplie de détritus organiques et de matières alimentaires.

Estomac. — La plaie cutanée a 33 millimètres de longueur, 1 centi-

mètre de largeur. La plaie péritonéale a 21 millimètres de long et
1 centimètre de large. La plaie stomacale a 20 millimètres de large,
1 centimètre de hauteur ; elle est à égale distance du pylore et du bord
du grand cul-de-sac, elle est plus éloignée de la petite eourbure que
de la grande.

Pas d'inflammation de la muqueuse gastro-intestinale.

OBSERVATION III

*Établissement d'une ouverture artificielle de l'estomac chez l'homme
par la gastrotomie* (1).

Le 10 janvier 1853 entrait dans le service de médecine de Friedrichs-
Hospital le nommé Jean-Mathias Mort, maître tailleur, 55 ans, de cor-
pulence moyenne, plutôt gras que maigre, bien charpenté, peau brune,
cheveux de même couleur, œil noir et assez vif; petite vérole dans
son enfance, mais santé généralement bonne. Il y a quelques années,
vomissements se produisant surtout quand il avait mangé rapidement, ou qu'il avait longtemps travaillé dans une position inclinée.
Un peu de sang liquide se mêlait aux matières rejetées. La dernière
crise de cette nature (vomissements sanguinolents) aurait eu lieu
2 ou 3 ans avant son admission. Bonne santé depuis; seulement
quelquefois, en travaillant, assez forte douleur au creux épigastrique, avec des renvois acides, rarement des vomissements, qui
n'étaient jamais sanguinolents. Il s'était de bonne heure adonné
aux spiritueux, et même il y a 9 mois il avait dû suivre un traitement
pour un léger accès de *delirium tremens;* depuis lors il ne s'était pas
corrigé de son défaut ; léger tremblement de la langue et des mains.
Appétit bon, selles relativement régulières, pas d'hémorrhoïdes.

Seize jours avant son entrée à l'hôpital, il avait en avalant éprouvé
immédiatement au-dessus de l'épigastre une douleur rapidement progressive et accompagnée d'une sensation de vive résistance au passage
des aliments. Dans les 5 derniers jours il avait même dû renoncer
aux aliments solides, chaque morceau s'arrêtant au même endroit et
étant .rejeté avec le sentiment d'une saveur âcre et amère. Il ne s'y
mêlait pas de sang, et aucun vomissement ne suivait la déglutition.

(1) Fenger, *Virchow's Archiv*, t. VI, Berlin, 1854, p. 350.

Les liquides pouvaient encore passer, mais en très-petite quantité; leur ingestion provoquait au même point de l'œsophage une sorte d'ébranlement à la suite duquel le fluide descendait enfin dans l'estomac, non sans une sensation de brûlure qui disparaissait bientôt. Dans les derniers jours, la position courbée réveillait la douleur de l'épigastre; le malade y ressentait de la lourdeur et de la tension; aigreurs ou renvois acides de temps à autre, douleurs le long de l'épine dorsale; faiblesse, céphalalgie, accompagnée de frissons et suivie de chaleur et de sueurs, qui l'avaient décidé à se mettre au lit depuis trois jours; toutefois l'appétit n'avait pas complétement disparu; goût intact, la soif ne se fait pas sentir. Sommeil encore bon; selles régularisées par un léger laxatif, chaleur de la peau naturelle, pouls normal, langue un peu pâteuse. Le ventre, distendu dans sa partie supérieure de telle sorte que la distance entre le sternum et l'ombilic semblait avoir augmenté, donne à la percussion un son clair, sauf à la partie supérieure de l'épigastre, où il y avait de la matité. Par la pression en ce point, sensation de brûlure semblable à celle qui résultait de l'ingestion. Pas d'induration; bruits du cœur et de l'aorte normaux.

Une sonde creuse en caoutchouc de 4 lignes de diamètre, introduite dans l'œsophage, se heurte à une profondeur de 13 pouces contre un obstacle qu'on pouvait prendre pour un corps dur. Violents hoquets; une certaine quantité de liquide fut projetée par l'ouverture de la sonde. Des tentatives inutiles, faites d'ailleurs avec les plus grandes précautions, provoquaient de vives douleurs à l'épigastre; quelques minutes après l'enlèvement de la sonde, horripilation de courte durée.

Application réitérée de ventouses scarifiées, diète sévère; les douleurs à l'épigastre se calmèrent; les renvois diminuèrent; mais la difficulté d'avaler s'aggrava de jour en jour et on fut obligé de substituer à la nourriture demi-solide des premiers jours des aliments entièrement liquides.

De la 2ᵉ à la 3ᵉ semaine de son séjour à l'hôpital, le malade maigrit considérablement. Bientôt les liquides eux-mêmes cessèrent d'être avalés (31 janvier). Ils s'arrêtaient quelques instants au siége du rétrécissement, puis étaient rejetés.

Comme cette situation persistait et s'aggravait, il n'était plus douteux pour moi que j'étais en présence d'une lésion organique de la partie inférieure de l'œsophage, lésion qui, se développant rapidement, devait nécessairement aboutir à une obstruction complète et amener la mort par inanition.

J'avais eu déjà plusieurs fois l'occasion d'observer des cas semblables, et le résultat avait toujours été le même ; en présence des terribles douleurs provoquées chez le malade par la faim, je m'étais senti un véritable chagrin de l'impuissance de l'art à y remédier. Le traitement médical se borne nécessairement, en effet, à la calmer par des palliatifs, comme des lavements de bouillon, et à prolonger ainsi de quelques jours la vie du patient ; et l'on sait cependant qu'il est possible de remédier au rétrécissement, à l'obstruction d'autres organes lorsque la partie malade est accessible aux instruments. Dans le plus grand nombre des cas de cette nature, la dilatation ou l'incision de la partie oblitérée est possible, et dans le cas contraire on peut pratiquer, à côté, une ouverture artificielle qui permet de sauver la vie du malade. On a fait notamment avec succès des opérations de cette nature au pharynx, à la vessie, à la matrice, à l'intestin. Il y a certainement des rétrécissements de l'œsophage que l'on peut supprimer mécaniquement en tout ou en partie ; mais comme il en est d'autres contre lesquels ce moyen échoue et que, sauf les cas où l'on a pu établir au cou une fistule œsophagienne, on a reculé devant le second moyen, c'est-à-dire l'opération chirurgicale consistant à pratiquer une ouverture artificielle au-dessous de l'oblitération, le praticien est ainsi le plus souvent impuissant.

Beaucoup d'autres médecins, dans des cas analogues au mien, se sont posé la question de savoir s'il leur était interdit, lorsque l'issue mortelle de la maladie est certaine, de tenter une opération semblable à plusieurs essais faits dans des conditions analogues sur d'autres organes. Il est vrai que pour atteindre son but, le chirurgien est obligé d'inciser le péritoine, puis l'estomac, ce qui est considéré avec raison comme une opération des plus dangereuses ; mais rien ne démontre, dans l'état actuel de nos connaissances, que cette incision du péritoine serait ici plus dangereuse que lorsqu'on la fait pour atteindre l'utérus, l'intestin ou l'ovaire, opérations qui se pratiquent chaque jour avec succès sur le vivant. Sans doute il est toujours fort grave de perforer l'estomac, mais il y a des exemples de guérison chez l'homme de plaies de cette nature, témoin le fait rapporté par Beaumont. Ajoutons que les opérations nécessaires pour la création de fistules stomacales ont, dans ces derniers temps, très-souvent réussi chez les animaux.

Le premier essai dans cette direction a été fait, il y a 10 ans, par le physiologiste français Blondlot. Après lui, il faut mentionner Claude Bernard, Frerichs et Bidder, qui ont pratiqué de nombreuses opéra-

tions sur les animaux et dont les procédés se sont successivement
améliorés à ce point qu'actuellement on perd rarement un animal.
Il est vrai qu'à la rigueur l'heureux résultat d'opérations sur des animaux ne garantit nullement leur succès sur l'homme, surtout lorsque, ayant été faites sur des animaux en bonne santé, elles le sont sur
l'homme malade ; mais il ne faut pas nier que la facilité et la sécurité avec lesquelles on agit aujourd'hui sur des animaux permettent
d'espérer qu'il en sera de même un jour pour l'homme.

Mais si, d'après ces données, il est permis de supposer *a priori*
que l'homme peut être soumis à une opération ayant pour but de
pratiquer une ouverture à l'estomac, et par cette ouverture, d'y faire
parvenir les aliments qu'il a cessé de pouvoir ingérer par l'œsophage,
il ne faudrait cependant pas considérer la question comme résolue
par ce seul fait. Il peut y avoir notamment quelquefois, en tenant
compte des circonstances, des doutes sérieux sur l'utilité de l'opération, et dans tous les cas, de fortes raisons de la différer le plus
longtemps possible. Ces circonstances sont les suivantes :

Peut-on croire que l'estomac supportera le contact direct de l'air?
Sa muqueuse ne sera-t-elle pas ainsi exposée à l'action d'un élément
d'irritation qui pourrait déterminer une inflammation et avoir les
conséquences les plus graves? La digestion pourra-t-elle se faire
convenablement lorsque l'aliment sera introduit directement dans
l'estomac sans avoir subi d'abord l'action dissolvante de la mastication et de l'insalivation? Dans le plus grand nombre des cas, l'affection organique ne sera-t-elle pas suffisante pour déterminer la mort?
L'amélioration obtenue par le succès de l'opération ne sera-t-elle
pas de trop courte durée pour qu'il y ait profit à la tenter? Dans le
cas où le chirurgien parviendrait ainsi à sauver le malade, la vie ne
sera-t-elle pas intolérable à lui et aux siens à ce point qu'il soit
tenté d'y mettre volontairement un terme?

Il est maintenant très-vraisemblable qu'une muqueuse qui, dans
l'état de santé, ne reçoit que la petite quantité d'air absorbée avec
les aliments, s'irritera quand elle sera mise directement et librement en contact avec l'atmosphère. Il est souvent arrivé que les animaux sur lesquels on avait pratiqué une fistule à l'estomac succom-
baient lorsque les ouvertures fistuleuses n'étaient pas suffisamment
protégés contre l'entrée de l'air. D'un autre côté, l'on a également
constaté qu'en fermant convenablement l'orifice de la fistule, et en
l'ouvrant seulement à des intervalles aussi éloignés que possible,
pour l'introduction des aliments et l'issue de ce qui peut en

sortir, on n'exposait l'animal opéré à aucun danger de nature à abréger sa vie. On a aussi remarqué chez l'homme qu'un très-bon état de santé est compatible avec une fistule stomacale considérable, même lorsque cette fistule sert fréquemment à des expériences de physiologie. Dans tous les cas, le danger que peut provoquer le libre accès de l'air doit faire prendre à l'opérateur les plus grandes précautions pour éviter ce danger, mais ne saurait le dissuader de tenter l'opération.

Il n'est pas douteux, d'un autre côté, que la mastication et l'insalivation jouent un rôle considérable dans le phénomène de la digestion, mais la mastication est un acte que l'on peut facilement reproduire et dont l'absence ne doit pas nous effrayer; quant à la salive, d'après les recherches faites récemment, on peut admettre que son action n'est pas absolument nécessaire. Il est vraisemblable que la propriété de ce liquide, qui consiste à transformer rapidement l'amidon en sucre, n'est pas sans importance pour la digestion; toutefois, comme d'autres liquides versés dans l'estomac possèdent cette propriété, on ne saurait, à mon avis du moins, la réputer indispensable à une bonne digestion. Cependant de nouvelles expériences sont nécessaires pour nous édifier complétement sur ce point. Beaucoup d'exemples nous apprennent en effet que des fonctions auxquelles nous attachions la plus grande importance pour l'organisme, ont cessé d'exister sans l'avoir mis en péril. S'il était démontré qu'en réalité l'insalivation n'est pas indispensable à la digestion, il resterait à faire mastiquer les aliments avant de les introduire par la fistule dans l'estomac, ce qui est relativement facile.

Les altérations organiques qui sont liées aux rétrécissements de l'œsophage sont de nature variée. Souvent ils ont pour cause une cicatrice, lorsque, par l'effet d'une maladie antérieure, ou, par exemple, d'un empoisonnement par des acides, des parties notables de la muqueuse de l'œsophage ont été détruites, entraînant la formation d'un tissu rétractile. D'autres fois, le rétrécissement est le résultat d'une ulcération avec épaississement de la partie ulcérée et de ses bords; il peut n'avoir aucun rapport avec les dyscrasies connues; mais l'ulcération montre souvent une certaine tendance à se développer, surtout en profondeur, et par là peuvent s'établir des communications anormales, par exemple avec les voies aériennes. On voit encore le rétrécissement se former par suite de tumeurs qui compriment l'œsophage, et qui naissent notamment de la colonne vertébrale, de l'aorte, des poumons, des ganglions lymphatiques, etc.;

mais cela est assez rare. Au contraire, d'après mon observation personnelle, la cause la plus fréquente est un épaississement considérable des parois de l'œsophage, qui donne lieu à la formation d'une sorte d'étranglement annulaire ou autre, avec ou sans ulcération de la muqueuse. Cet étranglement est habituellement déterminé par le dépôt d'une substance hétérogène, qui prend plus ou moins nettement un caractère cancéreux.

C'est là, selon moi, la plus forte objection contre l'opération ; car si l'on doit, dans le plus grand nombre des cas, admettre que le rétrécissement est de nature cancéreuse, il y a lieu certainement de craindre que l'organisme tout entier soit si profondément atteint qu'on doive désespérer du retour à l'état normal, ou qu'au moins, si l'on parvient à sauver le malade, ce soit pour peu de temps et dans de tristes conditions pour lui. D'un autre côté, je dois faire remarquer que dans presque tous les cas où le rétrécissement avait plus ou moins évidemment pour cause une tumeur cancéreuse, celle-ci n'a pas paru être isolée dans l'organisme, et l'on ne doit pas perdre de vue, en outre, que le diagnostic d'une production cancéreuse isolée a toujours été, jusqu'à ce moment, plus ou moins incertain. Toutefois je crois difficilement qu'on puisse espérer soustraire au moins une partie de cette production à l'irritation inséparable du passage des aliments, et empêcher son développement et sa conversion en un cancer généralisé. L'heureux effet d'une issue favorable de l'opération serait celui-ci : le malade pourrait conserver probablement toute sa vie sa fistule stomacale et s'en servir comme d'une bouche pour l'introduction des aliments. Cette situation étrange n'aurait pas seulement pour conséquence de le priver du plaisir que l'homme éprouve à manger, mais encore elle entraînerait une foule d'inconvénients journaliers, notamment la nécessité d'entourer la fistule des plus grands soins et de ne s'en servir qu'avec les plus grandes précautions. Certainement il y a des hommes qui se plieraient difficilement à de pareilles exigences ; mais on ne saurait douter que le plus grand nombre préférerait ces conditions de vie à la mort. J'estime en outre que les incommodités inhérentes à la fistule stomacale sont bien moindres que celles d'une fistule intestinale, et cependant le chirurgien n'hésitera pas à pratiquer celle-ci dans l'espoir de sauver la vie d'un malade.

Telles sont les considérations que je développai au commencement de février dans une réunion de mes confrères de l'hôpital. Après la discussion du cas, ils me donnèrent le conseil, avant de procéder à une opération si dangereuse et qui pouvait si facilement rencontrer des obstacles imprévus, d'essayer de nouveau à introduire des bougies dans l'estomac. J'adhérai d'autant plus aisément à ce conseil que le passage était devenu plus libre dans les premiers jours de février, et que les aliments liquides pouvaient arriver dans l'estomac. Je tentai en conséquence l'introduction d'un dilatateur à olive en ivoire ayant dans sa partie la plus large un diamètre de 3 lignes, assujettie à un manche en baleine. Mais tous mes efforts pour faire pénétrer l'instrument dans le rétrécissement restèrent infructueux.

Cependant le malade continuait à avaler des liquides, du bouillon de viande, de sagou et d'avoine, de la bière de Bavière, et enfin un peu de vin; quelques lavements de lait. Mais ce mode de nourriture était insuffisant et le malade dépérissait à vue d'œil. Bientôt le ventre perdit sa fermeté, la sonorité à la percussion disparut; la maigreur augmenta rapidement, et au bout de quelques jours il ne put avaler même des liquides. Bref, la situation devint telle que je me décidai, vers le milieu de mars, à pratiquer l'opération.

Je ne pouvais ni ne voulais dissimuler au patient le danger, et je n'essayai nullement de le décider dans un sens ou dans l'autre. Aussi fut-il longtemps à prendre un parti, et plus d'une semaine s'écoula en nouvelles et vaines tentatives pour obtenir mécaniquement l'ouverture de l'œsophage. Enfin l'intolérable douleur de la faim le fit consentir, le 23 mars, à se laisser opérer. A ce moment, état extrême d'inanition; forces considérablement diminuées; pouls petit et lent (60 pulsations par minute); bas-ventre entièrement retombé et mat à la percussion; au-dessus des fausses côtes gauches, près de leur bord libre, son tympanique; bord du lobe gauche du foie nettement délimité par la percussion.

Quant à la manière dont la fistule stomacale devait être pratiquée, j'en avais fait, dans l'intervalle, l'objet d'une longue étude, et de recherches anatomiques aussi approfondies que possible. Ma première pensée fut d'appliquer un caustique sur la paroi abdominale, et d'amener ainsi la soudure de cette paroi avec l'estomac; à la chute de l'eschare, la cavité de cet organe se serait trouvée en rapport avec l'extérieur. Cette méthode avait l'avantage de prévenir l'ouverture du péritoine et de conjurer ainsi un des plus grands dangers de l'opération. Mais les essais que je fis dans ce sens sur le cadavre pour déterminer l'endroit le plus favorable à l'application du caustique me donnèrent la conviction que le résultat du procédé était très-douteux. Il n'y a notamment aucun point de la paroi abdominale où l'on puisse être sûr d'atteindre l'estomac ; d'un côté, en effet, la limite des organes voisins situés sous cette enveloppe, c'est-à-dire le côlon transverse et le lobe gauche du foie, est fort incertaine, de telle sorte qu'il arrive souvent qu'après l'ouverture de la cavité abdominale on ne trouve aucune partie de l'estomac ; d'un autre côté, les dimensions et le siége de l'estomac lui-même sont très-variables, suivant qu'il est très-dilaté ou très-resserré. Or, comme dans plusieurs autopsies de malades n'ayant rien mangé pendant longtemps avant leur mort, j'avais trouvé l'estomac fortement rétracté et presque entièrement caché sous la voûte du diaphragme, je devais craindre, en produisant une eschare à travers la paroi abdominale, d'atteindre peut-être le gros intestin ou le foie au lieu de l'estomac, et l'opération aurait ainsi complétement échoué. Ce procédé avait en outre l'inconvénient d'être lent, et les forces du malade étaient tellement épuisées qu'il était indispensable de lui porter secours dans le plus bref délai possible. Je me décidai en conséquence à employer le bistouri pour ouvrir la cavité de l'abdomen, rechercher ensuite l'estomac, le mettre à découvert, l'inciser à son tour et le fixer à la plaie cutanée. Mais je dus, préalablement à l'opération, me poser et résoudre en moi-même les questions suivantes :

1. Quels doivent être le siége et la direction de l'incision ?
2. Quelle étendue convient-il de lui donner ?
3. Comment rechercher l'estomac et l'amener en avant ?
4. Comment faut-il ouvrir l'estomac et le fixer à la plaie pariétale ?
5. Qu'y a-t-il lieu de faire ensuite ?

I. — La partie de la paroi de l'abdomen qui recouvre l'estomac se compose, outre la peau, du tissu cellulaire sous-cutané et de la partie supérieure du muscle droit. Comme on le sait, ce muscle est enveloppé dans une forte gaîne aponévrotique dont les deux feuillets recouvrent, l'externe, sa face antérieure, et l'interne, sa face postérieure. Au bord externe de ce muscle, les deux feuillets se réunissent à peu près à l'extrémité de la neuvième côte ; au bord interne, ils se rejoignent à la ligne blanche, et en ces deux endroits la paroi abdominale est également aponévrotique. Dans toutes les opérations qui ont pour but de pénétrer dans la cavité de l'abdomen, il est à désirer que l'on puisse inciser dans l'un des points où la paroi est aponévrotique, parce que l'effusion du sang est moindre, et à cause de la moindre épaisseur de la paroi en ce point.

Cette dernière considération est fort importante quand on veut atteindre un organe situé à une grande profondeur, car autrement on

serait obligé de donner à l'incision de plus grandes dimensions qu'on
ne doit le conseiller; et, d'un autre côté, le doigt introduit par l'ouverture d'une paroi abdominale de peu d'épaisseur peut pénétrer
plus avant que si elle était pratiquée dans une substance épaisse et
charnue. Ma première pensée fut, en conséquence, de pratiquer
l'ouverture du ventre à travers la ligne blanche, à partir de la pointe
du sternum. Sans doute on rencontre ici le plus souvent le lobe gauche
du foie immédiatement sous le péritoine, mais on peut facilement le
repousser de côté, et en suivant la voûte du diaphragme vers la
gauche, on est certain de rencontrer l'estomac.

Toutefois, quand on pratique plusieurs fois l'opération sur le cadavre, on voit qu'on est souvent obligé d'enfoncer le doigt à une assez
grande profondeur pour atteindre l'estomac; — qu'on peut ainsi facilement se heurter à des obstacles qui ne permettraient pas de le
rencontrer, et qu'on devra l'éloigner beaucoup trop de sa place naturelle pour le mettre en rapport avec la plaie pariétale, ce qui peut
avoir très-naturellement de fâcheuses conséquences. En outre, on
sera gêné, dans l'ouverture même de la plaie, aussi bien par le lobe
gauche du foie que par le côlon transverse, ce qui rendra difficile le
dernier temps de l'opération et les mesures à prendre ultérieurement.

Je fus ainsi amené à penser que ce point n'était pas le plus favorable à l'incision. Si l'on fait celle-ci au bord externe du muscle droit,
on a sans doute une plus grande épaisseur à traverser, et on n'est pas
aussi sûr de se rendre maître de l'hémorrhagie que si on opère sur
la ligne blanche; toutefois, en cet endroit, la paroi abdominale a peu
d'épaisseur, et chez certains individus la grande courbure de l'estomac,
après l'incision, vient faire hernie immédiatement dans la plaie. A
l'endroit où l'estomac est rétréci et l'intestin distendu, on tombe, lors
même que l'on fait l'incision près des côtes, sur le côlon transverse;
bien mieux, j'ai même quelquefois rencontré l'intestin grêle, et,
dans ce cas, le doigt peut avoir un long trajet à faire avant d'arriver
sur l'estomac. Il pourrait même se produire une hernie de l'intestin;
dans ce cas, ce ne serait qu'avec difficulté que l'on pourrait trouver
l'estomac et terminer l'opération. Au contraire l'anatomie enseigne
qu'en faisant une incision transversale sur les fibres des muscles abdominaux, immédiatement au-dessous du rebord des fausses côtes,
on ouvre la cavité abdominale de façon à amener l'estomac immédiatement dans la plaie ou à le rencontrer avec certitude par le plus
court chemin possible. Sans doute on aura ici à traverser une couche

épaisse de parties molles, et on ne pourra que difficilement éviter
d'ouvrir plusieurs artères musculaires, le plus souvent l'artère épigastrique supérieure ; toutefois leur ligature peut, malgré la rétraction
des fibres incisées du muscle droit, ne pas présenter de difficultés
particulières, et la plus grande épaisseur de la paroi est un inconvénient plus que compensé par cette circonstance que la distance de
l'estomac à la plaie est plus courte qu'en tout autre point. J'ai constaté
que, si l'on se tient le plus près possible du rebord des cartilages costaux, on peut atteindre l'estomac avec le plus de facilité et avoir le
plus de chances de prévenir l'issue de l'intestin.

II. — L'incision de la paroi abdominale ne doit pas être plus étendue qu'il n'est rigoureusement nécessaire pour ne pas favoriser l'issue des viscères abdominaux. Mais elle ne doit pas être si petite que
deux doigts armés d'une pince ne puissent y pénétrer. Je me décidai
à faire l'incision pariétale suivant toute la largeur du muscle droit,
soit dans l'étendue d'environ 3 pouces, mais à ne donner qu'un pouce
et demi à l'ouverture péritonéale ; cette ouverture était suffisante
pour permettre l'introduction de deux doigts, et pouvait s'élargir sous
l'influence de diverses manœuvres. En donnant une plus grande
étendue à l'incision de la peau et du muscle qu'à celle du péritoine,
j'obtenais ce résultat que, particulièrement après la rétraction des
fibres du muscle droit, je donnais plus de place à la main et facilitais
l'introduction plus profonde des doigts. Sans doute ce procédé
obligera, après avoir attiré l'estomac, de réunir une partie de la plaie
cutanée, mais cela peut se faire si rapidement que l'opération ne
saurait en être notablement aggravée.

III. — Après l'ouverture du péritoine, l'estomac peut se montrer
dans la plaie ; mais dans l'état d'affaissement où il se trouve chez les
malades qui nous occupent, ce sera rarement le cas. Il faut alors le
chercher et l'attirer vers la plaie cutanée. A l'angle gauche de celle-ci
on trouvera le plus souvent le bord libre du lobe gauche du foie ; il
faut le repousser de côté. A la partie inférieure de la plaie, on trouvera
facilement le côlon transverse, qui, s'il était distendu par les gaz,
pourrait se porter dans la plaie et la remplir. Dans ce cas, on l'abais-
sera en se servant de l'index et du médius de la main gauche, que
l'on introduira en même temps dans la plaie et que l'on fera glisser,
le dos tourné en haut, le long de la voûte du diaphragme. En arrière,
un peu à gauche, on pourra peut-être rencontrer un repli de l'épiploon ;
on le repoussera et on trouvera alors avec le bout des doigts l'estomac
ou la rate ; dans ce dernier cas, on dirigera les doigts de gauche à

droite et on atteindra ainsi l'estomac. Je considère comme chose favorable à l'opération de n'être pas obligé d'introduire de pince pour saisir la paroi stomacale, soit parce qu'il est plus difficile ainsi de ne saisir que cette paroi seule, soit parce que la contusion des tuniques de l'estomac peut être plus forte qu'il ne convient. Dans mes divers essais, il m'est toujours arrivé, en écartant légèrement les deux doigts puis en les rapprochant, de saisir avec sûreté un pli de la paroi antérieure de l'estomac et de l'amener ainsi dans la plaie. En se servant ainsi des doigts comme d'une pince, on atteint tout aussi bien le but, et on a, je le répète, l'avantage de ne pas léser l'organe; toutefois je n'entends pas nier qu'on puisse rencontrer la paroi de l'estomac si roide et épaisse, ou si fortement adhérente, que l'emploi des doigts seuls soit insuffisant; on serait alors obligé d'introduire une pince courbe à extrémité fenêtrée et mousse, d'en saisir l'estomac et de l'attirer en même temps avec les doigts.

IV. — Après avoir ainsi attiré le repli de l'estomac qu'on a saisi, il est nécessaire de l'explorer par la vue et le toucher, pour se convaincre que l'organe ainsi mis en contact avec la plaie est bien l'estomac. Cette constatation présentera rarement de difficultés, l'estomac ayant une densité, une couleur et un aspect extérieur qui ne permettent pas de le confondre avec un autre organe. Si cet examen montrait que l'estomac a été saisi si près d'une de ses courbures que celle-ci se trouve dans la plaie, ou si, dans la partie ainsi attirée, on sentait battre une artère, on devrait, sans lâcher le pli saisi, le laisser se déplacer entre les doigts, de telle sorte qu'une autre partie, et la plus rapprochée, puisse être amenée à sa place.

Les temps suivants de l'opération dépendent de la question de savoir si l'on veut ouvrir immédiatement la cavité de l'estomac, ou bien n'ouvrir celle-ci que graduellement après adhérence de l'estomac à la plaie tégumentaire. — Les physiologistes qui ont pratiqué avec succès ces opérations sur les animaux ont habituellement choisi le dernier procédé. Il consiste à transpercer les tuniques de l'estomac avec un fil métallique, pour opérer plus tard la section de la partie comprise dans l'anse; et pour éviter en même temps d'entraver la formation des adhérences, ils ont fait jeûner les animaux pendant quelques jours après l'opération. Il est très-vraisemblable qu'en appliquant ce procédé à l'homme, on a plus de chances d'obtenir un résultat favorable que si on incise sur-le-champ l'estomac pour y introduire des aliments; mais lorsque la maladie aura fait de tels progrès que le patient ne sera pas capable de supporter plusieurs jours d'abstinence, il faudra ouvrir immédiatement l'estomac.

Tel était le cas pour mon malade. Je dus en conséquence réfléchir sur la marche que j'aurais à suivre après avoir ouvert la cavité stomacale. Il s'agissait ici de maintenir suffisamment l'estomac pendant l'opération pour qu'aucune partie de son contenu ne pût se déverser dans la cavité abdominale, et de l'assujettir ensuite dans toute son étendue à la plaie extérieure, de telle sorte qu'un mouvement même considérable ne pût rompre les adhérences. Je pensai que je pourrais très-facilement obtenir ce résultat en passant à travers la portion de la paroi stomacale ainsi saisie, à l'aide d'une aiguille courbe, deux forts fils de soie. Ces deux anses permettent évidemment de retenir l'estomac dans la plaie pendant le reste de l'opération.

On doit ensuite, je crois, diminuer l'étendue de la plaie pariétale. Pour cela, on introduit à peu près en son milieu, et profondément, une forte aiguille à travers les deux lèvres de la plaie, et on les rapproche au moyen d'un fil, de telle sorte que la partie seule de l'incision dans laquelle se trouve le repli de l'estomac reste ouverte. On incise alors ce repli entre les deux anses de fil, perpendiculairement à la direction du pli, dans l'étendue d'un demi-pouce environ ; puis on introduit dans la plaie stomacale une sonde recourbée à l'aide de laquelle on attire les deux fils en anse ; on divise ces fils en leur milieu, et on a ainsi quatre ligatures que l'on passe à l'aide d'aiguilles à travers la paroi abdominale ; ces ligatures sont enfin attachées avec les extrémités qui sortent de l'estomac. Cet organe est dès lors solidement fixé à la plaie pariétale.

Peut-être serait-il préférable, avant d'inciser la paroi de l'estomac, de passer les extrémités libres des anses à travers la paroi abdominale ; dans ce cas on n'aurait, après avoir ouvert l'estomac, qu'à tirer les fils, à les diviser et à attacher ensemble les extrémités qui se correspondent. La plaie stomacale mise ainsi en rapport avec la plaie pariétale, il reste, pour favoriser l'adhésion, à attacher la muqueuse à la peau par une suture fine faite dans toute l'étendue de la plaie.

V. — Divisons en deux parties la marche à suivre ultérieurement. Dans la première période après l'opération, on aura à conjurer ou à combattre des accidents inflammatoires et nerveux qui sont à redouter après des opérations de cette gravité ; mais avant tout on devra songer à nourrir le patient. Dans les périodes subséquentes, il sera nécessaire d'aviser à un moyen régulier, durable, de continuer cette alimentation. Il importera encore dans les deux périodes, mais particulièrement dans la première, d'empêcher autant que possible l'accès de l'air sur la muqueuse de l'estomac. Les opérations pratiquées sur les animaux ont démontré que la fièvre et l'inflammation de l'abdomen se produisent très-facilement lorsque la plaie est soumise pendant quelque temps au libre contact de l'air. Il faut donc, dans la première période, couvrir la plaie avec de la charpie enduite de cérat et recouvrir ce premier appareil avec du taffetas gommé ou du papier de gutta-percha assujetti sur la peau avec du taffetas d'Angleterre. Dans la seconde période, il sera nécessaire de disposer la canule destinée à être adaptée à la plaie de telle manière que son embouchure puisse être facilement fermée par un obturateur convenable.

L'alimentation de l'opéré, si on ne doit pas la suspendre entièrement pendant quelques jours, sera l'objet de précautions particulières. Dans les premiers jours, elle se composera d'un peu de lait, de bouillie d'avoine; plus tard on pourra recourir à des aliments plus substantiels, mais qui ne devront être ingérés que lorsqu'on aura adapté à la fistule une canule destinée à rester toujours en place, et qui par suite devra être fabriquée avec de l'argent chimiquement pur.

Après m'être ainsi édifié moi-même sur la série des opérations que j'avais à pratiquer, et lorsque le malade, après de longues hésitations, se fut enfin décidé, en pleine connaissance du danger qu'il allait courir, à me donner son consentement, je procédai à l'opération le 23 mars, à 9 heures 1/2 du matin, en présence de plusieurs collègues et d'un grand nombre d'étudiants.

Le patient avait préalablement reçu un lavement qui avait produit une selle. Il fut placé sur le siége à opérations du professeur Stein, dans une situation à demi verticale. Lorsqu'il eut été chloroformisé, je fis une incision depuis la pointe du sternum, se dirigeant obliquement en bas, en dehors et à gauche, le long des cartilages des côtes, jusqu'au bord externe du muscle droit. L'incision comprit la peau, le feuillet antérieur de la gaîne du muscle, le muscle lui-même, le feuillet postérieur et l'artère épigastrique supérieure, dont la ligature fut immédiatement effectuée. Après avoir découvert le péritoine et arrêté soigneusement toute hémorrhagie, je l'ouvris à gauche du lobe gauche du foie, que l'on apercevait à travers cette membrane, le long des cartilages costaux, par une incision assez grande pour me permettre d'introduire dans la cavité abdominale l'index et le médius de la main gauche. Je fis monter ces deux doigts jusqu'à la voûte du diaphragme; ils furent d'abord arrêtés par des replis de l'épiploon; ils rencontrèrent ensuite la rate et glissèrent de cet organe sur l'estomac, dont ils saisirent la paroi antérieure pour l'attirer dans la plaie. Deux fils de soie portant à chaque extrémité une aiguille à suture furent passés à travers la partie ainsi saisie. Pour fermer la moitié interne de la plaie, j'en traversai les bords avec une aiguille d'or et les rapprochai. Les 4 aiguilles à suture furent passées à travers la partie restée libre des bords de la plaie, de manière à être placées deux à deux, le plus près possible les unes des autres. Puis je saisis avec une petite pince le repli de la paroi stomacale vers le milieu, entre les fils à ligature, et ouvris l'estomac avec un bistouri par une incision petite, mais suffisante pour permettre l'introduction dans la cavité de l'estomac d'un crochet recourbé à pointe mousse. Au moyen de ce crochet je tirai dehors les fils introduits dans cette cavité, je les divisai par le milieu et les réunis aux bouts qui, au moyen des aiguilles à suture, avaient été passés à travers la peau en quatre points différents. Enfin j'attachai la muqueuse aux bords de la plaie cutanée par huit sutures fines. L'aiguille d'or restée momentanément sans emploi fut utilisée pour une suture entortillée, et l'autre partie de la plaie cutanée fut réunie par quelques sutures et du taffetas d'Angleterre.

L'estomac laissa échapper pendant l'opération une faible quantité de gaz, mais pas de liquide.

Lorsque le patient se fut réveillé, il fit des efforts pour vomir et rendit par l'œsophage quelques gorgées de lait caillé; mais rien ne sortit de l'estomac. Cette crise apaisée, une demi-tasse de bouillie d'avoine fut introduite dans l'estomac par un tube de verre et absorbée. La plaie fut couverte avec des plumasseaux de charpie fine et une bande de gutta-percha.

Dans le courant de la journée, l'opéré éprouva des coliques qui, sans être très-douloureuses et durer longtemps, se reproduisirent plusieurs fois. Les parties voisines de la plaie étaient très-sensibles, ses bords tuméfiés, mais on ne constata ni tension de l'abdomen ni fièvre. Le pouls s'éleva dans la soirée, tout en restant calme; Le malade accusa de la soif, mais on ne lui permit que de se rafraîchir la bouche. On administra dans la journée, par le tube en verre, et en trois fois, la valeur de trois demi-tasses de bouillie d'avoine; il passa assez paisiblement la nuit et parut très-calme le lendemain matin. Aucune douleur, mais seulement un peu de malaise qui augmentait par intervalles. Le pouls était encore calme, mais pas autant que la veille au soir; les bords de la plaie étaient toujours tuméfiés; il en était sorti une matière séro-sanguinolente. On administra de nouveau, par le tube en verre, environ une demi-tasse de bouillie d'avoine un peu plus épaisse que la veille, mais que l'estomac ne reçut pas aussi volontiers ; l'ingestion rencontra en effet plusieurs fois des difficultés, et une petite partie de la bouillie revint à la surface de la plaie.

Plus tard, dans la même journée, on administra par petites portions environ deux chopines de lait et une quantité presque égale de bouillie d'avoine. Pas de douleur ; ni chaud ni froid ; la soif augmenta ; vers le soir le pouls monta à 96. A chaque ingestion par le tube de verre, il remontait à la surface un liquide assez semblable à de l'eau claire, à réaction acide, qui faisait coaguler le lait, en dissolvait le sérum, et qui, à l'analyse, donna beaucoup d'acide chlorhydrique, mais point de substance phosphorée.

La nuit suivante, presque toutes les heures, accès de douleur lancinante au creux de l'estomac; peu de sommeil.

Le 25 au matin il accusa de la faim. Le pouls était très-petit (104); un peu de sensibilité abdominale au voisinage de la plaie; l'appareil était imbibé par une quantité notable d'un liquide à odeur acide; à l'ouverture de la plaie se montrait du chyme grisâtre. En introduisant le tube il s'écoula à peu près une demi-tasse de liquide de couleur verdâtre, mêlé à beaucoup de petits flocons caséeux. La faim fut calmée, quoique non entièrement satisfaite, par une demi-chopine environ de lait; mais en même temps le malade fit pour vomir d'assez douloureux efforts. Une seule fois on vit monter par l'œsophage une petite quantité de gaz.

Vers minuit, la face était abattue, la voix très-faible, et le pouls radial à peu près insensible; assez vive douleur au voisinage de la plaie, et ventre moins affaissé qu'auparavant. L'appareil était en partie traversé, et en le levant on vit s'écouler un liquide limpide d'aspect légèrement verdâtre. Une nouvelle introduction de bouillie d'avoine provoque l'émission d'une plus grande quantité de ce liquide, mêlé de flocons franchement verdâtres.

A 2 h. 1/2 abattement plus caractérisé ; bouche entr'ouverte, voix à peine perceptible, pouls radial tout à fait imperceptible. Les forces diminuèrent graduellement; mort sans agonie à 7 heures 1/2 du soir, 58 heures après l'opération.

Autopsie 38 heures après le décès. La partie de la peau voisine de la plaie fut incisée circulairement, le sternum scié à son centre et les côtes inférieures coupées avec des ciseaux. On réussit ainsi à maintenir à leur place, pendant toute l'autopsie, les parties des parois du thorax et de l'abdomen adjacentes au siége de l'opération et à conserver intacts les rapports entre la paroi et les viscères abdominaux. Aucune collection de liquide dans l'abdomen ; le péritoine avait un aspect normal, sauf à la surface du diaphragme, qui, surtout vers la gauche, était fortement injectée. Dans le voisinage de la rate, rapetissée, plissée, à surface d'un gris d'acier, petite quantité d'un liquide épais, couleur jus de pruneaux ; l'épiploon était transparent, remarquablement gras et recouvrait entièrement l'intestin en descendant jusqu'au petit bassin; l'intestin était fortement rétracté, au point de n'avoir que l'aspect de celui du chien, surtout le côlon ; du reste sa surface, pas plus que sa tunique, ne présentait rien d'anormal.

L'estomac était proportionnellement moins rétracté que l'intestin; son tissu avait sa consistance et son élasticité habituelles ; la plaie de l'opération se trouvait sur sa paroi antérieure, à environ 2 pouces 1/2 et un peu à droite de l'orifice du cardia, dans le voisinage de la grande courbure ; elle adhérait étroitement dans toute son étendue à la paroi abdominale ; on n'y voyait que de faibles traces de mucus. La muqueuse de l'estomac présentait çà et là quelques vaisseaux en état de réplétion, mais ceux-ci n'étaient pas plus nombreux au voisinage de la plaie qu'ailleurs. Un liquide clair, d'un vert sale, mêlé d'un certain nombre de grumeaux blanchâtres de lait caillé, remplissait l'estomac; une substance de même nature apparaissait dans la partie supérieure de la vésicule biliaire. A la partie inférieure de l'œsophage, tumeur de forme annulaire qui, partant du cardia, occupait le conduit dans une étendue d'un pouce à la paroi antérieure et de deux pouces à la paroi postérieure. Cette tumeur était formée d'une substance blanche assez semblable à de la laitance et agglomérée dans l'épaisseur de la paroi œsophagienne. Par suite, la lumière de l'œsophage était tellement resserrée en ce point, que l'introduction d'une sonde à olive était impossible. La muqueuse y était plissée, mais non ulcérée, et communiquait sans interruption avec celle de l'estomac et du reste de l'œsophage. Dans cet organe, on rencontrait çà et là jusqu'au pharynx de petits corps superficiels, de forme lenticulaire, de couleur grisâtre, d'une substance ferme mais non durcie. Au-dessus du rétrécissement, le canal de l'œsophage n'était pas dilaté, mais la couche musculaire était remarquablement épaissie dans une étendue de quelques pouces. La face externe de la tumeur n'adhérait pas aux parties voisines, et il n'y avait pas d'engorgement des ganglions correspondants.

Des recherches microscopiques ultérieures firent découvrir des cellules cancéreuses dans le rétrécissement, mais on n'en trouva nulle part ailleurs. Aux sommets des deux poumons, dépôts tuberculeux, sous forme de granulations grises et de masses caséeuses ayant à peu près le volume d'une fève, qui s'étaient réunies en certains points du sommet du poumon gauche. Les autres parties des poumons étaient fortement pigmentées, mais d'ailleurs saines; le foie pâle et gras. Les autres organes abdominaux, le cœur, la trachée et les bronches ne présentaient rien d'anormal. Cerveau très-pâle, ventricules remplis d'une sérosité claire, incolore, mais aucune altération de sa substance.

L'autopsie mit aussi en évidence la nature cancéreuse de la tumeur œsophagienne; elle paraissait se rapporter à ce que Monro a décrit sous le nom de *Milt-like tumour;* son siége était bien celui que je lui avais assigné avant l'opération ; elle n'était pas ulcérée, mais le rétrécissement était véritablement considérable. Cette tumeur était unique.

La plaie de l'estomac avait des dimensions suffisantes et occupait la place voulue ; elle adhérait intimement dans toute son étendue à la plaie pariétale, de telle sorte que, malgré les efforts considérables du malade pour vomir, pas la moindre portion du contenu de l'estomac ne s'était répandue dans la cavité péritonéale. L'inflammation du péritoine était limitée au voisinage de la plaie de l'opération et avait si peu d'importance qu'elle n'aurait pu causer la mort si elle ne s'était combinée avec l'inanition produite par des jeûnes prolongés.

Tous ces faits réunis semblent permettre d'espérer que l'opération pourra réussir dans des circonstances meilleures, surtout si elle est faite en temps utile, c'est-à-dire avant que la faim ait considérablement affaibli le malade, et si, comme cela arrive chez les animaux, on peut, après avoir placé le bandage, pénétrer dans l'estoma quand la chose est nécessaire, entre l'appareil et la paroi abdominale.

Observation IV

Cancer épithélial de l'œsophage. Trachéotomie, puis gastro-stomie 24 jours après. Mort 44 heures après cette dernière (résumé) (1).

Homme de 47 ans, entré à *Guy's hospital* le 8 octobre 1857, dans le service de M. Habershon, avec tous les signes d'une affection chronique du poumon et du larynx. Peu de temps après l'entrée, douleurs vives à la gorge en toussant. Quelques semaines après, la douleur se fit sentir pendant la déglutition, qui devint bientôt difficile. L'examen de la gorge ne fit découvrir qu'un peu de rougeur et d'œdème. Les ganglions étaient normaux. Ce ne fut que plus tard que M. Cooper Forster trouva sous l'épiglotte, vers la droite, une tumeur arrondie qui obstruait évidemment le commencement de l'œsophage.

Le 2 mars 1858, la gêne de la respiration devint si grande que M. Stocker dut pratiquer la trachéotomie pendant la nuit. L'incision fut faite aussi bas que possible; mais la trachée étant aplatie d'arrière en avant, le malade ne put supporter la canule. L'opération n'apporta pas de soulagement.

Quelques jours plus tard, la respiration devint plus facile, mais la gêne de la déglutition augmenta de plus en plus. Le malade était très-émacié, mourant de faim et de soif, et présentait les caractères de la bronchite chronique. Les lavements nutritifs, d'abord bien conservés, cessèrent d'être tolérés ; le refroidissement des extrémités commença, et on se décida à intervenir activement dès qu'on fut convaincu que le malade se mourait plutôt d'inanition que de sa maladie.

M. Cooper Forster pratiqua la gastro-stomie le 26 mars, à 2 heures de l'après-midi, sans chloroformer le malade, et sans que celui-ci fît un mouvement.

Incision comprenant la peau et l'aponévrose suivant le trajet de la ligne semi-lunaire gauche, à partir du rebord des fausses côtes, entre la 8ᵉ et la 9ᵉ côte, et se continuant en bas dans l'étendue de 3 pouces

(1) Habershon et Cooper Forster, *Guy's Hosp. Rep.*, 1858, 3ᵉ série, t. IV, p. 1 et 13.

1/2. La portion tendineuse des muscles obliques fut alors divisée et le bord externe du muscle droit mis à nu. Pour prévenir l'hémorrhagie qui aurait pu naître des artères intercostales divisées et empêcher de reconnaître les tissus, on lia un des vaisseaux; puis on divisa les tissus couche par couche jusqu'au péritoine, en faisant bâiller la plaie au moyen d'écarteurs. En arrivant au fascia transversalis, celui-ci était tellement atrophié qu'en voulant le séparer du péritoine à l'aide d'une sonde, on ne put, malgré toutes les précautions, le faire sans ouvrir la séreuse péritonéale.

On passa une sonde sous le péritoine et on le divisa dans toute l'étendue de la plaie. On vit alors le lobe gauche du foie à l'angle supérieur de celle-ci, et au-dessous l'estomac. On saisit cet organe avec un tenaculum et on l'attira vers la plaie, en ayant soin de l'écarter le moins possible de sa position naturelle. On passa ensuite une aiguille courbe munie d'un fil de soie solide à travers les parois de l'estomac, et on les réunit à la paroi abdominale au moyen de la suture entrecoupée. Après avoir fait les deux premiers points de suture, on ouvrit l'organe en incisant la partie comprise entre les points d'entrée et de sortie du tenaculum; l'incision eut à peu près 3/4 de pouce, et quelques gouttes de sang tombèrent dans l'estomac. On continua ensuite à coudre le viscère avec la paroi abdominale, de manière que l'aiguille passât d'un tiers de pouce dans l'estomac et prît dans la suture le plus possible des téguments. L'ouverture stomacale fut un peu agrandie afin de lui donner une étendue suffisante pour admettre la sonde qui servirait à introduire les aliments. Comme l'ouverture stomacale était moins étendue que l'extérieure, on réunit les angles de celle-ci à l'aide de la suture entrecoupée, sans toucher au péritoine. La plus grande difficulté fut d'adapter le bord de la muqueuse de l'estomac à la peau; l'ouverture ainsi formée était assez grande pour admettre le petit doigt. L'opération étant ainsi achevée sans hémorrhagie, on injecta immédiatement dans l'estomac deux onces de lait dans lequel on avait battu un œuf.

Le pouls, qui avant l'opération était à 62 et très-compressible, monta à 116.

Jusqu'au lendemain soir il n'y eut pas de symptômes fâcheux; l'opération avait considérablement apaisé les souffrances; mais vers 8 heures 30 le malade commença à s'affaiblir, ne se relevant que lorsqu'on lui administrait des stimulants; mort le 28 à 10 heures 45 du matin, un peu plus de 44 heures après l'opération.

Autopsie.—Ulcération cancéreuse épithéliale faisant communiquer la trachée et l'œsophage, et au-dessous, au niveau de la première partie du sternum, rétrécissement œsophagien très-étroit. Poumons emphysémateux; tubercules à droite, pneumonie à gauche, à la base; pas de trace de péritonite. La muqueuse de l'estomac était saine, mais un peu injectée autour de l'orifice artificiel; les deux séreuses étaient légèrement adhérentes.

Organes abdominaux sains.

L'auteur remarque qu'une partie des tubercules, ainsi qu'une induration avec congestion du lobe inférieur du poumon gauche, étaient certainement de formation récente.

OBSERVATION V

Rétrécissement de l'œsophage à la suite de brûlure par poison corrosif. Gastro-stomie. Mort 4 jours après (1).

James G., 4 ans et 4 mois, fut admis à la salle Martha le 2 février 1859, dans le service du Dr Addison, dans un état de maigreur et d'émaciation extrêmes. Nous devons à M. Fagge les détails suivants recueillis auprès des parents. 17 semaines avant son admission, l'enfant avait avalé un poison corrosif qu'on supposait être une solution de potasse, ou d'alcali caustique, dont on se sert pour laver le linge. Vomissements violents de mucus spumeux, et, à ce moment et dans la suite, de matière contenant 2 ou 3 cuillerées à bouche de sang. Pendant plusieurs jours, difficulté à avaler; mais grâce aux soins du chirurgien de la paroisse, tout s'apaisa, et il guérit en apparence. Le petit malade continua à aller relativement bien; une quinzaine avant son entrée, la dysphagie reparut, et augmenta progressivement d'intensité. Voici ce qu'on nota à partir de ce moment.

Douleur dans la gorge et dans la région épigastrique. Un peu de thé de bœuf est avalé deux jours avant l'admission, mais rien depuis, malgré tous les efforts du malade. On ne voit rien en regardant dans la gorge. Constipation excessive.

4 février.—L'enfant étant extrêmement faible, et son état très-grave,

(1) Cooper Forster, *Guy's Hosp. Reports*, 1859, 3e série, t. V, p. 1.

M. Cook le vit avec M. Addison, dans le but d'essayer d'avoir recours à quelque opération pour apaiser les symptômes actuellement urgents ; mais on ne fut pas d'avis d'en pratiquer aucune à ce moment. On prescrivit des lavements de thé de bœuf et de vin toutes les 4 heures, et la boisson qu'il désirerait prendre par la bouche.

5 février. — Il a avalé la plus grande partie d'une tasse de lait. Fomentations sur la gorge; deux fois par jour, un demi-grain de calomel.

Jusqu'au 15 son état s'améliora progressivement. Le 18 on cesse le calomel.

9 mars. — A cette époque sa santé paraît rester stationnaire, mais la gêne de la déglutition s'est évidemment accrue.

12 mars. — Il n'a rien avalé depuis 2 jours; il est très-épuisé et paraît sur le point de se trouver mal.

Nous avions vu le malade plusieurs fois pendant le cours de son affection, et nous étions très-anxieux de pratiquer la seule opération qui nous parût offrir des chances de soulagement; mais une ou deux fois il sembla avaler facilement une certaine quantité de liquide, ce qui fit penser au Dr Addison qu'il valait mieux reculer toute intervention chirurgicale jusqu'aujourd'hui.

Opération. — Le petit malade fut placé sur une table et on le chloroformisa. Incision d'environ deux pouces le long du bord externe du muscle droit, dans la région hypochondriaque gauche, en commençant aux cartilages, et au niveau de l'espace compris entre la 7e et la 8e côte. Les muscles et les aponévroses furent incisés avec précaution, et on lia plusieurs vaisseaux qui saignèrent assez abondamment; enfin on mit à nu le péritoine que l'on divisa soigneusement sur une sonde. Des anses de l'intestin grêle apparurent immédiatement dans la plaie, on les écarta, et deux doigts allèrent à la recherche du cardia dans la direction du diaphragme. Cette partie de l'opération fut difficile. Cependant lorsqu'on atteignit l'estomac, on le reconnut aisément à son épaisseur et à sa sensation veloutée; en outre, la portion exposée étant la grande courbure, les vaisseaux qui la sillonnaient, ainsi que la portion descendante du grand épiploon, rendirent certain que l'organe qu'on avait sous les yeux était bien l'estomac. On y fit immédiatement une ouverture, mais on fut obligé de lier les deux bouts d'un gros vaisseau qui saignaient abondamment. Les bords furent alors fixés avec soin à la paroi abdominale par une suture non interrompue, et le reste de la plaie pariétale fut fermé de la même manière. L'opération était terminée. Il avait suffi de deux grammes de chloroforme pour déterminer l'anesthésie complète, et il n'y eut à la suite ni mal de cœur, ni accident fâcheux. Avant l'opération, le malade semblait dormir tranquillement ; lorsqu'on lui parlait il comprenait ce qu'on lui disait, mais il était incapable de répondre ; le pouls n'était qu'à 82 et faible, la peau fraîche, les mains et les bras froids, mais le corps et les membres inférieurs assez chauds. Une demi-heure après l'opération, le pouls était à 120, et l'enfant n'était pas plus faible qu'auparavant.

Une demi-once de lait et d'œuf, et d'œuf et de vin, fut donnée alternativement, au moyen d'un tube introduit dans l'estomac par la plaie, tous les quarts d'heure pendant les deux premières heures, puis les intervalles des repas furent plus longs (toutes les heures) et on ne donna plus que du lait. Lavements nutritifs toutes les 4 heures, et retenus.

Le lendemain de l'opération, le petit malade paraissait à son aise, répondait aux questions ; il était encore très-faible, pouls à 120. Le régime lacté fut continué, et on ajouta une once de vin aux lavements de thé et de bœuf ; on continua toutes les heures l'alimentation par le tube nuit et jour, excepté lorsque le malade dormait profondément, ce qui arrivait par intervalles.

Le mardi (l'opération ayant été pratiquée à 11 heures le dimanche matin), il paraissait très-bien, sans aucune sensibilité dans l'abdomen, et son aspect général indiquait qu'il se trouvait dans un état plus favorable ; pas de péritonite. La plaie avait bon aspect, quoique un peu atone ; la nourriture disparaissait évidemment de l'estomac et passait dans les intestins. Le malade essaya encore d'avaler un peu de lait par la bouche, et il réussit en partie. Jusqu'à ce moment il avait été soigneusement gardé et veillé par MM. Fagge, Greenwood, et Charlton, à qui nous sommes fort redevable de leur attention.

Le mercredi matin, il se trouvait bien, et on le nourrissait toutes les heures et demie par le tube, ce qui paraissait l'égayer ; bien plus, il demandait lui-même son cataplasme, comme il l'appelait, lorsque le moment de prendre son repas était venu. Vers 10 heures du matin, après avoir été alimenté, douleur brusque dans l'abdomen ; le malade affaissé, froid, les yeux ternes, le pouls presque imperceptible, tombe rapidement dans un état comateux ; mort à 2 heures de l'après-midi.

Autopsie le lendemain, par le Dr Wilks.

Émaciation extrême du corps.

Une partie considérable de l'œsophage avait été lésée par le poison, mais plus particulièrement la partie moyenne qui était très-rétrécie, bien qu'il y existât encore un étroit passage. Le rétrécissement était dû à un épaississement et une induration considérables du tissu sous-muqueux.

La dernière partie avait conservé sa muqueuse, ses parois, et son calibre normaux; la première, c'est-à-dire depuis le commencement de l'œsophage jusqu'au rétrécissement, était énormément dilatée. La muqueuse était saine mais un repli de celle-ci formait une sorte de valvule au commencement de l'œsophage, et une autre vers sa réunion avec le rétrécissement.

En ce point, la muqueuse n'existait plus, et il y avait une petite ulcération; mais à l'intérieur de la coarctation, elle était d'une couleur foncée, sans ulcération, bien qu'elle eût été probablement détruite en partie ou corrodée.

La plaie externe de la paroi abdominale avait commencé à s'ulcérer, et les sutures s'étaient relâchées. Signes de péritonite récente, due évidemment au relâchement des sutures, car on trouva dans l'abdomen une certaine quantité du contenu de l'estomac, entre le foie et le diaphragme; des plaques de lymphe molle en divers points; un peu de sérosité.

En enlevant la paroi, l'estomac se sépara d'elle par la facilité avec laquelle les sutures cédèrent.

La partie qui avait été ouverte était le milieu de l'organe, ou vers la partie inférieure de la face antérieure, et c'est à peine si quelques adhérences s'étaient formées autour de l'incision; le côlon se trouvait immédiatement au-dessous, et adhérait à la face inférieure de la plaie, ainsi qu'un repli de l'épiploon qu'on y avait cousu.

L'estomac contenait des aliments, et la muqueuse était saine, sauf une coloration foncée autour de l'ouverture. L'intestin grêle renfermait des aliments et le gros intestin des matières fécales.

OBSERVATION VI

Cancer épithélial du pharynx, pour lequel on dut pratiquer la trachéotomie et la gastro-stomie. Mort au bout de 36 heures (1).

Femme de 44 ans, mariée, ayant eu deux enfants et plusieurs fausses couches depuis. Pendant les 14 dernières années (période

(1) Sydney Jones, *Trans. of the Pathol. Soc. of London*, 1860, t. IX, p. 101.

des fausses couches), santé très-délicate. Deux fois elle subit un traitement pour ulcération du col. En juillet 1858, pour la première fois, douleurs dans la gorge, toux et enrouement. Malgré tout traitement, cette douleur augmenta, rendant très-pénible la déglutition d'aliments solides et même liquides ; respiration de plus en plus difficile, trachéotomie le 10 février 1859 ; on mit une double canule dans la trachée, et depuis cette époque jusqu'à la mort, survenue plus de 5 mois plus tard, la respiration s'effectua entièrement et librement de cette manière.

La douleur et la gêne pendant la déglutition continuèrent néanmoins à augmenter après la trachéotomie. La gorge se remplissait constamment de mucus mélangé quelquefois de sang et de pus. En mai, il fut impossible de passer dans l'œsophage une sonde élastique numéro 12.

Depuis le commencement de juin environ, on ne put faire pénétrer d'aliments dans l'estomac et on fut obligé d'avoir recours aux lavements de lait, thé de bœuf, arrow-root et eau-de-vie.

Affaiblissement considérable par l'inanition ; pouls petit, faible et rapide ; soif et faim très-vives. On examina avec soin le thorax et l'abdomen, et on ne put découvrir d'affection viscérale.

Opération le 14 juillet.

Incision de 3 pouces 1/2 environ, depuis l'espace compris entre les 8e et 9e cartilages costaux, à gauche, le long du bord externe du muscle droit ; on divisa ensuite l'aponévrose du grand oblique et le fascia transversalis ; puis on ouvrit le péritoine. Difficulté à atteindre l'estomac, parce que, comme on le vit après la mort, cet organe avait été attiré en bas et plus à gauche que d'habitude par des adhérences épiploïques. Ayant été attiré en avant, on l'ouvrit par une incision verticale d'environ 3/4 de pouce, puis on fixa solidement les bords de la plaie viscérale à ceux de la plaie pariétale par 5 ou 6 ligatures solides en soie.

La malade perdit 3 ou 4 onces de sang pendant l'opération.

Un tube, muni d'un entonnoir fixe à sa partie supérieure, fut placé dans l'estomac où il resta jusqu'à la mort. Le séjour permanent de ce tube ne parut provoquer aucune irritation.

L'opération fut commencée à 3 heures moins 1/4 ; à 3 heures 1/2, peu de temps après sa terminaison, on introduisit dans l'estomac une once de lait mêlée à une demi-once d'eau-de-vie. On recommença à 5 heures, en y ajoutant 30 gouttes de laudanum. La malade se sentait bien et n'éprouvait plus les sensations de la faim et de la soif.

Fomentation de camomille sur l'abdomen. A 10 heures on redonna du laudanum. A 11 heures, lavement d'eau-de-vie, d'arrow-root et de thé de bœuf. Nuit assez confortable ; jusqu'à minuit on donna toutes les heures du lait en petite quantité, soit seul, soit avec des stimulants ; après cette heure la malade ayant une tendance à s'assoupir, et se sentant mal au cœur, avec des envies de vomir dues à l'introduction des aliments, on n'en donna plus que toutes les deux heures.

Le lendemain, pouls très-faible, peau chaude, mais moite ; douleur dans le voisinage de la plaie, mais pas de sensibilité générale du ventre. On prescrivit d'introduire les aliments toutes les heures ; cette introduction produisit quelques nausées, mais rien ne s'échappa par la plaie. Injection à 11 heures du matin. Dans la soirée, affaiblissement rapide ; mains, jambes et pieds froids, pouls à peine perceptible. Mort à 3 heures du matin, 36 heures environ après l'opération.

Autopsie. — Le larynx et le pharynx étaient envahis par un cancer épithélial. L'ouverture de l'estomac siégeait à peu près entre les orifices cardiaque et pylorique, et à la même distance entre les bords supérieur et inférieur. L'estomac, au voisinage immédiat de la plaie, adhérait par de la lymphe récente à la paroi abdominale. Pas de trace de péritonite. Viscères thoraciques et abdominaux sains.

OBSERVATION VII

Rétrécissement cancéreux de l'œsophage, produisant une obstruction presque complète. Gastro-stomie. Grand soulagement de la faim et de la soif. Mort d'épuisement 31 heures après l'opération (1).

William G., 57 ans, entre à London Hospital le 30 janvier 1866, dans le service de M. Davies.

Marin pendant les quarante-quatre années précédentes ; pas de syphilis, mais de grandes fatigues ; jamais de lésion dans la gorge,

(1) Curling, *Clinical Lectures and Reports of the London Hospital*, 1866, t. III, p. 218.

et n'en a souffert que dans les quatre dernières semaines; il a maigri et perdu ses forces très-rapidement. Actuellement il est très-abattu et tourmenté de sa position.

Symptômes pendant la première quinzaine. — Corps très-émacié; face très-pâle, air hagard, anxieux, apparence trouble des conjonctives; bouche humide et pleine de salive qu'il est obligé de cracher constamment; dents et langue saburrales; haleine très-fétide; sensation très-pénible de faim et de soif, et de besoin, rapportée à l'épigastre. Pendant les quatre dernières semaines il a vomi tout aliment solide immédiatement après l'avoir pris, et c'est avec la plus grande difficulté qu'il peut avaler les liquides; l'action d'avaler lui cause toujours une douleur intense. La nourriture s'arrête d'habitude brusquement en face de la fourchette du sternum, mais elle semble quelquefois s'arrêter à la pomme d'Adam. Pas de tumeur au cou, et on ne découvre rien d'anormal en le faisant avaler; l'abdomen est entièrement flasque et rétracté. L'examen stéthoscopique de la gorge, de la poitrine et de l'abdomen donne le même résultat négatif. Des bougies de tout calibre, même une bougie spéciale, petite et flexible, qu'on fit faire exprès, s'arrêtent brusquement, sans aucun spasme apparent, à environ 10 pouces des gencives. Pouls variant de 90 à 110, faible et dépressible.

On prescrivit le repos absolu au lit et une alimentation composée de lait, de thé de bœuf et d'œufs. Très-grandes difficultés à avaler le lait et le thé de bœuf. L'intestin agit modérément après un purgatif.

Du 12 février au 9 mars, il vomit presque tout ce qu'il prit par la bouche; faim et soif très-vives; malgré les lavements nutritifs, il maigrit considérablement; le 23 on le pesa : il avait diminué de près de 11 livres par semaine depuis l'entrée; son poids actuel est de 71 livres seulement.

9 mars. — Vomissements presque constants, les aliments solides ou liquides pouvaient à peine arriver à l'estomac. On ordonna du hachis de viande digéré artificiellement au moyen de la pepsine et de l'acide chlorhydrique; il fit tout ce qu'il put pour en avaler un peu et il parut le trouver bon, mais cela, comme toute autre chose, provoqua des vomissements. On dut renoncer à toute alimentation par la bouche et on ne donna que des lavements; comme les médicaments n'apportaient aucun soulagement, on en cessa l'usage.

13 mars. — Mauvais état sous tous les rapports; vomissements constants, faiblesse excessive; pouls plus faible, tendant à devenir inter-

mittent. Physionomie abattue, soif extrême. On prescrit du lait glacé.
Le Dr Davies prie M. Curling de voir le malade pour pratiquer la
gastro-stomie. M. Curling, après examen, demande une consultation
avec ses collègues pour le lendemain. Il y eut divergence d'opinions
sur la nécessité immédiate de l'opération, et, vu la répugnance du
malade à s'y soumettre, on la remit à plus tard.

Le 15, M. Curling se décida à opérer, mais l'état général était plus
mauvais encore ; dans la crainte de provoquer des vomissements,
on ne donna pas de chloroforme, mais on employa la pulvérisation
éthérée au niveau de la ligne d'incision. Celle-ci eut trois pouces
de long, s'étendant en bas, verticalement, depuis l'extrémité de la
septième côte.

Le long du bord du muscle droit, on ne trouva que des traces de
tissu graisseux sous-cutané, et il ne s'écoula que peu de sang. Fascia transversalis et péritoine mis à découvert, et divisés sur une
sonde.

L'estomac, de couleur pâle et contracté, fut aussitôt reconnu. Paroi
saisie avec une pince et attirée dans la plaie ; ouverture d'environ
3/4 de pouce, avec des ciseaux ; bords fixés à ceux de la plaie externe
au moyen de 5 fils de soie, en ayant soin de ne pas laisser pénétrer de sang dans la cavité abdominale. Plaie pariétale réunie par
des sutures métalliques au-dessus et au-dessous de la plaie stomacale.

Après l'opération, le malade parle avec gaieté et ne paraît pas
souffrir du shock ; cuisson dans la plaie.

L'opération, y compris l'éthérisation, dura environ 30 minutes.
Le malade fut reporté dans son lit, et M. Curling prescrivit de le
nourrir toutes les demi-heures au moyen d'une sonde introduite
par la plaie dans l'estomac, et d'injecter lentement environ une cuillerée ou deux. Immédiatement, injection sous-cutanée d'un centigramme de morphine.

Une demi-heure après l'opération, on injecta 3 onces de lait chaud
dans l'estomac au moyen d'une seringue en verre ; cela parut faire
beaucoup de mal. En enlevant la sonde il sortit de l'estomac un
liquide visqueux, très-acide, qui parut irriter la peau et la plaie par
son contact ; c'était probablement du suc gastrique.

Le malade suça constamment de la glace, qu'il semblait aimer
beaucoup. Pouls à 90, très-faible. Peau froide. Toutes les demi-
heures, lait, thé de bœuf, vin et œufs, alternativement, jusqu'à 10
heures du soir ; ces repas ne parurent plus être douloureux ; le

même liquide acide s'échappait chaque fois lorsqu'on enlevait la sonde, mais on avait grand soin qu'il ne touchât pas les parties environnantes. Les bords de la plaie à laquelle l'estomac était attaché s'étaient rétractés beaucoup, rétrécissant l'ouverture, et exerçant une traction considérable sur la suture.

A 10 h., le Dr Woodmann prescrivit un lavement contenant : thé de bœuf, 120 grammes, 2 œufs, vin, 60 grammes, à administrer comme d'habitude par le rectum. Le malade dormit assez bien jusqu'à 11 heures, où il se réveilla et demanda de la glace ; on lui injecta 60 grammes de thé de bœuf dans l'estomac ; il causa gaiement, dit qu'il se sentait à son aise, qu'il n'avait pas faim, et plus aussi soif. Peau chaude. A 12 heures il s'endormit de nouveau et reposa tranquillement jusqu'à 3 heures du matin. Alors il se réveilla, demanda de nouveau de la glace, qu'on lui donna trempée dans l'eau-de-vie. Injection stomacale de vin et thé de bœuf ; comme il se plaignit beaucoup ensuite, injection sous-cutanée d'un centigr. de morphine qui le soulagea beaucoup, et un quart d'heure après il s'endormit de nouveau ; il dormit profondément de 4 à 6 heures, alors injection rectale de thé de bœuf et d'eau-de-vie renfermant deux œufs.

Depuis ce moment il s'affaiblit progressivement et mourut d'épuisement à 11 h. 1/2, trente-deux heures après l'opération. On lui avait donné un lavement de thé de bœuf, de vin et d'œufs environ une heure auparavant. Il n'avait pas eu de vomissements ; une ou deux fois seulement, efforts pour vomir et rejet d'une certaine quantité de salive mélangée d'eau. Par la plaie elle-même il n'y avait pas eu de renvoi des aliments ; l'estomac ne fit ni efforts ni mouvements pour rejeter quoi que ce soit, ce qu'on y introduisit ne parut aucunement l'irriter.

Autopsie, 36 heures après la mort. — Corps extrêmement émacié ; peau généralement pâle ; abdomen décoloré et flasque ; poumons très-emphysémateux au niveau de leurs bords ; cœur graisseux ; tissus musculaires ramollis ; athérome considérable de l'aorte et des grosses artères.

Abdomen. — Ouverture juste entre les cartilages des 8e et 9e côtes, correspondant à celle faite à l'estomac pendant la vie ; tous les tissus situés autour de l'incision étaient décolorés, et le sang extravasé dans leur intérieur. Une des sutures supérieures s'était ulcérée.

Œsophage. — A environ 6 pouces de la glotte, et environ 4 pouces 1/2 de l'estomac, rétrécissement étroit qui aurait à peine admis une plume d'oie ; paroi postérieure du conduit très-épaissie dans l'étendue d'environ deux pouces, et en l'ouvrant on y trouva une ulcération qui était sur le point de pénétrer dans la bronche droite.

Examen microscopique : épithélioma, approchant du cancer colloïde dans ses couches profondes. L'estomac paraissait exempt de toute lésion, et l'ouverture qu'on y avait pratiquée siégeait sur la grande courbure, près du cardia. Pas de traces de péritonite ; intestins généralement vides et flasques ; foie normal ; nulle part de ganglions hypertrophiés.

Observation VIII

Rétrécissement cancéreux de l'œsophage. Gastro-stomie.
Mort au 12ᵉ jour (1).

James D. M., 61 ans, marchand de vin, entre à l'hôpital S. Thomas (Londres) dans le service de M. S. Jones, le 24 août 1866. Homme d'une grande taille, émacié. Pris d'une difficulté à avaler qu'il attribuait à un grossissement de la luette, il était allé voir un chirurgien qui, sans l'examiner attentivement, en avait fait l'ablation quelques jours auparavant. Sa femme rapportait l'origine de ce mal à un morceau d'os qu'il avait avalé le 20 mai précédent ; depuis cette époque il n'avait jamais pu avaler d'aliments solides ; dysphagie extrême depuis dix semaines. Antérieurement fièvre typhoïde ; pas de prédisposition héréditaire au cancer.

Le lendemain de son admission, on essaye d'introduire dans l'œsophage une bougie n° 16 ; résistance considérable au niveau du bord supérieur du sternum. Pas de douleur à une pression modérée.

Le 1ᵉʳ septembre, on essaye vainement de passer une bougie n° 10. On ramène du mucus et des particules blanchâtres. Le lavage du conduit œsophagien donna les mêmes éléments, qui à l'examen microscopique furent reconnus composés d'épithélium et de particules alimentaires. Les cellules épithéliales n'annonçaient pas une tumeur de mauvaise nature.

Deux fois par semaine on essaya de passer une bougie ; mais la plus petite ne put même franchir le rétrécissement. Pas d'aliments

(1) Sydney Jones, *The Lancet*, 15 décembre 1866, p. 665.

solides depuis l'entrée, et de jour en jour il devenait plus difficile d'avaler les liquides ; tous les essais de déglutition provoquaient des efforts de vomissement ; faim et soif vives, yeux hagards, peau froide, pouls à peine perceptible.

M. S. Jones proposa la gastro-stomie, qui fut pratiquée le 22 sept. T^re de la chambre, 18°. Anesthésie de la région avec l'éther. Incision d'environ trois pouces 1/2 de long, verticalement, à partir du cartilage de la 9ᵉ côte ; le bord du muscle droit fut attiré en dedans et sa gaîne divisée ; puis on ponctionna le péritoine, qui fut incisé sur une sonde dans l'étendue de deux pouces environ. On vit le lobe gauche du foie, et en passant le doigt au-dessous du bord inférieur on saisit facilement l'estomac qu'on attira dans l'ouverture abdominale. Deux ligatures solides, de chaque côté, furent faites profondément pour réunir l'estomac avec les bords de l'ouverture abdominale ; cet organe fut alors ouvert, et les bords de cette incision furent mis en contact avec ceux de la première à l'aide de cinq ou six sutures de soie. On ne perdit pas de sang ; un petit vaisseau fut lié dans la paroi abdominale, et un second dans la plaie de l'estomac.

L'opération étant terminée, on introduisit dans l'estomac un mélange d'eau-de-vie, d'œufs et de lait ; l'ouverture fut recouverte de charpie huilée, et des flanelles chaudes furent mises sur l'abdomen. Pour éviter autant que possible l'irritation de l'estomac, on ne laissa pas de tube en permanence dans l'orifice, mais fut introduit à chaque repas un tube court, bien lisse, auquel on fixa un petit entonnoir, d'abord toutes les deux heures, puis à des intervalles plus éloignés. On confia ce soin à un interne.

Peu de temps après l'opération, le pouls était à 60, de volume passable ; T^re 36°. Crampes dans l'abdomen ; injection sous-cutanée de morphine. Le malade dormit ensuite ; la douleur persistait lorsqu'il se réveilla ; nouvelle injection pendant la nuit. Le pouls varie de 60 à 78 ; la T^re de 36°,6 à 37°,7.

23. — Plaie belle, un peu sensible cependant ; pas de signe de péritonite. Le malade se sent bien, sauf les crampes, qu'on apaise avec les injections hypodermiques. Un peu de toux, pour laquelle on introduit par la bouche vingt gouttes d'oxymel scillitique et de teinture de camphre. Pouls de 66 à 78 ; T^re de 36°,9 à 37°,7.

24. — Moins de toux ; plaie belle, moins sensible. Symptômes graves de narcotisme par excès d'injections de morphine.

Le 25 et le 26, l'état continue à être satisfaisant.

Le 27, il s'échappe un peu de bile par la plaie. Pensant que l'estomac est surchargé, on ne donne de nourriture que toutes les trois ou quatre heures. Pouls de 84 à 100. T^{re} 36°,6.

28. On lui fait prendre pour la première fois un peu de viande pilée, ce qui lui est très-agréable. Un peu de sang dans les crachats.

29. Les sutures tiennent encore ferme. Crachats teintés. Le malade avale facilement deux gorgées d'eau glacée, et désire boire du lait. Peau froide. Pouls 96. T^{re} 37°.

30. A minuit on introduit vingt gouttes d'une solution de morphine avec la nourriture dans l'estomac, pour apaiser l'insomnie et l'agitation. Sommeil. Sang dans les crachats, rendus facilement en toussant. Pouls 96 à 100. T^{re} 36°,6.

1er oct. Pas de tympanite, pas de sensibilité abdominale ; on enlève deux sutures ; il s'écoule un peu de pus de la partie inférieure de la gaîne du muscle droit. Face livide toute la journée ; mains froides. Dans la nuit la nourriture est rejetée par la plaie de l'estomac. Pas de sang dans les crachats. T^{re} 37°. Pouls, à huit heures du matin, 120, faible ; à huit du soir, 136, intermittent.

2. — Peut prendre de l'eau-de-vie et de l'eau par la bouche. Les aliments tendent à ressortir par la plaie de l'estomac. Nuit moins bonne ; assoupissement, mais pas de sommeil réel. Pouls de 116 à 126.

3. — 10 heures du matin. Le malade est plus mal. Pouls 130. Yeux éteints ; subdelirium ; gémissements. Cinq heures de l'après-midi, face très-livide ; respiration très-imparfaite ; mort à huit heures du soir. Il y eut prolapsus de la muqueuse, quelquefois dans l'étendue de 1 ou 2 pouces, dans les 24 ou 36 dernières heures.

Autopsie. — Au niveau de la 1re et de de la 2e vertèbres dorsales, tumeur dure, cancéreuse, ayant envahi les parois de l'œsophage en en respectant la muqueuse. Il restait un passage tortueux, admettant un stylet. Dépôt cancéreux dans le rein gauche.

L'estomac était ouvert à 2 1/2 ou 3 pouces du pylore ; bords de la plaie stomacale unis solidement à ceux de la plaie pariétale ; le reste du péritoine était sain.

Partie inférieure des poumons indurée ; hépatisation rouge à gauche, grise à droite. Pas de lésions de branches importantes du pneumogastrique.

OBSERVATION IX

Rétrécissement de l'œsophage par ulcération syphilitique chez un sujet tuberculeux. Gastro-stomie. Mort de pneumonie au 6e jour, 130 heures après l'opération (1).

Thomas G., 48 ans, habitudes d'intempérance, admis à *Guy's hospital* le 1er octobre 1866, dans le service du Dr Habershon; syphilis à 20 ans, mais pas d'autres symptômes depuis.

Quatre mois avant son admission, mal de gorge qui augmenta rapidement de gravité; bientôt, impossibilité de prendre des aliments solides.

Pendant 3 mois, douleur dans le côté droit du cou; toux pendant 3 semaines. Pendant les 4 derniers mois il avait perdu 28 livres de son poids.

A son entrée il était très-émacié et pâle, la voix faible, l'haleine fétide; toute tentative de déglutition causait une grande douleur, et alors les aliments étaient toujours et immédiatement rejetés par le nez et par la bouche. La sensibilité du voile du palais était très-grande et l'on ne put pour cette raison faire d'examen laryngoscopique; mais en enfonçant profondément le doigt dans la gorge, on sentait une tumeur dure derrière le larynx.

On prescrivit des lavements nutritifs toutes les 4 heures; pendant quelques jours il sembla s'améliorer sous l'influence de ce traitement, mais bientôt les lavements ne furent plus conservés, et comme la déglutition restait impossible, l'opération de la gastro-stomie fut décidée dans une consultation entre M. Habershon et M. Bryant.

24 *nov.* Opération par M. Bryant, après chloroformisation. Incision oblique, partant de la ligne semi-lunaire gauche, au-dessous du rebord des fausses côtes, dans l'étendue d'environ 3 pouces. L'estomac fut facilement attiré avec le pouce et l'index, ouvert et fixé aux bords de la plaie au moyen de la suture empennée. Pas de difficulté dans l'opération; pas de nourriture dans l'estomac pendant 24 heures; on employa les lavements nutritifs. Le lendemain, on introduisit dans l'estomac un mélange de lait et d'œufs par l'ouverture artificielle, et le malade parut reprendre des forces; mais les progrès ne furent

(1) Th. Bryant, *The Lancet*, 7 juillet 1877, p. 9.

pas constants. Le 4ᵉ jour il fut pris de délire et s'éteignit le 6ᵉ, 130 heures après l'opération.

Autopsie. — La bouche artificielle, située à un pouce à gauche de la ligne semi-lunaire, avait été parfaitement faite : l'estomac était solidement fixé aux téguments et paraissait sain. Aucun signe de péritonite.

A la partie postérieure du pharynx, et s'étendant en bas, était une ulcération ovale, d'aspect bénin, de deux pouces de long et faisant presque le tour du canal. Il ne restait qu'un demi-pouce de la muqueuse derrière le larynx. L'ulcère était dur, mais ses bords n'étaient pas élevés. Sa base reposait sur le muscle altéré.

Sur le larynx, à gauche, petit ulcère au sommet d'un épaississement qui était considérable en proportion de l'ulcère ; cet épaisissement occupait les 2/3 postérieurs de ce côté du larynx et avait les caractères d'une syphilide laryngée.

Le sommet du poumon droit était occupé par des cavernes de deux époques. Amas jaunes, caséeux, entourés en totalité ou en partie de cavernes, de sorte que des fragments de la matière caséeuse s'émiettaient pour ainsi dire dans ces cavités. Les trois cinquièmes du poumon étaient en état d'hépatisation rouge et grise. Les plaques grises étaient petites et disséminées, et les rouges remplissaient les intervalles. A la partie supérieure les plaques d'hépatisation étaient rouges et les intervalles étaient constitués par du tissu presque sain.

Poumon gauche : deux foyers ramollis de pneumonie tuberculeuse ressemblant assez comme aspect à des abcès pyohémiques.

Pas d'ulcération dans l'iléon ; grande injection de la muqueuse ; pas de mucus à la surface ; injection passive.

Grande quantité de matière fécale dans toute l'étendue du côlon.

Vésicule du fiel très-distendue. 2 onces de bile foncée.

Les reins, de couleur foncée, petits, sains en apparence, pesaient 6 onces 1/2.

Cuir chevelu épaissi uniformément. Crâne : légère irrégularité de la surface à gauche de la ligne médiane. Arachnoïde : épaississement modéré des membranes à la face supérieure.

OBSERVATION X

Cancer épithélial de l'œsophage. Gastro-stomie. Mort 37 heures
après l'opération (1).

Femme de 54 ans, cachectique, souffrant depuis un an de gêne de la déglutition, laquelle augmenta surtout après une variole, et dans les derniers temps provoquait le vomissement des substances ingérées. Pas de douleurs spontanées ; les tentatives de cathétérisme, qui d'ailleurs furent infructueuses, ne causaient ni douleur, ni coloration sanguine des substances régurgitées. Comme des lavements nutritifs, des injections sous-cutanées de morphine, l'humectation de la bouche, etc., ne pouvaient calmer les tourments de la faim et de la soif, la gastrotomie fut résolue.

Après chloroformisation, incision de 3 pouces partant de l'appendice xiphoïde et se prolongeant obliquement, en bas et à gauche, dans le voisinage du rebord des fausses côtes, et traversant la peau et le fascia superficialis. Section du muscle droit et ligature de l'artère épigastrique supérieure et de deux branches musculaires. On aperçoit le lobe gauche du foie à l'angle supérieur de la plaie. Après ouverture du péritoine, l'estomac fut saisi entre l'index et le médius et fixé à l'angle inférieur de la plaie par 4 sutures ; la partie supérieure de la plaie cutanée fut réunie par 9 points de suture entrecoupée et l'ouverture de l'estomac ne fut faite que le lendemain.

Après l'opération, violentes douleurs malgré l'emploi de la morphine, et rejet à plusieurs reprises d'un liquide de goût et d'odeur acides. Abdomen affaissé, plaie infundibuliforme ; la paroi stomacale, tirée en avant au moyen des fils, fut ouverte et la muqueuse fixée au bord inférieur de la plaie par deux sutures. Il en sortit un peu d'air et un liquide mélangé d'une bouillie noirâtre. Au moyen d'une sonde élastique mince on introduisit environ 5 onces de bouillon ; cette injection fut répétée plusieurs fois. Point de douleur ; abdomen non sensible à la pression.

Le lendemain matin, 2 selles abondantes ; température plus élevée ; pouls très-accéléré. Mort 47 heures après l'opération.

Autopsie. — Cancer épithélial siégeant à 2 pouces au-dessus du car-

(1) *Van Thaden*, in thèse de *Scharffenberg*. Kiel, 1867.

dia. L'ouverture de l'estomac à l'intérieur était de la grandeur d'un pois; elle était située à la paroi antérieure, dans le voisinage du pylore. Inflammation du péritoine, limitée au voisinage immédiat de la plaie.

Observation XI

Rétrécissement cancéreux de l'œsophage. Gastro-stomie. Mort trente-six heures après (1).

Elisa L., 42 ans, entrée à l'hôpital en octobre 1867, pour une dysphagie extrème. On diagnostiqua un squirrhe de l'extrémité inférieure de l'œsophage. Les symptômes habituels d'une affection maligne de ce conduit : émaciation progressive, débilité intense et dysphagie croissante, indiquèrent bientôt le caractère désespéré du cas. Lorsque la patiente fut restée tout à fait incapable d'avaler même les liquides pendant neuf jours, elle demanda qu'on lui pratiquât toute opération qui pourrait prolonger sa vie, ne fût-ce que de quelques jours. Dans ces circonstances, à la fin de novembre, je lui ouvris l'estomac de la manière ordinaire. La malade s'éteignit 36 heures après l'opération. — Pas de péritonite.

Observation XII

Retrécissement cancéreux de l'œsophage. Gastro-stomie. Mort trois jours après (2).

En mars 1867, un homme de 50 ans vint me demander mon avis pour perte d'appétit et douleur à l'épigastre après le repas. Cette douleur l'avait fait souffrir depuis un an environ, et actuellement il vomissait un liquide sanguinolent contenant des particules alimentaires. Aucun traitement n'amenda ces symptômes ; la quantité de sang rejeté augmenta ; le sang formait de petits noyaux semblables à du foie bouilli, comme le décrivait le malade ; la déglu

(1) Morell Mackenzie, *Medical Times and Gazette*, 5 août 1876, p. 137.
(2) F. Troup, *Edinb. medical Journal*, 1872, t. XVIII, p. 36.

tition se faisait lentement et provoquait une toux particulièrement suffocante.

On ne put sentir de tumeur, mais une bougie introduite dans l'œsophage rencontra un rétrécissement au tiers inférieur du sternum ; celui-ci franchi, on en trouva un second à un pouce plus bas ; puis on entra librement dans l'estomac.

Pendant plusieurs mois, neuf au moins, on essaya de maintenir le passage libre au moyen de bougies, et le malade apprit à se les introduire lui-même ; puis, la difficulté de passer augmentant, on employa des sondes en gomme élastique d'un calibre de plus en plus petit, et on put faire parvenir de cette manière des aliments dans l'estomac. On usa aussi largement de lavements nutritifs. Peu à peu le canal se ferma complétement, le malade fut pris de toux, expectorant un mucus clair, tenace, gluant, et pendant un mois avant sa mort il fut presque entièrement nourri à l'aide de lavements ; pendant la première moitié de ce mois, ce fut la faim qui fut la plus sensible, et la soif pendant la seconde quinzaine. Après lui avoir exposé sa situation et le seul moyen qu'il y avait à employer pour l'améliorer, il accepta la gastrotomie, qui fut pratiquée de la manière suivante, après chloroformisation.

Incision droite, de trois pouces de long, commençant un peu au-dessous de l'extrémité du cartilage xiphoïde, à gauche de la ligne médiane, à distance égale de celle-ci et des cartilages costaux. La paroi abdominale amincie et le péritoine furent facilement incisés, et, guidé par le bord du foie, on rechercha l'estomac, chose difficile à cause de la tension de la paroi abdominale et de la contraction du viscère. Attiré en bas et fortement saisi à l'aide de pinces, on y fit une ouverture, ses bords furent suturés à l'incision pariétale, et on fixa dans la plaie un tube à trachéotomie d'un volume moyen. Du lait, à doses graduellement croissantes, des stimulants, furent ensuite facilement introduits dans l'estomac, et les trois derniers jours de la vie de cet homme se passèrent dans un bien-être relatif.

L'opération releva à peine le pouls, et le patient exprimait sans cesse l'opinion qu'on avait bien fait de la pratiquer, ne fût-ce que pour avoir apaisé sa soif.

Autopsie. — Bout cardiaque de l'œsophage converti en une masse épithéliale à travers laquelle on ne put trouver de passage ; estomac très-petit ; l'ouverture avait été pratiquée vers sa partie moyenne. Les surfaces séreuses de l'estomac et celles de l'incision pariétale étaient en partie adhérentes, et l'incision elle-même cicatrisée dans toute sa longueur. Péritoine non enflammé — fait remarquable, si l'on considère les manipulations auxquelles on l'avait largement soumis.

OBSERVATION XIII

Epithélioma de l'œsophage. Gastro-stomie.
Mort seize heures après (1).

A. T., 70 ans, fut admis à la salle Stéphane, à *Guy's hospital,* dans le service du docteur Wilks, le 19 août 1868.

Pendant quelques mois, la nuit, envies fréquentes d'expectorer. La salive paraissait être avalée convenablement, mais remontait dans la gorge et la bouche. Depuis le mois de juin, impossibilité de conserver de la nourriture ; les bouchées avalées étaient immédiatement rejetées. Entre ce moment et une quinzaine de jours avant son entrée, le malade avait pu prendre de très-petits morceaux de pain, des œufs et des liquides. Dans ces derniers jours, impossibilité complète d'avaler des aliments, à l'exception d'un peu de vin, et même la salive. — Pas d'antécédents cancéreux dans sa famille.

A l'entrée, malade très-amaigri, extrémités minces, pâles et froides; abdomen rétracté; douleur dans la colonne vertébrale, entre les épaules et au-dessus du sternum, pas de douleur dans le dos avant l'apparition de la dysphagie. Cette douleur ne semblait augmenter ni par la pression, ni même par une percussion assez forte. L'obstacle paraissait siéger au niveau de la partie inférieure du sternum. Quand un peu de nourriture traversait l'obstruction, pas de nausées. On voyait battre distinctement les artères les plus superficielles. Pouls, 72. Impulsion du cœur faible. Langue très-chargée. Sternum un peu déformé; côtes très-proéminentes.

Pendant quelques jours après son entrée, il put faire passer de petites quantités de lait et de thé de bœuf. Cependant il devint de plus en plus faible, et bientôt il commença à tousser.

Le 10 septembre, impossible de rien avaler. De l'eau même, prise en petites quantités, était immédiatement rejetée ; haleine fétide.

Le 11 septembre, il fut examiné par M. Durham. Une bougie de petit volume passée dans l'œsophage fut absolument arrêtée par un

____
(1) Durham, *Guy's hosp. Reports*, 3ᵉ série, t. XIV, p. 195.

obstacle solide, à trois pouces environ au-dessous du niveau du cartilage cricoïde. Elle ne ramena rien qui ressemblât à des éléments
cancéreux. Dans une consultation entre M. Hilton et M. Cooper
Forster, on décida qu'on essayerait de nourrir le malade pendant
quelques jours par des lavements de thé de bœuf, etc., administrés
cinq à six fois par jour.

Les lavements ne furent pas bien conservés. Le malade continua
à s'affaiblir rapidement ; vif désir qu'on lui fît quelque chose qui
pût le soulager.

Le 15 septembre, M. Durham pratiqua la gastrotomie. Le chloroforme fut administré, suivant le désir du patient.

Incision de trois à quatre pouces de long aux téguments, depuis la
8ᵉ et la 9ᵉ côte et immédiatement au-dessus de la ligne semi-lunaire
gauche. Les aponévroses des muscles abdominaux et le fascia furent
divisés sur un conducteur dans une étendue correspondante. Le bord
externe du muscle droit mis à nu, on lia un vaisseau. Le péritoine fut
alors ouvert dans l'étendue de deux à trois pouces, et l'on vit le grand
épiploon recouvrant les intestins. Une traction légère sur l'épiploon et
le prolongement de l'incision du péritoine en haut, permirent d'apercevoir facilement l'estomac. On passa ensuite deux fortes ligatures
en soie, à l'aide d'une aiguille courbe, à travers la paroi antérieure de
l'estomac, de façon à comprendre la partie choisie pour l'ouverture,
à égale distance entre la grande et la petite courbures et aussi près
que possible du cardia. Les fils de soie furent passés de gauche à
droite à environ un pouce l'un de l'autre. Les points d'entrée et de
sortie étaient distants l'un de l'autre d'un pouce environ. La paroi
antérieure de l'estomac fut alors attirée en avant au moyen de ces
fils, et on y fit une ouverture de plus d'un pouce de long, perpendiculairement à leur direction. Les fils furent **alors** divisés au milieu et servirent à fixer l'estomac aux bords de la plaie pariétale. On
plaça encore plusieurs autres sutures. On apporta les plus grands
soins à adapter exactement les bords de la muqueuse à ceux de la
peau. L'estomac fut fixé à la partie supérieure de l'incision ; on fut
même obligé de l'agrandir un peu en haut et en dedans, afin d'éviter
une trop forte traction sur l'estomac. La partie inférieure de la plaie
fut fermée par plusieurs sutures.

Lorsque l'estomac fut ouvert, il y eut quelques envies de vomir, et
il s'échappa par la plaie une petite quantité d'un liquide brun foncé ;
on n'en laissa cependant pas pénétrer dans le péritoine.

L'opération étant terminée, on introduisit dans l'estomac un peu de lait et d'eau chauffé préalablement, au moyen d'un tube élastique; cela provoqua des vomissements, et l'eau et le lait, mélangés d'une certaine quantité du liquide brun foncé sus-mentionné, furent immédiatement rejetés. Il parut bon de remettre à plus tard les essais d'alimentation par l'estomac. Des plumasseaux de charpie furent appliqués autour de la plaie, on les recouvrit d'une éponge molle et on fixa le tout par un emplâtre adhésif.

Le malade fut reporté dans son lit vers 4 heures du soir; il était dans un état d'épuisement très-marqué. Pouls très-faible, à 70; surface du corps froide. On l'entoura de couvertures chaudes et on lui mit des bouteilles d'eau chaude aux pieds. Au bout d'une heure ou deux il se remit parfaitement; le pouls devint meilleur et la peau relativement chaude.

A 7 heures du soir, lavement composé de 6 onces de thé de bœuf, une once d'eau-de-vie et 8 gouttes de laudanum dans une demi-pinte d'arrow-root; le malade exprima de lui-même un sentiment de bien-être.

Vers 8 heures, il suça un peu de glace; cela provoqua des efforts pour vomir; il sortit un peu de matière bilieuse par l'ouverture. On enleva donc le pansement, et on appliqua sur la plaie une éponge et de la flanelle. Vers 9 heures, frisson. A 9 heures 1/2, injection sous-cutanée de 2 centigrammes de morphine. A 10 heures, pour la première fois, tiraillements douloureux dans la région de l'épigastre. Ni frisson, ni vomissements. Pouls 104, respiration 36. Il dormit tranquillement pendant environ 2 heures et s'éveilla en se plaignant d'une douleur à l'épigastre.

16 *septembre*, 1 heure du matin : pouls, 104; respiration, 40. Lavement d'œuf, d'arrow-root, d'eau-de-vie, avec un peu de laudanum. Il s'endormit ensuite jusque vers 6 heures. Lorsqu'il se réveilla, pas de douleur, mais il refusa un autre lavement. A 6 heures 1/2, douleurs partout, pas plus dans le ventre qu'ailleurs.

A 7 heures 15, changement brusque. Les yeux devinrent fixes, la face plus pâle que jamais, le pouls très-faible et tremblotant; le malade semblait mourant de pur épuisement. Mort tranquille à huit heures (environ 16 heures après l'opération).

Autopsie. — Epithélioma de l'œsophage et rétrécissement concomitant de cet organe. Tumeur située immédiatement au-dessus du point correspondant à la bifurcation de la trachée. L'ulcération avait perforé ce conduit, qui communiquait avec l'œsophage par une sorte de fissure ayant près d'un pouce de long.

Viscères sains, d'une manière générale; pas d'altérations dignes d'être notées dans d'autres parties du corps.

Pas de traces de péritonite. Il n'était pas pénétré de liquide dans la cavité abdominale.

La fixation de l'estomac aux parois était parfaite.

L'ouverture de l'estomac siégeait près du cardia et un peu plus près de la grande courbure que de la petite.

L'estomac était très-petit, contracté et vide.

Remarques. — Après avoir rappelé les cas opérés auparavant et les insuccès obtenus, M. Durham déclare que la gastrotomie, qui a certainement abrégé la vie des opérés, n'en doit pas moins être défendue. Dans tous les cas, dit-il, l'opération a été pratiquée trop tard, alors que les malades étaient littéralement mourants de faim. Sous certains rapports, l'expérience acquise doit encourager à continuer les tentatives; on sait que l'estomac peut être atteint, ouvert et fixé à la paroi abdominale sans difficulté, et que l'opération elle-même ne s'accompagne pas d'un danger immédiat.

Il est manifeste que la gastrotomie a le plus de chances de prolonger la vie dans les cas de rétraction cicatricielle de l'œsophage que dans ceux de cancer de cet organe. Mais même dans le cas de production plus ou moins maligne, il n'est nullement certain que les forces vitales soient compromises. Dans le cas actuel il n'y avait aucune affection viscérale. A la vérité, Rokitansky affirme que « le cancer de l'œsophage survient généralement sous forme isolée, c'est-à-dire sans coexistence morbide dans d'autres organes (1) »; mais je ne pense pas que notre expérience vienne à l'appui de cette affirmation.

Durham recommande de s'assurer de l'état des viscères avant d'opérer.

OBSERVATION XIV

Rétrécissement cancéreux de l'œsophage. — Gastro-stomie.
Mort trois jours et demi après (2).

J. H. M., quarante et un ans; pendant les huit derniers mois, a

---

(1) *Anatomie pathologique*, t. II, p. 12.

(2) Henry T. Fox, *Australian medical Journal*, et *The med. Press and Circular*, 10 fév. 1869, p. 130.

souffert d'une gêne croissante de la déglutition. Au moment où je le vis pour la première fois, il ne pouvait avaler que des liquides dont une petite quantité arrivait dans l'estomac en déterminant de la douleur sur son passage, tandis que le reste était bientôt rejeté. Il décrivait très-bien le trajet que suivait le liquide ; il indiquait que l'obstacle siégeait au point correspondant à l'appendice xiphoïde du sternum. Ni alors, ni depuis, si ce n'est trois semaines environ après sa sortie de l'hôpital, il n'éprouva de douleurs violentes. État général bon, teint clair et plutôt très-coloré ; un examen fait avec soin ne révéla aucun indice d'affection du cœur, ni des gros vaisseaux, ni des poumons.

Le souvenir d'une ancienne chute suivie d'hémorrhagie jetait quelque doute sur le diagnostic d'une tumeur squirrheuse, et d'après cette donnée il ne nous parut pas logique de tenter le cathétérisme, dans la crainte de tomber dans une poche anévrysmale et de l'ouvrir.

L'obstacle au passage des aliments devint de plus en plus grand, et enfin l'œsophage ne laissa plus passer une seule goutte d'eau ; le malade maigrit et s'affaiblit rapidement.

Je le visitai le 23 ; il était très-débile et le pouls excessivement faible ; il savait très-bien à quels dangers l'exposait la gastrotomie, et que le seul avantage qu'elle pouvait procurer, en mettant les choses au mieux, était un soulagement momentané à ses souffrances. Mais comme il désirait néanmoins l'opération, je la pratiquai à trois heures et demie de l'après-midi.

Incision droite d'environ 5 pouces de long sur le trajet de la ligne semi-lunaire gauche, à partir du point où cette ligne commence aux cartilages intercostaux. Après avoir divisé les diverses couches musculaires et fibreuses jusqu'au péritoine, je saisis cette membrane avec la pince à pansement, je fis une ouverture suffisante pour introduire une petite sonde, sur laquelle je glissai un bistouri courbe très-aigu, et je divisai le péritoine dans une étendue un peu plus grande que la moitié de celle de l'incision externe. Cette incision mettant l'estomac suffisamment à nu pour les temps suivants, je ne l'agrandis pas en haut et par conséquent je ne vis pas même le lobe gauche du foie ; il est digne de remarque que l'estomac fut trouvé sans aucune difficulté, bien qu'il fût très-rétracté. Je fixai l'organe avec un petit crochet et j'y fis une ouverture d'environ un pouce un quart de long, comprenant avec soin les trous faits par le crochet dans la ligne de l'incision, et évitant les vaisseaux qui courent le long de la grande courbure. Je fixai ensuite l'un après l'autre les bords de cette ouverture aux bords correspondants de la plaie externe par une suture continue; cela fait, je réunis les restes de la plaie externe avec des épingles à bec-de-lièvre, que l'on enfonça aussi profondément que possible sans toucher le péritoine. On introduisit ensuite l'extrémité d'un tube élastique, mais dans une petite étendue seulement, à cause de l'état de contraction de l'estomac; on injecta du thé de bœuf et du vin, mais ils furent rejetés sur les côtés du tube, et le malade parut souffrir plus de cette première injection alimentaire que de toute autre partie de l'opération.

Le tube fut laissé en place et le patient reporté dans son lit; pendant l'opération, il parut s'affaiblir ainsi que le pouls; mais il se releva bientôt, et au bout d'une heure l'état général était bon, le pouls, à 100, plus volumineux; à ce moment, j'essayai d'injecter du lait, mais une grande quantité s'en échappa encore.

24, — 9 heures du matin. — Le malade n'a pas dormi beaucoup; il est calme et coloré, le pouls est meilleur, la langue humide et nette, quoique pâle; refus d'injection alimentaire pendant la nuit; j'insiste pour lui en faire une, qui est conservée. —5 heures de l'après-midi. L'état est bon; quantité d'urine très-augmentée; on enlève le tube élastique, qui gêne par sa longueur, et on en met un plus petit; ce changement se fait sans douleur.

25, — 10 heures du matin. — Il a bien dormi; un peu de toux qui cause du malaise; il va bien d'ailleurs.

26, —9 heures du matin. —Très-mauvaise nuit, à cause de la toux; le pouls est rapide, l'urine très-colorée; la ligne d'incision, qui est réunie, présente un bord légèrement rouge. Je n'enlève pas les épingles à bec-de-lièvre, de crainte que l'agitation causée par la toux rompe les adhérences. Mort le 27 à 4 heures du matin.

Autopsie, 7 heures après la mort. — Union intime des lèvres de l'incision; bords de l'ouverture de l'estomac adhérents à la peau et au tissu sous-cutané, mais on les en détacha facilement avec le manche du bistouri. Surface péritonéale de l'extrémité pylorique de l'estomac couverte de lymphe récente; côlon ascendant adhérent aux parois abdominales. Dans l'œsophage, dépôt cancéreux dans l'étendue d'environ 2 pouces; cette masse était éloignée du cardia d'environ un demi-pouce, et proéminait plus à gauche qu'à droite.

Observation XV

*Rétrécissement non cancéreux de l'œsophage. Gastro-stomie.
Mort quatorze heures après l'opération (1).*

H. D., vingt-cinq ans, éprouva tout à coup en dinant, le 17 mai 1868, une sensation d'étranglement et de violentes envies de vomir. Il ne rendit que les aliments qu'il avait pris. Violents efforts pour vomir pendant près d'une demi-heure. Les jours suivants, rien ne se manifesta de nouveau, et il avait presque oublié cet incident lorsque reparurent les mêmes symptômes, mais plus graves et prolongés. Ces accès revinrent ensuite presque tous les jours ; peu de temps après avoir avalé sa salive il était obligé de la cracher. D'abord, dans les moments de répit, la déglutition fut facile et l'appétit était même vorace ; puis il ne put plus conserver les aliments que quelques moments ; il ne prenait que des potages et un verre de vin de temps en temps. Il maigrit considérablement.

En juillet il vint consulter M. Maury. Soupçonnant un rétrécissement de l'œsophage, on en fit l'examen avec une bougie en gomme : diminution de calibre près du cardia. Au premier essai, on put introduire dans l'estomac un instrument d'un volume un peu au-dessous de la moyenne, mais ensuite on ne put plus rien faire franchir au rétrécissement ; on abandonna donc toute idée de dilatation. Les matières vomies ne contenaient que les aliments ingérés.

Pas d'antécédents de cancer dans la famille ; pas d'ingestion de substance caustique ; à dix-sept ans, chancre et bubons qui furent suivis d'une éruption papuleuse.

On fit suivre au malade un traitement au bichlorure de mercure et à l'iodure de potassium, pour agir plutôt spécifiquement que localement, et on fit ce qu'on put pour soutenir les forces. Tout essai d'introduire une sonde dans l'estomac pour y faire parvenir des aliments étant inutile, on y renonça.

Après le 1er janvier 1869, l'état local du malade empira, ses moments de répit devinrent de plus en plus rares, sa maigreur extrême, et au commencement d'avril sa prostration devint si forte qu'il fut obligé de garder le lit, ne pouvant en sortir sans aide ; alors douleurs

____

(1) Maury, *American journal of the medical sciences*, 1870, t. LIX, p. 365.

très-vives dans tous les os. Pendant plusieurs semaines son état fut très-précaire, puis il put reprendre un peu d'aliments liquides et les forces lui revinrent assez pour qu'il pût se lever. Mais cette amélioration fut de courte durée, et l'affaiblissement augmentant de plus en plus, la faim devenant de plus en plus vive, on se décida à pratiquer la gastrotomie, le 25 juin à quatre heures de l'après-midi.

Le malade étant chloroformé, incision curviligne, convexe en dedans, depuis l'extrémité sternale du septième espace intercostal, dans l'étendue de quatre pouces environ en bas et en dehors, mettant à nu la gaîne du muscle droit, qui fut incisée sur une sonde cannelée. Les fibres du muscle furent ensuite séparées, partie avec les doigts, partie avec le scalpel; on se servit de l'instrument tranchant aussi peu que possible, dans le but d'éviter l'hémorrhagie. Le feuillet postérieur de la gaîne du muscle, le fascia transversalis et le péritoine furent ensuite incisés successivement sur une sonde, et on aperçut l'estomac se projetant sous le bord du foie. On le saisit fortement avec une pince, et une aiguille courbe armée d'un fil d'argent fut passée verticalement à travers sa paroi antérieure, les points d'entrée et de sortie étant distants d'un pouce un quart environ. Deux autres aiguilles, armées de la même manière, furent alors passées de gauche à droite, de manière à croiser la première à angle droit; la partie comprise entre les fils, et destinée à être ouverte, siégeait à deux pouces environ à gauche du pylore. Le premier fil fut alors retiré, et, au moyen d'une paire de ciseaux, on ouvrit perpendiculairement l'estomac dans l'étendue d'un pouce. Les fils furent alors découverts, et en les divisant les deux sutures furent converties en quatre.

Ce mode de fixer l'estomac fut suggéré par M. Weir Mitchell, et il est essentiellement le même que celui qui fut employé dans la plupart des cas antérieurs de gastrotomie.

Après avoir ouvert l'estomac, on exerça sur lui une traction constante, afin de ne pas laisser pénétrer de liquide dans la cavité péritonéale. Puis on fixa les bords de l'estomac à ceux de la plaie abdominale au moyen de nombreux points de suture. Un tube muni d'un simple rebord, analogue à celui qu'on emploie lorsqu'on établit une fistule gastrique chez les chiens, fut inséré dans l'estomac et maintenu en place au moyen de rubans passés autour du corps. L'incision de la paroi abdominale fut alors réunie par des sutures ordinaires; l'opération était terminée.

Immédiatement après, on introduisit doucement dans l'estomac

une petite quantité d'extrait de bœuf, et quinze minutes après un
peu d'eau-de-vie et d'eau. Le malade reprit parfaitement connaissance
après la chloroformisation. Mais il s'affaiblit peu à peu et mourut à
six heures du matin.

Autopsie.— Amaigrissement extrême. Péritoine très-sain. Rien dans
les organes abdominaux. Rétrécissement dense, ferme, de l'œsophage
à son orifice cardiaque, admettant à peine un stylet. Pas d'ulcération.
Estomac contracté et vide; coloration parfaitement saine de sa muqueuse. L'ouverture avait été faite à deux pouces environ du pylore.
La réunion de l'estomac à la paroi abdominale avait été parfaite; pas
de traction sur les sutures. L'examen microscopique du tissu du
rétrécissement ne put en indiquer la nature, mais il n'était probablement pas cancéreux.

M. Maury regrette de ne pas avoir opéré son malade aussitôt qu'il
lui fut impossible de prendre des aliments solides, et avant qu'il
fût affaibli par l'inanition. Le rétrécissement étant syphilitique et
non cancéreux, il pense que s'il avait opéré plus tôt il aurait pu
essayer la valeur de la gastrotomie dans le but non-seulement de
prolonger la vie, mais encore de lui permettre de traiter le rétrécissement. Si la vie avait pu se maintenir assez pour la formation
d'une fistule gastrique, on aurait pu atteindre le moment favorable
pour traiter efficacement le rétrécissement, et il n'est pas impossible
qu'on ait pu rétablir d'une manière permanente les fonctions de
l'œsophage. Le temps pendant lequel la vie a été soutenue dans ce
cas au moyen de lavements nutritifs est d'un grand intérêt au point
de vue pratique. La mère, dans les assertions de laquelle il a la plus
grande confiance, lui dit que, pendant les six semaines qui précé-
dèrent la mort, il n'entra pas une drachme de liquide d'aucune sorte
dans l'estomac, et que le malade n'avait pas pris d'aliments solides
depuis six mois.

Observation XVI

Rétrécissement cancéreux de la portion cervicale de l'œsophage.
Gastro-stomie, mort soixante heures après (1).

S. A. N., femme pâle, anémique, âgée de trente et un ans, demeu-

(1) John Lowe, *The Lancet*, 22 juillet 1871, t. II, p. 119.

rant à Lynn, fut admise au *West Norfolk and Lynn hospital*, le 24 septembre 1869, dans le service du docteur Lowe, pour un rétrécissement de l'œsophage et du pharynx, que l'on supposait de nature maligne.

Environ deux ans auparavant, légère difficulté à avaler, mais sans douleur. Il y a neuf mois, elle devint rapidement plus grande, et l'on observa alors une tumeur s'étendant du **cartilage cricoïde** à la base du cou. A cette époque, douleurs beaucoup plus vives au niveau du cartilage cricoïde et qui depuis ne disparurent jamais. Pas d'aliments solides depuis sept mois; la malade ne vivait que de thé de bœuf, d'eau-de-vie, etc. Amélioration temporaire après l'application de plusieurs vésicatoires. La tumeur était restée stationnaire depuis six semaines. Pas d'antécédents analogues dans la famille.

A son entrée, la malade était émaciée; physionomie souffrante, pouls à 96, mou et compressible, mais régulier. Au cou, à l'extérieur, tumeur ayant les dimensions assignées plus haut, larynx fortement projeté en avant; à l'intérieur, pharynx presque obstrué par une surface granuleuse.

Consultation dans le but de savoir si l'on pratiquerait la gastrotomie; on décida que, vu le vif désir de la malade, on pratiquerait une opération, car il était évident qu'elle mourrait bientôt si on ne la soulageait.

Séance tenante, injection de thé de bœuf et de vin de Porto, et, à 12 heures 1/2 (pouls 80, resp. 24), on administra le chloroforme; phénomènes alarmants, faiblesse et pâleur extrêmes. On lui substitue l'anesthésie locale.

Incision cruciale dont chaque branche avait un pouce et demi de long, à gauche de la ligne médiane de l'abdomen et à deux travers de doigt du bord interne des cartilages costaux. Paroi abdominale divisée jusqu'au péritoine. Peu de douleur pendant cette partie de l'opération. Plusieurs petits vaisseaux, qui saignèrent assez abondamment, furent liés, et dès que toute trace d'hémorrhagie eut cessé, on ouvrit le péritoine, mettant à nu le bord gauche du foie, qui avait été délimité préalablement avec beaucoup de soin par la percussion.

On dirigea alors en haut l'index gauche le long du bord du foie, et l'estomac fut immédiatement saisi avec des pinces introduites en suivant le doigt. L'estomac étant arrivé à l'ouverture, on fit à sa paroi une incision dont les bords furent unis à ceux de la plaie externe par quatre points de suture. On introduisit alors dans l'estomac un

tube d'argent retenu par une bande; la plaie fut fermée par du collodion rétractile, et l'on mit par-dessus le tout un plumasseau de charpie trempée dans une solution d'acide phénique. On prescrivit des
lavements de thé de bœuf et de vin de Porto toutes les quatre heures.

Huit heures du soir. Malade tranquille, se sent bien; pouls 95;
resp. 30.

25 *septembre*. 9 heures du matin. Nuit assez bonne; l'expression
de souffrance et d'anxiété a disparu; la malade paraît mieux et dit
qu'il y a des mois qu'elle ne s'est sentie aussi bien. Pouls 96, plus
ferme; 10 heures du soir, léger malaise dans la poitrine, pouls à 100.

26, à midi. Un peu de faiblesse; toux fatigante; le soir, pas d'aggravation des symptômes.

27, 1 h. 30 du matin. Je suis appelé en toute hâte pour la voir,
et je la trouve sans pouls, baignée d'une sueur froide, les lèvres
bleues, le corps froid. Elle mourut presque immédiatement après
mon arrivée. L'infirmière raconta que la malade s'était plainte de se
sentir faible, qu'alors elle était venue immédiatement m'appeler.

Autopsie, 10 heures après la mort. — Corps très-émacié. Plaie belle,
ne présentant que quelques traces de pus; lymphe normale unissant
les téguments et l'estomac. Estomac sain; bord inférieur légèrement
congestionné; pas de trace d'inflammation, ni sur lui, ni sur l'intestin.
Pupilles largement dilatées. Dans le péricarde, quatre onces de sérosité. Cœur surchargé de graisse; texture molle; oreillette droite
très-distendue de sang fluide; dans l'aorte, gros caillot décoloré.

Le corps thyroïde contenait des points purulents. Pharynx presque
rempli de végétations; une masse squirrheuse s'étendait jusqu'à la
base du crâne, mais non dans la poitrine, la partie intra thoracique
de l'œsophage étant entièrement normale. La portion cervicale
n'admettait qu'une sonde ordinaire.

OBSERVATION XVII

Rétrécissement cancéreux de l'œsophage. — Gastro-stomie.
Mort d'épuisement 45 heures après l'opération (1).

Henry S., relieur, quarante ans, admis le 4 mars 1872 à l'hôpital
Saint-Thomas, dans le service du docteur Clapton.

(1) Mac Cormac, *Trans. of the Clinical society of London*, 1872, vol. V, p. 242.

Jusqu'à la maladie actuelle il avait joui d'une bonne santé; antécédents de famille satisfaisants; pas de syphilis, pas d'habitudes d'intempérance.

Il y a environ 12 mois, les aliments parurent s'arrêter dans son gosier et provoquer des efforts de vomissement; il rejeta la nourriture et se sentit mieux ensuite. Cela continua pendant un jour ou deux, puis céda pour reparaître au bout de peu de temps.

Jusqu'à Noël, de temps à autre, dysphagie qui augmenta alors rapidement. Il maigrit aussi beaucoup.

A l'entrée, il est émacié et faible, ne peut avaler d'aliments solides; lorsqu'il essayait d'en avaler, ils paraissaient toujours s'arrêter au niveau des quatrièmes cartilages costaux. L'essai amenait invariablement de violents efforts de vomissement, et la nourriture était rejetée.

La déglutition des liquides était possible, mais difficile; elle causait de la douleur qui disparaissait par le repos.

Ni hémorrhagie ni rejet de matières purulentes auparavant; bruits cardiaques et pulmonaires normaux; l'air pénétrait également bien dans les deux côtés de la poitrine; sensibilité à l'épigastre, mais on ne pouvait sentir nulle part de tumeur.

Après l'entrée, la gêne de la déglutition augmenta considérablement. Beaucoup d'essais infructueux pour faire pénétrer une sonde dans l'estomac.

Les aliments, portés jusqu'au rétrécissement au moyen d'un tube, semblaient le traverser en partie, et beaucoup plus facilement que lorsqu'ils étaient déglutis par le sujet. La quantité en devint cependant de plus en plus petite, et, le 17 et le 18, rien ne paraissait plus franchir l'obstacle, lorsque la toux et les nausées provoquées par les efforts de déglutition devinrent très-douloureuses et fatigantes. Pendant tout ce temps on administra des lavements nutritifs.

Je vis le malade pour la première fois le 19 au matin, en consultation avec le docteur Clapton. Il était très-faible et épuisé par suite du manque de nourriture, de la toux et des nausées.

On résolut d'ouvrir l'estomac pour le nourrir. Je pratiquai l'opération vers 10 heures, sans chloroforme; la peau fut insensibilisée au moyen de la pulvérisation d'éther.

Incision oblique, de près de 4 pouces de long, commençant au niveau du bord externe du muscle droit, et prolongée en bas et en dehors à un demi-pouce au-dessous du niveau des 8, 9 et 10e cartilages costaux. Muscles incisés avec quelque difficulté, à cause de leur contraction spasmodique, péritoine divisé sur une sonde dans toute l'étendue de la plaie.

On vit d'abord le lobe gauche du foie, puis une partie de l'épiploon. En attirant ce dernier en bas, on arriva sur l'estomac, qui était rétracté et retiré en arrière et en haut ; on le fixa par deux sutures, et on y fit une ouverture après l'hémostase. Les bords de l'estomac furent alors mis en coaptation exacte avec la peau, on les y fixa par la suture, et on sutura également les extrémités de la plaie pariétale. Un tube en caoutchouc fut introduit et laissé dans l'estomac.

Le patient supporta bien l'opération ; on le reporta dans son lit et on prescrivit de continuer les lavements nutritifs.

La journée se passa bien ; les nausées cessèrent ; la température varia de 37,2 à 38,8, et le pouls de 90 à 130. Dans l'après-midi on introduisit dans l'estomac un premier repas composé d'eau-de-vie, de thé de bœuf, d'arrow-root, et 30 centigr. de pepsine. Il ne put en passer qu'une petite portion. On ajusta au tube de caoutchouc un petit tube en verre, et le liquide put s'introduire par ce moyen.

Mort dans la matinée du 21, 45 heures après l'opération. Le malade devint de plus en plus faible et mourut tout comme si l'opération n'avait pas été pratiquée. Celle-ci ne parut pas avoir hâté la fin, et d'autre part elle fut suivie de la cessation complète des nausées et de la toux qui avaient auparavant si fort tourmenté le malade.

L'estomac et la plaie pariétale étaient soudés ensemble et adhéraient dans toute leur circonférence par de la lymphe récente.

Pas de trace de lymphe ni de sérosité dans la cavité abdominale, ni injection des tuniques de l'intestin.

L'ouverture de l'estomac avait été faite près de la grande courbure et vers le cardia. Dans l'œsophage, à 3 pouces au-dessus de son extrémité inférieure, cancer épithélial entourant le conduit dans l'étendue d'un pouce et demi.

Les plèvres contenaient chacune environ une demi-pinte de sérosité, et une couche de lymphe récente recouvrait le poumon en arrière, près du siége de la maladie.

Dans le poumon droit, cavité d'abcès gangréneux, ayant les dimensions d'un œuf de poule, et située au voisinage immédiat du point affecté ; ouverture à l'œsophage à ce niveau, mais on ne put trouver de communication directe entre les deux, bien qu'on injectât de l'eau ; il est probable cependant que cette communication existait.

Poumons généralement mous, friables, contenant peu d'air ; odeur très-fétide. Pas d'altération des viscères abdominaux.

Observation XVIII

*Rétrécissement infranchissable de l'œsophage consécutif à l'inges-
tion d'acide sulfurique. Gastro-stomie. Péritonite. Mort cinquante-trois heures après l'opération* (1).

Pierre X, âgé de treize ans, travaillait il y a neuf mois dans un
atelier de Saint-Nazaire, lorsqu'un de ses camarades lui fit boire pour
du vin blanc quelques gorgées d'acide sulfurique. (Nous ignorons la
quantité d'acide réellement avalée). Un pharmacien le fit vomir
presque immédiatement et lui administra d'abondantes boissons
aqueuses.

Malgré ce traitement prompt et rationnel, il se développa une
pharyngo-stomatite aiguë qui ne céda qu'au bout de plusieurs
semaines et pendant laquelle la douleur causée par la déglutition
s'opposait à l'ingestion d'aliments solides ou pâteux. Bientôt le
malade put absorber indifféremment des solides ou des liquides, et
sauf une certaine lenteur dans ses repas on ne remarquait en lui rien
d'anormal. Mais insensiblement cette lenteur devint plus marquée,
chaque repas était pénible, une gêne très-douloureuse au bas du cou
se produisait au dernier temps de la déglutition, et la plus grande
quantité des aliments était vomie ou du moins régurgitée. Il devint
alors évident qu'un rétrécissement de l'œsophage poursuivait son
développement progressif, et les médecins furent consultés, mais trop
tard. Des tentatives répétées de cathétérisme furent faites à Saint-
Nazaire sans succès. L'enfant maigrissait de plus en plus et perdait
ses forces; il ingurgitait chaque jour vingt à trente litres de boissons
variées; mais, après une ou deux minutes, les gorgées étaient rejetées.
Pierre entre à l'Hôtel-Dieu le 10 mars 1872, salle 21, où nous l'exa-
minons le lendemain.

Maigreur excessive, teint pâle, terreux, voix presque éteinte, œil
atone, pouls à 120, filiforme, peau fraîche. L'enfant s'habille encore
et sort du lit, mais demeure assis, la tête appuyée. Constamment il
avale par petites gorgées de l'eau, de la tisane vineuse, du bouillon,
du café, surtout du lait. La quantité consommée quotidiennement
est de trente litres à peu près; mais quelques secondes après la dé-

(1) F. Jouon, *Journal de médecine de l'Ouest*, 1872, t. VI, p. 169.

glutition, il rejette presque sans efforts les liquides ingérés à peine modifiés.

Il est à croire néanmoins qu'une petite quantité des boissons échappe à la régurgitation, car tous les trois ou quatre jours il fait une selle peu copieuse, de consistance et de couleur normales.

Bouche saine, aucune dureté ni tumeur le long du cou.

L'introduction des sondes et des boules œsophagiennes est impossible, ainsi que des grosses sondes uréthrales; toutes sont arrêtées au niveau de l'orifice supérieur de l'œsophage, au bas du larynx, et les tentatives de propulsion déterminent une certaine douleur. Avec une olive d'ivoire correspondant au n° 23 de la filière Charrière, on réussit pourtant à forcer l'obstacle, et l'instrument pénètre encore de 5 à 6 centimètres, mais on ne peut l'enfoncer plus avant. Les plus fines bougies coniques s'arrêtent là, et la douleur vive ainsi que les efforts de vomissement ne permettent pas de passer outre et de franchir ce second obstacle.

A de nombreuses reprises nous essayons de passer plus loin, en variant la forme, la consistance et le volume des bougies, en nous tenant sur la ligne médiane, ou bien en suivant les parois latérales de l'œsophage: toujours nous buttons contre un plan ferme, infranchissable.

Il est donc évident que l'œsophage est le siége de deux rétrécissements, l'un au niveau du cricoïde, susceptible d'être forcé par des sondes n° 23, l'autre correspondant un peu au-dessous du cercle osseux supérieur du thorax et complétement réfractaire au cathétérisme.

Le lait injecté au delà du premier obstacle peut être gardé une minute par le malade, mais ensuite il est régurgité tel quel.

Ventre plat; urines rares et colorées.

Ces conditions anatomiques, jointes à l'état d'émaciation trés-avancé de l'enfant, nous firent d'abord porter un pronostic de mort imminente et découragèrent de rien entreprendre. La dilatation du premier rétrécissement, en effet, bien que praticable, ne pourrait donner aucun résultat fonctionnel, puisque cinq ou six centimètres plus bas se trouvait un obstacle, bride, tumeur, adhérences ou cloison que les bougies les plus fines n'avaient pu franchir, dans lequel même il n'était pas certain qu'il existât d'orifice perméable. Comment donc en venir à bout? S'il avait siégé au cou, l'opération hasardeuse de l'œsophagotomie externe pouvait encore se tenter; mais il était intra thoracique. Impossible également de l'aire sans conducteur l'œsophagotomie interne, d'autant plus que les dimensions verticales du rétrécissement étaient inconnues et qu'un cathétérisme forcé risquait, en perforant le conduit, d'amener dans le médiastin de très-graves désordres.

On se résigna donc à l'expectation, tout en continuant les boissons et deux lavements alimentaires (avec bouillon, vin, œuf) par jour, et répétant chaque matin des essais de cathétérisme.

Au bout de quelque temps, à notre grand étonnement, l'affaiblissement ne paraissait pas avoir sensiblement augmenté; l'enfant réclamait une opération quelconque, prêt à mourir plutôt que de souffrir plus longtemps le supplice de la faim et de la soif.

Nous hésitions encore, répétant nos séances infructueuses de cathétérisme dans l'espoir d'enfiler enfin un pertuis, si petit qu'il fût, lorsque le malade fut pris d'une entérite du rectum qui rendait impossible la continuation des lavements alimentaires. Dans cette extrémité, prévoyant la mort très-prochaine de l'enfant et pressé par lui d'intervenir, je me déterminai à établir une fistule stomacale (gastrostomie de Sédillot), convaincu, avec mes collègues de l'Hôtel-Dieu, que des tentatives plus prolongées pour franchir le rétrécissement nous feraient perdre un temps de plus en plus précieux.

L'opération ne semblait pas devoir offrir de difficultés particulières; cependant la petitesse de stature de l'enfant rendait l'incision abdominale moins aisée, et l'on pouvait craindre aussi que, la vacuité prolongée de l'estomac ayant amené le retrait de cet organe, il ne se trouvât caché tout entier sous l'hypochondre, au lieu d'occuper sa place accoutumée. La percussion ne donnait de sonorité retentissante que suivant une ligne transversale au niveau de l'ombilic, correspondant au côlon transverse, et nulle part on ne pouvait dessiner l'estomac.

Le 20 mars, à neuf heures du matin, l'enfant est chloroformé. Incision transversale, couche par couche, longue de 25 millimètres, commençant à un centimètre en dehors de la ligne blanche, pour finir à 15 millimètres des cartilages costaux gauches, presque à égale distance de l'ombilic et de l'appendice xiphoïde, un peu plus rapprochée de celui-ci. Trois ligatures sont placées sur de petites artérioles du muscle droit; arrivé sur le péritoine, la rétraction des bouts du muscle et l'écartement des feuillets aponévrotiques permettent suffisamment l'exploration pour que l'on renonce à l'incision verticale recommandée par M. Sédillot. Après l'incision également transversale du péritoine, nous tombons sur le côlon transverse, reconnaissable à ses bosselures, recouvert par l'épiploon très-maigre et un peu congestionné; nulle part l'estomac. Des recherches pour l'atteindre avec une pince courbe mousse, au voisinage de la plaie, étant infructueuses, j'attire en bas l'épiploon et j'amène ainsi à la plaie la grande courbure de l'estomac, puis la portion inférieure de sa face antérieure.

L'estomac est ensuite cousu à la paroi abdominale par dix points de suture pratiqués avec un fil de soie enfilé sur une aiguille courbe de moyenne dimension. L'aiguille est d'abord enfoncée d'avant en arrière, puis d'arrière en avant, dans toute la paroi antérieure de l'estomac soulevée avec la pince courbe, et enfin à travers les couches de la paroi abdominale d'arrière en avant; les deux chefs sont liés ensuite par un nœud double. Ce temps de l'opération est long et minutieux. Nous avons alors devant nous une plaie ovale très-régulière, à grand diamètre transversal mesurant 25 millimètres, à diamètre vertical mesurant 12 millimètres, dont le fond est occupé par le péritoine de la face antérieure de l'estomac et dont le contour est festonné par nos points de suture.

L'opération a duré une heure. L'enfant, au réveil, fait quelques efforts de vomissement, mais ne semble pas beaucoup plus fatigué qu'auparavant : il s'est du reste à peine écoulé quelques gouttes de sang.

La journée se passe assez calme; pas de douleurs abdominales; même soif que d'ordinaire, 140 pulsations. On donne trois lavements alimentaires.

Nuit agitée, pas de sommeil, envies fréquentes et très-douloureuses d'uriner. A chaque instant il réclame le vase, et deux fois même il exige qu'on le sonde. Le cathétérisme ramène une très-petite quantité d'urine. Ce ténesme vésical est combattu par les cataplasmes. Chaleur modérée.

21 *mars*. Huit heures du matin. — 166 pulsations; pas de soif; ténesme vésical très-douloureux; sensibilité de l'hypogastre à la pression; un lavement alimentaire. Cataplasme. Une heure du soir, grande faiblesse; deux efforts de vomissement qui rejettent de la salive teintée en vert par de la bile. Ventre douloureux, ballonné. Le lavement n'a pas été gardé. La péritonite était donc franchement déclarée et nous enlevait nos dernières chances.

Cependant, supposant que l'inanition croissante jouait un rôle important dans l'affaiblissement rapide du malade, je me décide à tenter l'alimentation par l'estomac. Je fais couche par couche, au milieu de la plaie, une incision des parois stomacales, large de deux millimètres en travers, et j'injecte 60 grammes de bouillon coupé d'eau. A peine la seringue retirée, la muqueuse fait hernie hors de l'incision, et constitue là un bouchon parfaitement exact qui s'oppose à la sortie des liquides et des gaz de l'estomac.

7 heures du soir. — Extrême faiblesse. L'enfant boit et vomit comme avant l'opération. Injection de bouillon tiède.

9 heures 1/2. — Même injection.

22 *mars*. 4 heures du matin. — Même injection. Peau froide. Pouls inappréciable. Ventre très-ballonné. Intelligence intacte.

5 heures. — Un tiers de verre de bouillon, vin et café, est injecté.

9 heures 1/2 et 1 heure. — Même injection.

1 heure 1/2. — L'enfant vomit par la bouche un demi-litre de liquide teint de bile.

Mort à 2 heures 1/2, 53 heures après l'opération.

Autopsie 20 heures après la mort. — Maigreur excessive de tout le corps. Ballonnement du ventre.

Bouche et pharynx normaux. En examinant le tube digestif par la face postérieure, nous trouvons un rétrécissement annulaire modéré, siégeant au niveau du cartilage cricoïde. Au-dessous de lui se voit une dilatation fusiforme considérable de l'œsophage, longue de 7 centimètres, et qui présente tout à fait l'apparence d'un jabot. Elle est terminée inférieurement par un rétrécissement très-dur, qui se continue insensiblement, en diminuant d'étroitesse et de dureté, dans une longueur de 18 centimètres. Au-dessous de ce point, le conduit œsophagien paraît tout à fait normal.

Sur le côté gauche du jabot, intermédiaire aux deux rétrécissements, on trouve un abcès gros comme une noisette, contenant du pus blanc jaunâtre, épais, et sans communication avec l'intérieur du conduit; il est seulement adhérent à la tunique musculaire.

Avant de fendre l'œsophage, on passe de nouveau de haut en bas des sondes coniques qui sont toutes arrêtées par le rétrécissement inférieur. En ouvrant alors le jabot, on le trouve tapissé d'une muqueuse normale et plissée verticalement, susceptible de contenir au maximum de dilatation 20 à 25 grammes d'eau. C'est là sans doute que le malade emmagasinait une partie de ses boissons avant de les rejeter. Le fond de la dilatation semble un cul-de-sac obstrué par plusieurs brides étroites entre-croisées, entre lesquelles doit se trouver le passage qui a permis, dans les dernières heures, le vomissement des liquides injectés dans l'estomac. Cependant, même avec les parties étalées au grand jour, je ne puis glisser de haut en bas une sonde filiforme.

Ouvrant alors la partie inférieure de l'œsophage, je passe sans difficulté un stylet très-fin de bas en haut, et en fendant le conduit on reconnaît que le pertuis par lequel passe le stylet débouche non dans le fond de la poche, mais latéralement, à un millimètre ou deux au-dessus du point le plus déclive, au milieu de brides cicatricielles. Cette situation excentrique de l'orifice nous explique comment nous ne pouvions le découvrir ni pendant la vie, ni même à l'autopsie, même en observant minutieusement de haut en bas. Il aurait fallu une chance invraisemblable et une certaine obliquité de l'extrémité de la sonde pour qu'elle enfilât ce rétrécissement. Au niveau et au-dessous du rétrécissement, les parois de l'œsophage étaient telle-ment dures et épaisses, le canal, au contraire, tellement étroit, qu'on aurait dit un cylindre plein; peu à peu il augmentait de largeur en même temps que les parois devenaient plus minces, et enfin, 9 à 10 centimètres au-dessous, comme nous l'avons dit, l'œsophage était normal.

Pas d'épanchement dans le péritoine. On voit seulement à la sur-face des circonvolutions quelques fausses membranes blanches, très-molles, preuves de la péritonite. L'estomac est adhérent au pourtour de la plaie des parois abdominales par nos dix points de suture, au-tour desquels une substance molle, très-analogue aux fausses mem-branes de la péritonite, représente le commencement des adhérences.

Fèces dures dans le côlon transverse, gaz dans l'intestin grêle. Vésicule biliaire pleine de bile verte. Foie et pancréas sains. Rate normale, un peu grasse.

L'estomac est sain et contient encore un litre du liquide injecté pendant la vie. On ne peut le faire sortir par la fistule qu'en exer-çant de très-fortes pressions sur ses parois, tant la hernie de la mu-queuse constitue un bouchon efficace.

OBSERVATION XIX

Rétrécissement cancéreux de l'œsophage. Gastro-stomie.
Péritonite au 5ᵉ jour. Mort le 8ᵉ jour. (1)

M. B., trente-huit ans, admis à *Saint-Bartholomew's hospital* en

(1) Thomas Smith, *Trans. of the Clinical society of London* vol. V, 1872, p. 236.

février 1872, dans le service du docteur Black. Patient extrêmemen émacié, gêne croissante de la déglutition pendant 3 mois. 14 jours avant son entrée, impossibilité d'avaler des aliments solides, et depuis une semaine, disait-il, il n'avait rien pris. Tout liquide qu'il essayait d'avaler était rapidement rejeté. Jamais ni douleur ni malaise dans la gorge que par le passage des aliments. Il n'avait jamais craché ni sang, ni pus, jamais avalé de liquide caustique. Pas de tumeur appréciable dans la gorge, pas de sensibilité à la pression, pas d'engorgement ganglionnaire.

On essaya plusieurs fois de passer une bougie, qui fut toujours arrêtée à environ 10 pouces des incisives inférieures; en la retirant elle n'était jamais teinte ni de sang ni de sécrétion d'aucune sorte. Pas de signe d'une affection thoracique.

Dans une consultation, on décida de faire des efforts persévérants pour dilater le rétrécissement, et d'administrer pendant ce temps des lavements nutritifs.

Ce traitement fut suivi pendant quelques jours et le malade sembla en éprouver parfois de bons effets, bien qu'on ne pût faire traverser le rétrécissement que par une mince sonde d'acier. Mais le malade perdait peu à peu du terrain. Toux quinteuse; expectoration abondante d'un mucus transparent et glaireux.

Opération le 21 mars 1872. — Incision oblique sur le côté gauche, à un pouce au-dessous du rebord costal et parallèlement à ce rebord, commençant près de la ligne médiane et finissant à la ligne semi-lunaire gauche. Le muscle droit, l'artère mammaire interne, et quelques fibres du fascia transversalis furent divisés; estomac vide, contracté, et situé en haut sous le diaphragme; on l'ouvrit sur sa face antérieure, près de l'extrémité pylorique; on le fixa par plusieurs sutures métalliques aux bords de la plaie dans la peau; plaie extérieure fermée au-dessus et au-dessous avec des sutures métalliques et une épingle à bec-de-lièvre.

Un tube volumineux en caoutchouc, long de 3 pouces, fermé à son extrémité et muni d'une ouverture latérale, fut introduit dans l'estomac, garni d'une plaque de caoutchouc que l'on fixa sur le ventre à l'aide de bandes; le tube fut fermé à l'extérieur avec un bouchon, on recouvrit d'ouate l'abdomen, et le tout fut solidement maintenu par une bande de flanelle munie de boucles. Les sutures exerçaient une traction assez considérable, de sorte que la paroi abdominale présentait une dépression profonde.

Au moment de l'opération, on injecta dans l'estomac un peu de lait chaud et d'eau-de-vie, et 4 heures après une demi-pinte de lait avec un œuf, au moyen d'un petit embout adapté au tube de caoutchou c

Le tableau ci-joint montre la quantité et l'espèce de nourriture prise, et son mode d'administration.

DATE.	LAIT.	ESSENCE de bœuf.	ŒUFS.	EAU-DE-VIE.		MODE D'ADMINISTRATION.
21 mars...	12 onces.		2	2 onces ½		Estomac.
22 — ..	13 —	4 onces.	3	1 —		Estomac.
	4 —	10 —	1	2 —		Rectum.
23 — ..	8 —	14 —	3	0 —		Estomac.
	8 —	20 —	2	1 —		Rectum.
24 — ..	11 —	7 —	3	0 —		Estomac.
	20 —	20 —	2	0 —		Rectum.
25 — ..	8 —	6 —	3	2 —	½	Estomac.
	20 —	20 —	2	0 —		Rectum.
26 — ..	12 —	8 —	4	2 —	½	Estomac.
	20 —	20 —	2	0 —		Rectum.
27 — ..	8 —	6 —	3	5 —		Estomac.
	0 —	0 —	0	0 —		Rectum.
28 — ..	2 —	2 —	1	2 —		Estomac.
	3 —	2 —	1	0 —		Rectum.

Le soir de l'opération, pouls à 55, petit et faible; douleur au creux de l'estomac; pas de nausées.

2e *jour*. — Pas de douleur; pas de nausées; P. 76; langue humide; sommeil bon.

3e *jour*. — Nuit bonne; pas de douleur; P. 100; T. 35°, 9; vers le soir un peu de douleur, qu'on apaise avec une injection de morphine.

4° *jour*. — Bien sous tous les rapports.

5° *jour*. — Nuit bonne, selle solide, de couleur claire; langue sèche, P. 120, faible; toux très-fatigante qui cause de la douleur et fait sortir un peu de liquide sur les côtés du tube.

6° *jour*. — Sommeil bon. Pouls 120, T. matin 36°,8; la toux fait venir un peu de mucus spumeux comme avant l'opération; pas de sensibilité de l'abdomen. Vers le soir, le pouls monte à 136; T. buccale 38°,3, stomacale 39°,3.

7° *jour*. — Sommeil bon. T. buccale 37°,5, stomacale 38°; P. 120, très-faible; la toux continue; pas de douleur.

8° *jour*. — Dès les premières heures, douleurs vives; toux très-fatigante; mort à 11 heures du matin, juste une semaine après l'opération.

Autopsie vingt-quatre heures après la mort. Corps très-émacié. Cœur et péricarde normaux. Poumons sains, excepté au sommet à droite, où l'on trouve un petit noyau tuberculeux ancien, caséeux, et quelques anciennes adhérences pleurales. Adhérences récentes entre le poumon gauche et le diaphragme.

La paroi abdominale antérieure était remarquablement rétractée ; mince couche de lymphe récente sur toute la surface des feuillets viscéraux et pariétaux ; inflammation diffuse, ayant pour centre les parties voisines de l'estomac, où l'adhérence des deux surfaces péritonéales était complète, de façon à s'opposer entièrement à l'entrée des sécrétions de la plaie dans la cavité séreuse.

Foie, rate et reins normaux.

L'œsophage, un peu au-dessus du niveau de la bifurcation de la trachée, était complétement obstrué par un anneau de cancer épithélial, d'environ un pouce et demi d'épaisseur, lisse en dehors, mais ulcéré superficiellement à sa surface muqueuse. Le rétrécissement du canal était presque absolu ; l'eau ne le traversait que goutte à goutte ; œsophage un peu dilaté au-dessus de ce point et entièrement sain partout ailleurs. Nerfs pneumo-gastriques englobés dans la masse cancéreuse. Sur la petite courbure de l'estomac, au pylore, petit noyau de cancer épithélial ; pas d'autres dépôts cancéreux.

L'estomac est solidement uni aux bords de la plaie cutanée, et celle-ci s'est cicatrisée au-dessous et au-dessus de ses adhérences avec l'estomac ; les sutures sont restées en place.

OBSERVATION XX

Rétrécissement cancéreux de l'œsophage. Gastro-stomie.
Mort de bronchite au bout de 6 jours (1).

Richard L., laboureur, cinquante-sept ans, admis à l'hôpital Saint-Thomas, dans le service du Dr Murchison, le 2 mai 1872. Antécédents : fréquents maux de gorge, mais pas de syphilis. L'histoire de sa famille était bonne.

Trois semaines avant Noël, en mangeant avec précipitation, un morceau de bifteck s'arrêta dans son gosier. Toujours depuis lors il éprouva de la gêne à avaler, d'abord des aliments demi-solides,

(1) Clark, *Trans. of the clinical society of London*, vol. V, p. 244.

puis même liquides. Jamais d'écoulement de pus ni de sang. Amaigrissement rapide.

A l'entrée, derrière le cartilage thyroïde, tuméfaction dure, sensible. Un petit cathéter, introduit par la bouche, atteint ce point,
mais ne peut entrer dans le rétrécissement. La semaine dernière, les
tentatives que le malade a faites pour avaler même de petites quantités de liquide sont restées infructueuses. Le 5 et le 6, cependant,
il prit un peu de thé de bœuf et de lait, mais le lendemain il fut
incapable de rien avaler, et chaque essai produisit de violents accès
de toux et des envies de vomir.

Le 7 mai, M. Clark pratiqua la gastrotomie par une opération analogue dans ses détails à celle de Mac Cormac. Pas de chloroforme,
la peau fut anesthésiée. Incision suivant les extrémités des 8°, 9° et
10° cartilages costaux; elle avait 3 pouces de long et empiétait en
partie sur le muscle droit. La plaie péritonéale n'avait d'abord
qu'un pouce et demi de long, mais on l'agrandit subséquemment.

L'estomac était situé à la partie supérieure de la plaie et recouvert
par le foie; on l'attira avec quelque difficulté à la plaie abdominale,
on le transperça et on le fixa par des sutures aux téguments.

Le malade, après l'opération, était faible et souffrait beaucoup du
shock; la température tomba de 2° 1/2 Fahrenheit (à 35°,8).

Alimentation par l'orifice artificiel le lendemain, trente heures
après l'opération. Le malade était à son aise, sans douleur, mais
très-faible.

L'alimentation fut faite sans difficulté toutes les deux heures; ce
fut en général du lait, avec une émulsion pancréatique et un jaune
d'œuf. On introduisit dans l'ouverture un tube en caoutchouc et on
adapta à son extrémité libre un embout en verre pour recevoir les
liquides qui parvenaient ainsi dans l'estomac.

Les caractères des selles étaient normaux.

État du malade à peu près le même les deux jours suivants;
alimentation par la plaie toutes les deux heures. Trois jours après
l'opération, phénomènes évidents de bronchite, avec dyspnée considérable, haleine fétide et douleur dans le côté gauche. L'aspect de
la plaie continua à être bon jusque vers la fin, où les adhérences
cédèrent un peu en un point.

Mort le 13 mai, six jours pleins après l'opération. Jamais de douleur, si ce n'est vers la fin de la vie, dans le côté gauche de la
poitrine. Les vomissements et les nausées cessèrent complétement
après l'opération.

Le malade ne souffrit pas de la faim, et les forces, comme l'indiquaient la voix et le pouls, semblaient augmenter après l'injection de la nourriture dans l'estomac. Il répondit, à une question qui lui fut faite, qu'il était très-heureux qu'on l'eût opéré et qu'il se sentait toujours bien depuis.

Le compte rendu de l'autopsie est incomplet, mais on sait que l'estomac et la plaie pariétale s'étaient en partie séparés. Un peu de péritonite, limitée au voisinage de la plaie et à la face supérieure du foie.

Dans ce cas, le cancer occupait 3 pouces et demi de l'œsophage, et se terminait en haut au niveau du premier anneau de la trachée. En enlevant les pièces, la paroi de l'œsophage céda en partie au bord inférieur de la production épithéliale, et il parut y avoir eu en ce point une ouverture ulcérative dans la trachée, près de sa bifurcation.

OBSERVATION XXI

Carcinome de l'œsophage. Gastro-stomie. Mort le lendemain (1).

Thomas R., cinquante-huit ans, concierge, admis le 26 juillet 1872 à l'hôpital Saint-Thomas. Difficulté à avaler les aliments solides en mars dernier. Depuis le mois de mai il n'a pu prendre d'aliments solides, ni d'aliments liquides dans les huit jours qui ont précédé son admission. Émaciation extrême, mais pas de tumeur en ce point. Une bougie n° 12 paraissait arriver dans l'estomac, puis une grosse sonde prostatique, au moyen de laquelle on injectait les aliments liquides, qui n'étaient pas gardés. La longueur de bougie introduite était de 15 pouces, mesurés à partir de la bouche.

27 juillet. — Gastrotomie; le chloroforme étant administré, M. Mason fait une incision de 3 pouces et demi de longueur, immédiatement au-dessous du rebord des fausses côtes et parallèlement à ce rebord. L'estomac fut facilement atteint et saisi par une pince à langue, et on l'ouvrit après l'avoir fixé par la suture aux bords de la plaie. Il n'y eut ni hémorrhagie, ni entrée du contenu de l'estomac dans la cavité péritonéale.

On prescrivit d'alimenter l'opéré par la fistule et d'injecter toutes les demi-heures du thé de bœuf et de l'eau-de-vie.

(1) Mason, *The Lancet*, 1873, t. I, p. 131.

Une heure après l'opération, le patient se sent bien; pouls plus fort, pas de nausées. Quatre heures après il allait de mieux en mieux; les injections alimentaires étaient retenues. Injection hypodermique de 2 centigrammes de morphine.

28 *juillet*. — La nuit a été calme.

3 h. 45 de l'après-midi. — Douleur dans l'abdomen. Face pâle; extrémités froides; pouls rapide et faible.

5 h. 50. — Mort.

Autopsie. — Masse cancéreuse entourant presque l'œsophage à environ 1 pouce et demi au-dessus de l'orifice cardiaque de l'estomac, dont elle était séparée par un intervalle de muqueuse normale.

Une tumeur semblable, ayant à peu près le volume de la première, avait envahi la tête du pancréas et comprimait mécaniquement l'extrémité inférieure de l'œsophage et le cardia. Les autres organes étaient entièrement sains. Pas de péritonite.

Observation XXII

Rétrécissement cancéreux de l'œsophage. Gastro-stomie.
Mort en 20 heures de bronchite aiguë (1).

Clarke, cinquante-trois ans, admis dans la salle Raaman, à *Guy's hospital*, dans le service de M. Bryant, le 10 septembre 1872; homme marié, père de 9 enfants. Il avait tenu une brasserie, où il buvait et fumait beaucoup; angine grave trois ans et demi avant son admission; il y a un an, attaque de sciatique dans la cuisse gauche et la hanche, et en même temps constriction de la gorge qui l'empêcha d'avaler. Il nota toutefois, quelques semaines auparavant, un gargouillement dans la gorge en buvant.

Plusieurs médecins ordonnèrent des cataplasmes, des lotions froides, l'un d'eux essaya de passer une sonde dans la gorge, mais échoua. Pas d'antécédents vénériens. Il avait maigri considérablement et ne pouvait prendre qu'un peu de nourriture, et encore sous forme de liquide; au moment de son entrée il n'avait pas pris d'aliments solides depuis quarante semaines. Il était très-maigre.

Parents morts à quatre-vingt-quatre ans; la sœur de sa mère était morte d'une affection de la gorge.

(1) Bryant, *The Lancet*, 7 juillet 1877, p. 9.

A l'entrée, au côté gauche de la trachée, immédiatement au-dessous du corps thyroïde, épaississement sensible à la pression ; on ne put voir de tumeur en regardant aussi loin que possible dans la gorge ; celle-ci était rouge et irritée ; le malade toussait, mais il n'avait pas la force d'expectorer, et il ramenait un mucus sale, coloré, spumeux et strié de sang. Il s'était habitué à prendre d'une demi-once à une once de laudanum par jour.

Comme il ne pouvait avaler, on prescrivit des injections par le rectum toutes les 4 heures. Pendant 5 jours elles furent retenues, mais le sixième jour il ne put les garder. C'est pourquoi, le 17 septembre, la gastro-stomie fut pratiquée, bien que cet homme fût très-faible.

Anesthésie par le chloroforme ; incision de 4 pouces, parallèle au rebord des fausses côtes gauches et à un pouce et demi au-dessous, au point où elles montent vers le sternum. Les muscles obliques furent divisés lentement et on lia deux artères.

En ouvrant le péritoine, une portion d'intestin distendu se montra entre les lèvres de la plaie ; mais en la reportant sur le côté on put saisir l'estomac près de son extrémité cardiaque. On passa alors deux sutures doubles, à l'aide d'une aiguille courbe, de bas en haut, à travers la peau, le péritoine, l'estomac, le péritoine et la peau ; puis on ouvrit l'estomac, et le doigt, introduit dans sa cavité, ramena les extrémités des fils, qui furent coupés et fixés, à la manière des sutures empennées, sur deux morceaux de bougie élastique, l'une étant dans l'orifice artificiel de l'estomac et l'autre à l'extérieur de la peau ; le péritoine et l'estomac étaient ainsi en contact étroit. Les bouts des sutures attachés à la bougie furent laissés d'une certaine longueur pour faciliter l'ouverture de l'orifice lorsqu'on voudrait y introduire des aliments.

Très-peu de sang perdu. On appliqua de la charpie sèche, une éponge et une bande sur la plaie et on reporta l'opéré dans son lit ; température 36°,2. Il ne reprit jamais sa connaissance parfaite, mais mourut le lendemain matin de bronchite, n'ayant pas la force d'expectorer. La face devint pourpre ; soulagement passager en poussant dans l'estomac, par l'orifice artificiel, un peu d'eau-de-vie.

Autopsie. — Broncho-pneumonie double, surtout au lobe inférieur droit. Écoulement de mucus et de pus à la section. Glotte remplie de mucus ; immédiatement au-dessous de ce point, dans l'œsophage, ulcération maligne qui avait rétréci le canal et permettait à peine à une sonde de passer. Elle s'étendait à environ trois pouces dans l'œsophage ; à environ 4 pouces du cardia, tumeur qui remplissait presque

l'œsophage et paraissait être un cancer secondaire. La plaie de l'estomac était située à environ quatre pouces du pylore ; quelques traces
d'adhérences autour d'elle ; pas de péritonite.

Le cœur, le foie et les reins étaient sains.

Observation XXIII

Rétrécissement cicatriciel infranchissable de l'œsophage.
Gastro-stomie, mort 56 heures après l'opération (1).

Joseph Danes, cinquante-six ans, cultivateur, veuf, admis le 5 décembre 1872 dans le service de M. Totherick, à *Wolverhampton and
Staffordshire hospital.* Antécédents de famille bons ; aucun de ses
parents n'était mort de cancer ni de phthisie. Lui-même, à part son
affection actuelle, avait toujours joui d'une bonne santé ; ni blennorrhagie ni syphilis ; n'a pas avalé de liquide caustique ; parfois il avait bu
de la bière à l'excès, mais jamais ni vin, ni liqueurs alcooliques. Depuis douze mois, gène pour avaler les liquides. Il était forcé de manger lentement, et comme l'obstruction ne cédait que parfois, il s'était
habitué à emporter sa nourriture avec lui, et à manger quand il pouvait. Cet état de choses dura jusqu'à environ un mois avant son admission ; alors la déglutition des aliments devint impossible et
l'amaigrissement considérable. Les organes cérébraux, thoraciques
et abdominaux paraissaient sains ; les aines, le pénis et tout le corps
étaient dépourvus de cicatrices. La voix était bonne et forte ; les fonctions de l'intestin et des reins étaient normales.

Une petite quantité de lait étant avalée, fut rejetée en trois minutes sans être ni décolorée ni caillée ; l'examen microscopique du
liquide rejeté ne donna aucun renseignement sur la nature du mal.
L'inspection du pharynx ne fit voir rien d'anormal. Une bougie œsophagienne de moyenne grosseur fut introduite avec le plus grand
soin et lentement, et fut arrêtée à 8 pouces 1/2 du bord des incisives
inférieures ; lorsqu'on la retira, on ne trouva aucune sécrétion morbide à son extrémité. On se servit ensuite de bougies de plus en
plus petites, mais rien ne put franchir le rétrécissement. On prescrivit au malade de garder le lit, de ne rien prendre par la bouche
qu'un peu de glace à sucer, et de se nourrir au moyen de lavements
de thé de bœuf, de lait et d'œufs.

(1) Totherick et Jackson, *Brit. med. Jour.,* 24 mai 1873, p. 588.

10 décembre. — Ce traitement fut exactement suivi. Santé et intelligence conservées, mais l'émaciation a fait des progrès. On essaye de nouveau le cathétérisme, mais sans succès. A sa demande on lui permet d'avaler de temps en temps un peu de lait ou de thé de bœuf.

14 décembre. — Toutes les boissons prises par la bouche ont été rejetées, le rétrécissement est encore infranchissable pour les bougies.

16 décembre. — En consultation, on résolut à la majorité que l'estomac serait ouvert par une incision faite à l'épigastre.

21 décembre. — Avec l'assentiment du malade, la gastrotomie fut pratiquée par M. Vincent Jackson, à 3 heures de l'après-midi. Patient éthérisé; incision de 3 pouces de long à partir du bord externe du muscle droit, parallèlement au rebord des fausses côtes, à un pouce en dedans de ce rebord. Les tissus furent divisés à petits coups jusqu'au péritoine, et comme il n'y eut pour ainsi dire pas d'écoulement sanguin, la membrane fut incisée sur conducteur dans toute l'étendue de la plaie. On put voir alors le grand épiploon, qui conduisit les doigts jusqu'à l'estomac; celui-ci fut saisi, attiré dans la plaie, et on passa un fil à travers sa paroi antérieure. L'incision externe fut alors agrandie en incisant le muscle droit dans l'étendue d'un pouce. Puis l'estomac fut ouvert au-dessus du fil, et les lèvres de la plaie fixées à l'incision cutanée au moyen de la suture empennée. Des points de suture entrecoupée fermèrent le reste de la plaie tégumentaire qui fut recouverte de charpie huilée et d'ouate; l'opération était terminée. On prescrivit d'alimenter le malade avec des lavements nutritifs seulement.

22 décembre, 9 h. du matin. — Nuit sans sommeil; douleur abdominale et soif. Une quantité considérable de sécrétion catarrhale s'est échappée par la fistule gastrique. Température 39°,1; pouls 90; respiration 24. Il a rendu 12 onces d'urine. A dix heures du soir, température 38°,3, pouls 100, respiration 28. Il a rendu 9 onces d'urine.

23 décembre, 9 heures du matin. — Nuit tout à fait sans sommeil. La soif a augmenté. Langue sèche. La péritonite a commencé. Température 38°,6; pouls 124; respiration 32. Il a rendu 11 onces d'urine. A 11 heures, en consultation avec M. Totherick, on fut d'avis, comme l'estomac paraissait réuni aux lèvres de la plaie pariétale, de commencer l'alimentation par la fistule. On prescrivit d'administrer 60 grammes de lait et 4 grammes d'eau-de-vie toutes les trois heures, au moyen d'une bouteille en caoutchouc. Les lavements furent continués. A 11 heures du soir le malade était perdu.

24 décembre. — Mort à 8 heures du matin, 56 heures après l'exécution de la gastrotomie.

Autopsie 12 heures après la mort. — Les organes renfermés dans les diverses cavités étaient sains. L'œsophage, à cinq pouces du cartilage cricoïde, faisait ventre dans l'étendue de deux pouces ; cette portion était indurée et épaissie ; pas de dilatation de ce conduit au-dessus. En l'incisant de bas en haut et d'arrière en avant, on trouva un rétrécissement tortueux ; la muqueuse était d'une couleur foncée, ridée et contractée comme si elle était formée de tissu cicatriciel ; ni ulcération ni lésion de tissu. Le rétrécissement était formé de tissu fibreux, consécutif à un processus d'ulcération qui avait eu lieu à une époque indéterminée.

Remarques. — La gastrotomie pour obstruction infranchissable de l'œsophage est-elle une opération justifiable ? C'est une question que l'on peut se poser. Pour ma part, je pense qu'on n'en a pas usé avec elle comme il convenait. On y a eu généralement recours en *dernier ressort*, comme dernière chance, sans compter sur un succès. Le médecin ou le praticien, après avoir épuisé, dans ses tentatives, tout son savoir, demande au chirurgien de donner le *coup de grâce* au malade en ouvrant l'estomac et en le fixant à la paroi abdominale. Si l'opération réussit jamais, il faudra l'entreprendre avant que le patient ait un pied dans la tombe, avant que ses forces soient affaiblies par l'émaciation consécutive à l'inanition ; avant qu'il soit, pour ainsi dire, sur le point de périr d'épuisement, et sans complications thoraciques.

OBSERVATION XXIV

Rétrécissement cancéreux de l'œsophage. Pneumonie double.
Gastro-stomie, mort la nuit suivante (1).

Heinrich Vontebel, quarante-quatre ans, colporteur, sans domicile fixe, jamais malade jusqu'à l'année 1873. Dans les premières semaines de ladite année, difficulté dans la déglutition des bols alimentaires volumineux. Pas de douleurs pendant la phonation, mais toux sèche revenant surtout la nuit. Puis dyspnée intense, sans douleurs laryngées ni fièvre.

(1) Rose, *Correspondenz-Blatt für Schweizer Aerzte*, 1874. 4e année, n. 17.

Le 19 juin on le reçoit à l'hôpital. Il était devenu complétement aphone ; la dyspnée avait rapidement augmenté ainsi que la toux ; frissons fréquents ; les aliments liquides seuls pouvaient être avalés. Appétit normal. Sorti de l'hôpital, ce malade, comme tous les colporteurs, ressentit vivement tous les préjudices des variations de l'atmosphère, car il était mal nourri et mal vêtu.

Le 29 juillet, il entre de nouveau dans le service de médecine de l'hôpital cantonal. A gauche de la trachée, au-dessus de l'origine du sterno-mastoïdien, induration arrondie qui ne paraît pas morbide. Corps thyroïde normal. Aphonie complète. Rien d'appréciable au laryngoscope. Trachée et larynx sains. Pharynx pâle, mais sans trace de cicatrices. Taches sur le dos et les jambes ; cependant rien dans les antécédents qui puisse faire croire à la syphilis. Rien dans les viscères thoraciques ou abdominaux. Les aliments paraissent s'arrêter au-dessous de la pomme d'Adam. Une sonde fine ne peut également dépasser ce point. Pendant la déglutition, dyspnée très-forte, fréquents efforts de vomissements. Fièvre le soir ; T. 38°,4 et 39°,2 ; P. 100.

12 *août*. Les liquides ne peuvent plus passer. Le malade est nourri avec des lavements d'extrait de viande de Leube. Dyspnée toujours forte ; nuits mauvaises. Insomnie à cause d'une toux sèche permanente. Liquides vomis.

A partir du 23 août, V. ne peut plus prendre aucun aliment ni liquide ni solide. Tout ce qu'il tente d'avaler est rejeté à la suite d'efforts de toux ; il maigrit à l'excès et sa toux le réduit au désespoir. Le 27 août, opération.

A onze heures du matin, après chloroformisation, incision de 12 centimètres en dehors, en haut et à gauche, à partir de la cicatrice ombilicale, jusqu'au bord externe du muscle droit. Les muscles sont divisés avec précaution. L'aponévrose du transverse et le péritoine sont soulevés et légèrement tendus, puis sectionnés. On les fixe par deux sutures et on prolonge l'incision de manière que son étendue soit égale à celle de la plaie tégumentaire. On dut aller chercher avec le doigt, derrière le lobe gauche du foie et dans la profondeur du ventre, l'estomac rétracté. Après s'être assuré que c'était bien lui, d'après la forme et la direction de l'épiploon, car il différait peu des autres intestins, l'estomac fut fixé aux bords de la plaie par deux sutures placées dans sa paroi antérieure, afin d'éviter l'épanchement dans le péritoine du sang ou des matières contenues dans sa cavité. Puis la paroi fut ouverte entre les deux sutures, et les bords de la plaie viscérale furent réunis à ceux de la plaie pariétale par sept sutures.

Jusqu'à ce moment l'opération ne présenta ni difficultés ni complications. L'état du malade était bon et il reprit connaissance assez vite ; mais les suites ne répondirent pas à mon attente. Le lait donné par la bouche artificielle disparut dans la profondeur de l'estomac, mais revint bientôt en partie caillé et fut rejeté au dehors, quoique le malade n'ait eu ni nausées ni vomissements chloroformiques. L'estomac, bien que sa cavité explorée avec le doigt parût spacieuse, ne put recevoir une plus grande quantité d'aliments.

J'introduisis mon doigt dans son intérieur pour cathétériser le pylore, mais je ne réussis qu'à provoquer de violents efforts de vomissements. Il ne me restait d'autre ressource que de donner toutes les demi-heures une grande cuillerée de lait par la bouche stomacale, ce dont je ne pouvais espérer de suites bien favorables, étant donné l'état d'épuisement du malade. Celui-ci n'avait point perdu de sang ; il n'y avait point eu de symptômes de péritonite, et pourtant la mort survint la nuit suivante.

L'*autopsie*, faite le lendemain par le professeur Eberth, donna les résultats suivants :

Hydrocéphale externe à un faible degré ; vaisseaux de la pie-mère distendus, sinueux ; œdème cérébral. Rien au cœur.

Poumons adhérents au sommet. Au niveau de la partie antérieure du lobe inférieur gauche, exsudat croupal et purulent sur la plèvre costale et diaphragmatique ; parenchyme correspondant en état d'hépatisation rouge ; poumon perméable à l'air. Reste du poumon anémié et œdémateux.

Dans le centre du lobule inférieur droit, foyer d'hépatisation grise du volume d'une pomme ; le reste comme à gauche.

Rétrécissement cicatriciel de l'œsophage à un pouce un quart au-dessous du cartilage cricoïde. Au-dessous du rétrécissement, petit diverticule irrégulièrement ulcéré et épaissi à la surface. La paroi antérieure de l'œsophage, à un pouce au-dessous du rétrécissement, communique avec la trachée dans laquelle on fait pénétrer une sonde de plomb. L'orifice est entouré de tissu cicatriciel. Au-dessous l'œsophage est normal.

Rien dans le larynx. Muqueuse trachéale d'un rouge sombre près de la bifurcation. La séreuse de l'intestin grêle est brillante et non injectée. Injection de la séreuse de l'estomac et du côlon transverse. Dépôt croupeux et trouble.

Muqueuse de l'estomac pâle. Dans le duodénum et la partie supérieure du jéjunum, sérosité blanchâtre semblable à du lait caillé. Foie, rate, reins, vessie : rien d'anormal.

Pas de signes de syphilis. La tumeur était un cancer épithélial.

Il y avait des adhérences entre les bords de la plaie de l'estomac et les tissus voisins. Pas de traces de péritonite.

OBSERVATION XXV

Tentative de suicide par l'acide sulfurique. Rétrécissement de l'œsophage et du pylore. Gastro-stomie. Mort 25 heures après l'opération (1).

Femme de vingt-cinq ans ; avale à peu près une gorgée d'acide sulfurique du commerce ; on lui fait prendre du lait et 10 grammes de magnésie calcinée.

Le lendemain, vomissements composés en partie d'aliments mêlés de stries sanguines et en partie d'une masse blanchâtre pulpeuse. Le sixième, jour les vomissements cessèrent, l'appétit revint un peu, et la malade se porta assez bien jusqu'au seizième jour après l'empoisonnement où les vomissements revinrent, se produisant régulièrement une heure après le repas et offrant un caractère d'opiniâtreté extraordinaire.

Le régime lacté, l'acétate de morphine, la viande crue additionnée de pepsine lactique, furent employés sans résultat ; on tenta alors de s'opposer à l'amaigrissement progressif à l'aide de lavements alimentaires composés d'abord de viande crue mêlée à du lait et à de la pepsine lactique, et plus tard de substance pancréatique (12 onces de viande pour 4 onces de substance pancréatique) ; elle sembla s'en trouver mieux et reprendre des forces ; mais comme l'amaigrissement était extraordinaire et que la malade ne pouvait retenir même les substances liquides qu'on lui administrait, pour conserver les fonctions de l'estomac et en empêcher la rétraction, on pratiqua la gastrotomie un mois après la tentative de suicide.

Anesthésie locale. Incision partant à un pouce au-dessus de l'ap-

---

(1) Moeller, *Ugeskr. f. Läger*, R. 3, B. 16, p. 33. — *Nord. med. Archiv.* B. VI, n. 8, p. 14, 1874. — *Deutsche Klinik*, 1874, p. 239.

pendice xiphoïde et dirigée un peu obliquement sur la gaîne du muscle droit, dans l'étendue de 2 pouces 1/2 ; cette incision fut croisée par une autre, partant à 1 pouce 1/2 du bord du muscle droit, et dirigée de haut en bas et de dehors en dedans. Point d'hémorrhagie ; le péritoine fut divisé sur la sonde cannelée ; on introduisit alors un doigt dans la plaie et une sonde œsophagienne dans l'estomac, et dès que la paroi de cet organe fut perceptible entre la sonde et le doigt, on la saisit avec une pince. La portion saisie fut attirée dans la plaie pariétale, à laquelle on la fixa par plusieurs fils de soie ; puis on la fendit dans l'étendue d'un pouce. L'estomac fut alors soigneusement nettoyé, et sur la plaie on appliqua des compresses et des éponges imbibées d'une solution phéniquée.

La malade était un peu froide et abattue après l'opération ; elle tomba dans un collapsus de plus en plus profond et mourut vingt-cinq heures après avoir été opérée.

L'autopsie ne fut pas complète ; on n'examina que l'estomac et une partie du duodénum.

A l'examen de ces pièces, le professeur Reisz trouva l'anneau pylorique à peu près intact ; mais immédiatement en arrière, à environ un centimètre, se trouvait un point qui n'admettait que le passage d'un crayon et où la largeur de l'estomac ouvert était d'environ 2 centimètres 1/2.

Le rétrécissement était dû à une cicatrice étoilée présentant çà et là des points de muqueuse intacte. La couche musculeuse était très-épaissie.

Cette observation ne semble pas favorable à l'emploi de la gastrotomie contre les rétrécissements causés par l'empoisonnement avec des acides corrosifs.

OBSERVATION XXVI.

Rétrécissement probablement cancéreux de l'œsophage. Gastrostomie. Phlegmon de la paroi abdominale. Septicémie. Mort au 10ᵉ jour (1).

Mathilda Weinberg eut sept enfants depuis vingt ans, et le premier à vingt-deux ans. Toutes les fonctions étaient normales. Elle

(1) Jacobi, *New-York medical Journal*, 1874, t. XX, p. 142.

n'avait jamais souffert des seins en nourrissant. Menstruation toujours régulière, non douloureuse, cessant brusquement à quarante ans. Vers cette période, violents accès de migraine auxquels elle était sujette dans ses premières années, prostration nerveuse, attaques d'hystérie, symptômes d'hydrémie générale pendant neuf mois environ. Vers la fin de cette affection indéfinie, elle fut soumise à mes soins. L'émaciation, la prostration et l'hydrémie étaient excessives; il survint divers symptômes d'hystérie, tels que boules, névralgies, tuméfactions œdémateuses; on la fit sortir d'une chambre sombre et étroite où elle était confinée, et on lui donna une bonne nourriture, de bons soins, etc. Lorsque je la vis pour la première fois, il était impossible de savoir si ces symptômes graves avaient eu pour début une affection locale, et de quelle nature était celle-ci.

Quand sa santé générale s'améliora, la menstruation reparut avec une certaine régularité. Vers cette époque, en 1861, elle remarqua au sein gauche une tumeur, petite, modérément dure, indolente, qui augmenta progressivement de volume jusque vers la fin de 1861, où je la vis de nouveau; la mamelle tout entière était alors infiltrée d'une masse dure, à surface lisse; le mamelon était rétracté. Le sein fut enlevé environ un an après l'apparition du pseudoplasme; la plaie se cicatrisa bien.

Quatre mois après, de petites tumeurs apparurent à l'angle interne de la cicatrice et dans le voisinage de ce point; on les enleva : c'était du squirrhe. Six mois après la seconde opération, une tumeur de la même nature se développa dans le sein droit; on en fit l'ablation. Un an après, dans la cicatrice du côté gauche, dans les ganglions axillaires, nouveaux dépôts qui furent enlevés par une quatrième opération. Comme quatre années s'étaient écoulées depuis le début de l'affection et que l'état général de la malade n'avait pas beaucoup changé, je communiquai le fait à la *Pathological Society*, et en présentant la pièce, je demandai qu'on nommât une commission spéciale pour en faire l'examen au microscope, aucune commission de ce genre n'existant alors. Celle-ci, dans son rapport, déclara que le néoplasme était du squirrhe.

A partir de ce moment, de nouvelles tumeurs apparurent dans toute la cicatrice et dans la peau voisine, se succédant rapidement, se développant plus ou moins vite; leur volume variait de celui d'un pois à celui du poing d'un enfant, et leur coloration, de celle de la peau normale à la teinte pourpre, brune ou grisâtre. Certaines d'entre elles donnaient lieu à des ulcérations profondes ou superficielles, les unes ayant une odeur très-fétide, d'autres saignant abondamment par intervalles, très-peu étant douloureuses, quoique irritées, et seulement lorsque survenait un érysipèle.

La malade fut atteinte d'érysipèle après les deux dernières opérations, et depuis elle en eut cinq ou six chaque année, les premiers symptômes apparaissant en général au voisinage d'une nouvelle ulcération, dans certains cas cependant sur des points éloignés. Elle eut ainsi dix à douze attaques d'érysipèle, durant de cinq jours à trois semaines, jusqu'à la fin de 1867, où des tumeurs innombrables couvraient toute la largeur de la poitrine sur une étendue de quatre à six pouces. On n'eut pas recours à l'instrument tranchant ; des lotions de chlorate de potasse, d'acide phénique avec de la glycérine, et de sous-sulfate de fer, furent employées presque incessamment, selon que les indications changeaient. En outre, pendant une grande partie de 1867, elle prit chaque jour de 25 à 50 centig. d'acide phénique sans aucun effet appréciable.

Vers le commencement de 1868, je commençai un traitement électrolytique, qui fut presque en entier dirigé et exécuté par le docteur H. Guleke. Il le fit suivre régulièrement du 18 mars au 24 mai 1868, employant huit éléments de la plus forte pile galvanique de Stoehrer, une électrode étant appliquée au sternum, et l'autre sur les indurations. Le 10 avril, la douleur avait presque disparu des tumeurs principales, où elle avait augmenté pendant un certain temps. Les indurations devinrent plus petites et décolorées. Il n'y eut plus d'hémorrhagie. Les ulcérations devinrent plus petites, les bords indurés plus mous.

Le 24 mai, bien qu'on eût interrompu le traitement à cause d'un retour de la menstruation, puis d'une nouvelle attaque d'érysipèle, nous notâmes « une cicatrisation complète et une disparition presque complète de la dureté des tumeurs et des bords ».

Mais cette amélioration ne fut que temporaire.

En octobre 1873, la malade éprouva une certaine difficulté à avaler, et parfois le renvoi immédiat des ingesta dans la bouche. L'obstacle au passage lui paraissait siéger juste au-dessous du gosier ; pas de nausées. Lorsque le bol alimentaire atteignait l'estomac, il ne provoquait ni malaise, ni vomissement. On soulagea beaucoup la dysphagie en passant de temps en temps des bougies, même lorsqu'elles ne pouvaient franchir toute la longueur du rétrécissement. La malade revint à ma consultation une ou deux fois par semaine jusqu'en février 1874, puis ses visites devinrent presque quotidiennes.

A cette époque, le rétrécissement qui siégeait à environ 8 pouces des dents, au niveau d'un point un peu inférieur au cartilage cricoïde, devint plus étroit, rendant la patiente incapable de prendre aucun aliment solide. Aucune sonde stomacale ne pouvant passer, j'eus recours aux bougies uréthrales françaises, pointues; les n°ˢ 18 à 24 passèrent facilement. Cependant l'appétit restait bon, trop bon même, eu égard à la difficulté de la déglutition et aux souffrances; mais il y avait de la constipation.

Lorsque la malade fut admise à l'hôpital du Mont-Sinaï, le 8 avril 1874, elle présentait l'aspect décrit plus haut, mais avec un engorgement plus marqué des ganglions axillaires, un autre à la région sus-claviculaire, et une émaciation et une débilité considérables. Les viscères paraissaient sains. Utérus un peu volumineux. Au début, introduction des bougies françaises dans le rétrécissement, deux fois par jour, applications désinfectantes sur les ulcérations cancéreuses du sein, nourriture liquide la meilleure possible.

Le 18 avril, elle fut incapable d'avaler n'importe quoi, mais on passa facilement une sonde, et on poussa dans l'œsophage du lait au moyen d'une seringue. Je souligne le fait que l'instrument à l'aide duquel l'injection fut faite était une sonde de volume ordinaire qui ne dépassa que de très-peu le rétrécissement, et n'atteignit certainement pas le cardia. Il infirme l'assertion que toute la longueur de l'œsophage, avec son insertion pharyngienne, est nécessaire à l'accomplissement des mouvements péristaltiques, et que dans les cas d'œsophagotomie l'injection simple des liquides par la fistule, sans que le cardia soit dépassé par la sonde, doit nécessairement être inefficace.

Le 19 avril, la malade recommença à avaler comme tout d'abord. Cependant l'incident de la veille accrut mon intention de la soulager du danger d'inanition qui la menaçait, et avant que ses forces ne fussent trop affaiblies. Aussi, après avoir pris l'avis d'autres membres du corps médical, et en présence de plusieurs médecins de la ville, je pratiquai la gastrotomie le 24 avril à 3 heures de l'après-midi.

La malade est dans le décubitus dorsal, la poitrine et la tête légèrement élevées, et anesthésiée. L'incision fut commencée entre les extrémités cartilagineuses des 7ᵉ et 8ᵉ côtes, et fut continuée verticalement en bas, dans l'étendue de deux pouces 1/2 environ, comprenant la peau et le tissu musculaire sous-jacent. Plusieurs petites artères durent être liées, bien qu'on eût plus employé le manche du bistouri que la lame. Le fascia tranversalis et le péritoine ayant été divisés, on eut sous les yeux le grand épiploon. L'exploration par le doigt fit trouver le bord du foie, la petite courbure de l'estomac, le pancréas, et l'inspection, en attirant l'estomac au dehors, fit reconnaître les veines épiploïques. On introduisit alors un cathéter au delà du rétrécissement, et on injecta dans l'estomac une solution de bicarbonate de soude, puis une solution d'acide tartrique, dans le but de dilater ce viscère, d'en marquer les contours, et de faciliter l'incision de sa paroi antérieure. Cet expédient, qui avait bien réussi quelques jours auparavant, lorsque j'examinai les parties, échoua cette fois. Par l'extrémité inférieure de l'incision péritonéale, qui avait environ un pouce et demi de long, j'introduisis une aiguille courbe munie d'un fil de soie dans et à travers la paroi antérieure de l'estomac, qui fut saisie avec des pinces, attirée en avant et mise en contact avec la paroi abdominale antérieure. On répéta la même chose un pouce 1/4 plus haut, et on fit entre ces deux points une incision d'un pouce de long à la paroi de l'estomac. Il s'échappa un peu de gaz et de mucus spumeux, et on lia une artère dans la paroi de l'estomac. Huit sutures de soie furent appliquées à travers l'épaisseur totale de la paroi du viscère, à environ un sixième ou un quart de pouce de l'incision, et à travers le tégument externe; cela suffit pour mettre les deux parois en contact intime et pour prévenir toute pénétration de liquide dans la cavité abdominale. Enfin, une épingle de Carlsbad et deux sutures de soie furent employées pour fermer la plaie extérieure au-dessous du point d'attache de l'estomac. On appliqua des compresses chaudes et un bandage, et comme il y avait des efforts continus de vomissement, on fit une injection sous-cutanée de la solution de Magendie immédiatement après l'opération.

5 heures du soir. Pouls 70, extrémités froides. Lavement de deux onces d'eau-de-vie et d'eau (1). — 6 h. P. 82, T. 35°,9; 6 onces de thé de bœuf; malade très-calme; pas d'efforts pour vomir. — 9 h. Six onces de lait, une once d'eau-de-vie. — 10 h. P. 80, T. 37°. Thé de bœuf, six onces; calme; léger effort pour vomir.

25 *avril.* — 2 h. du matin. P. 90, T. 37°; aliments, un centig. de morphine. Nuit tranquille. — 6 heures. P. 90, T. 37°,7. Vomit un

______

(1) Pour éviter les répétitions, dit l'auteur, je dois avertir que tous les aliments et la quinine furent donnés en lavement; la morphine, à moins d'indication contraire, fut administrée par la voie hypodermique, et la température prise dans le vagin.

peu de liquide spumeux; nausées violentes. Un centigr. de morphine, thé de bœuf ou lait, 6 onces toutes les deux heures. — 10 h. P. 106, T. 38°,7. Nausées, soif, glace et eau-de-vie en petites quantités dans la bouche. Bisulfate de quinine 60 centigr. et aliments retenus. — 11 h., 1 cent. de morphine.

Deux heures après midi. P. 100; T. 38°,5. Légère matité à la percussion, depuis la plaie jusque dans les régions hypochondriaque et lombaire gauches. — 4 h., 60 centig. de bisulfate de quinine. Un peu de douleur abdominale. Rétention d'urine. — 6 h. P. 96, faible; T. 38°,4; envies d'aller à la selle, sans évacuation; sensibilité dans l'hypochondre gauche; vessie de glace. — 8 h. 60 centigr. de bisulfate de quinine. — 10 h. P. 84, T. 37°,8. Vomit une fois dans la soirée, environ 4 onces de liquide brunâtre; 1/2 centigr. de morphine. Environ 2 onces d'eau-de-vie furent données dans le lait des lavements pendant la journée. — 12 h. Dort depuis 10 h. Nouvelles nausées. Un demi-centigr. de morphine.

26 *avril.*—2 h. du matin. P. 84, T. 37°,5.—4 h. Vomit un peu.—6 h. P. 92, T. 37°,9. Langue sèche; dort beaucoup; nausées aussitôt que cesse l'effet de la morphine; infiltration considérable de la paroi abdominale à gauche de la plaie, s'étendant à une certaine distance en arrière. On continue la glace; 1/2 cent. de morphine —8 h. 60 cent. de bisulfate de quinine. — 10 h. P. 88, T. 37°,6. Nausées et envies de vomir, — un demi-centig. de morphine. —2 heures de l'après-midi. P. 90, T. 37°,8. Pouls faible; vomit un peu de matière verdâtre. —3 h. 30. Un demi-cent. de morphine. — 4 h., 60 cent. de bisulfate de quinine — 6 h. P. 92, T. 37°,9. —8 h., 60 cent. de bisulfate de quinine, 8 mill. de morphine.

27 *avril.* —2 h. du matin. P. 92, T. 37°,6; sommeil calme, 60 cent. de quinine. — 4 h., 8 mill. de morphine. — 6 h. P. 92, T. 37°,7; nausées, ténesme; 8 mill. de morphine. — 10 h. P. 98, T. 37°,7; 60 centigr. de quinine. Au lieu de thé de bœuf, solution de viande de Leube en lavement, une once pour 4 d'eau; on alterne avec 6 onces de lait. 8 mill. de morphine. Langue sèche, infiltration de l'hypochondre gauche et de la région lombaire plus étendue et plus marquée; la sensibilité à la pression est bornée à cette partie de l'abdomen; tympanite générale, légère rougeur érysipélateuse sur l'abdomen; les lavements sont retenus; soif. Un peu d'acide chlorhydrique dans l'eau, que l'on donne en petites quantités par la bouche. — 12 h., 8 mill. de morphine avec la solution de bœuf. —1 heure de l'après-midi. Envie de vomir; 8 mill. de morphine.

— 3 h. P. 90, T. 37°,6; 8 mill. de morphine et 60 centigr. de quinine.—7 h. P. 100, T. 37°,8; 1 cent. de morphine — 10 h. P. 96,
T. 38°,1.

28 *avril*. — 4 h. du matin. P. 96, T. 37°,2 ; 60 cent. de quinine
et 8 mill. de morphine; la rougeur érysipélateuse et l'infiltration
s'étendent en arrière. On enlève l'épingle de Carlsbad et les deux sutures de soie qui réunissent la plaie abdominale, ainsi que 5 des 8 sutures de la fistule. — 2 h. ap. m. 1 cent. de morphine. — 4 h. Violentes nausées, bientôt apaisées; 60 cent. de quinine, 8 mill. de
morphine en lavement. — 6 h. P. 78, T. 37°,4. La pression fait
sortir un peu de pus de la partie inférieure de la plaie abdominale ;
tympanite moins considérable; langue humide.— 10 h. P. 80,
T. 37°; 60 cent. de quinine, 8 mill. de morphine.

29 *avril*. — 1 h. du matin. 1 cent. de morphine. — 3 h. P. 70, T.
37°,2; sommeil calme; tête plutôt fraîche; 60 cent. de quinine. —5 h.
1 cent. de morphine — 7 h. P. 76; T. 37°,2; 1 cent. de morphine
en lavement.—9 h., 1 cent. de morphine — 11 h., 60 cent. de quinine,
8 mill. de morphine en lavement.—1 h., ap. midi. P. 72, T. 37°,2; un
demi-cent. de morphine. Évacuation abondante de matières fécales
peu épaisses, jaunes, avec gaz, d'odeur très-fétide; vomissement en
même temps ; pas de douleur. La sensation de pesanteur et de ténesme est très-apaisée, la tympanite moins. — 3 h., 60 cent. de quinine et 1 cent. de morphine en lavement. — 5 h. P. 68, T. 37°,2.
L'estomac est lavé par la fistule avec une solution peu concentrée
de bicarbonate de soude dans l'eau. On introduit ensuite une petite
quantité de la solution de Leube par la fistule. — 1 cent. de morphine. — 10 h. Nouvelle selle comme la précédente. Vomissement.
— 11 h., 1 cent. de morphine en lavement.

30 *avril*. — 3 h. du mat. P. 78, T. 36°,8. Ténesme; 60 cent. de
quinine et un cent. de morphine. — 9 h. P. 80, T. 37°,2; 60 cent.
de quinine et 8 mill. de morph. en lavement. L'érysipèle s'étend
sur tout le dos, du côté gauche, et en bas vers la cuisse gauche. On
sent un peu de mollesse et d'élasticité. L'aiguille exploratrice ne
ramène pas de liquide. — 3 h. ap. m. P. 96, T. 39°; un cent. de
morphine en lavement à une heure, maintenant en injection.
60 cent. de quinine. — 5 h. P. 100. T. 39°,3. — Selle à 6 h., fèces
jaunes, fétides. — 1 cent. de morphine à 6 h., à 10 h., à 11 h., —
60 cent. de quinine.

1er *mai*.—1 h. du mat. P. 96, T. 38°,8. Selle ; 1 cent. de morphine;
bouche très-sèche. —5 h. P. 100. T. 39°,5. Selle. Pas de tympanite ;

60 cent. de quinine, 8 mill. de morphine en lavement. — 8 h. P. 100 ; T. 38°,8 ; légers frissons. — 10 h. Œdème considérable, et une certaine sensation d'élasticité sur toute la moitié gauche de l'abdomen et de la région rénale. Deux ponctions exploratrices sans résultat ; insomnie ; 1 cent. de morphine.

5 h. ap. midi, P. 88, T. 39°,3. Lavage de l'estomac ; injection stomacale de la solution de Leube, qui ne paraît pas être retenue ; les liquides pris par la bouche s'écoulent par la fistule. Incision d'environ 4 pouces à gauche de la fistule, à travers la peau et les muscles, jusqu'au fascia transversalis. Hémorrhagie légère ; écoulement de pus en partie séreux et fétide, en partie louable ; injections d'acide phénique et d'eau fréquemment répétées. Communication distincte entre la nouvelle incision et la plaie de l'opération, qui est tout à fait rouverte, et avec une fusée dirigée en haut et en arrière. 60 cent. de quinine, 1 cent. de morphine.

2 mai. — 2 h. du mat. Peu de pus, d'assez bonne qualité ; soif. — 6 h. P. 94, T. 38°,5 ; selle. — 8 h., 60 cent. de quinine, 8 mill. de morphine. — 10 h. P. 94 T. 38°,6. — Midi, 1 cent. de morphine. 2 h., 60 cent. de quinine.

5 h. ap. midi. Depuis hier, malgré l'abaissement de la température et la rétention complète, dans le rectum, de l'injection de solution de Leube et de lait, l'état général de la malade est manifestement très-grave ; pouls très-petit, traits hagards, expression de collapsus, peau froide, veines plus apparentes que de coutume. Transfusion de 4 ou 5 onces de sang défibriné provenant du bras de l'interne, M. Frœlich, dans la médiane basilique de la malade. Pas d'effets visibles, excepté sur les traits, qui sont moins hagards.

6 heures après-midi. — P. 100, T. 39°,8. Face cyanosée, respiration laborieuse. — 8 heures. T. 41°,3 ; sueurs profuses, mains froides, bouche sèche, pouls à peine perceptible. Intelligence intacte. — 9 h. Après une injection d'eau-de-vie et de lait, P. 108, T 40°,2 ; respiration laborieuse et accélérée, 48 par minute, extrémités froides, sueurs encore profuses. — 12 heures. T. 39°,2, pouls perceptible, mais incomptable.

3 mai. — 2 heures du matin. 60 centig. de quinine ; la solution de Leube est injectée, mais non gardée ; c'est la première fois qu'elle est rejetée. — 4 heures. T. 40°,5 ; pouls incomptable, dyspnée considérable, intelligence intacte. Lavement de lait et d'eau-de-vie conservé.

6 heures du matin. — Mort très-calme.

L'*autopsie* ne put être faite que pour la cavité abdominale. Les vaisseaux sanguins du mésentère et du péritoine, surtout du côté gauche, et particulièrement sur l'intestin, étaient très-dilatés, mais pas d'épanchement, pas de liquide d'aucune espèce dans la cavité abdominale, aucune adhérence entre les différentes parties du péritoine, excepté autour de la plaie de la paroi abdominale et de la fistule. L'estomac était ouvert à un pouce et demi du pylore, à égale distance de la petite et de la grande courbures; adhérences solides au péritoine pariétal sur une surface de 1/4 à 1/2 pouce. Deux trajets fistuleux allaient de la plaie opératoire dans la direction et au delà de la contre-ouverture; l'un était dans le tissu sous-cutané, l'autre entre les muscles et le fascia transversalis.

Je dois faire remarquer maintenant que l'opération ne fut pas difficile à pratiquer. Le sujet, il est vrai, avait été malade pendant longtemps, treize ans, mais avait toujours présenté une force considérable de vitalité.

Cette femme n'était pas plus affaiblie qu'aucun autre patient des 14 cas que je connais (1); aussi avait-elle beaucoup de chances, . non pas de guérir de sa maladie, mais de pouvoir prendre et s'assimiler les aliments, et de mourir d'épuisement progressif plutôt que de faim et de soif.

Les cinq premiers jours qui suivirent l'opération se passèrent bien. Peu de fièvre, érysipèle modéré.

Rectum en excellent état, chaque lavement étant conservé.

Le sixième jour et après, fièvre nouvelle, causée par l'infiltration purulente des tissus sous-cutané et musculaire et partant sans aucun doute de la plaie opératoire. Le mauvais état de la malade date de ce fait et de ce jour.

La septicémie pouvait-elle être prévenue? Probablement. J'ai fait remarquer qu'on avait plus employé le manche que la lame du bistouri pour diviser les tissus situés en dehors du fascia transversalis. Ce procédé vaut mieux, en ce qui concerne l'hémorrhagie, mais il lèse plus de tissus que la section à l'instrument tranchant et augmente par cela même les chances d'infiltration. Mais ce n'est pas tout. Je ne crois pas que l'application d'acide phénique faite dès le début aurait prévenu cette complication fâcheuse; mais je ne puis douter que la réunion de la plaie externe n'ait été funeste. J'ai dit que

___

(1) Cas de Sédillot, de Fenger, de Cooper Forster, 1er et 2e de S. Jones, de Curling, de Van Thaden, de Troup, de Durham, de Maury, de Lowe, de Bryant.

dans ce but j'avais employé une épingle de Carlsbad et deux points de suture qui furent enlevés le cinquième jour. La réunion empêchant l'issue des liquides, soit le sérum, soit ceux qui s'y infiltraient après s'être échappés de l'estomac, ceux-ci se sont décomposés et ont donné lieu à tous les accidents décrits plus haut. En outre l'estomac, cousu étroitement à la plaie longitudinale et droite de la paroi abdominale, attirait cette paroi, en particulier la peau et le péritoine, de manière à former un pli, d'où certaines irrégularités du processus de la cicatrisation, et la rétention d'un peu de liquide. Aussi, dans ma prochaine opération, je me propose de fixer solidement l'estomac autour de la plaie du péritoine et à la portion correspondante des muscles et des téguments, mais de laisser la plaie externe ouverte et de la soumettre au pansement antiseptique.

L'auteur dit en terminant qu'il considère ce point comme d'une grande importance pour l'avenir de l'opération.

Observation XXVII

Rétrécissement cancéreux de l'œsophage. — Gastro-stomie.
Mort au bout de 24 heures (1).

Femme de cinquante-deux ans, reçue le 1er juin 1874, avait depuis sa jeunesse de très-mauvaises dents, de sorte que la mastication avait toujours été imparfaite. — Douze ans avant l'entrée, à la suite d'un accouchement, gêne de la déglutition en même temps que douleurs au niveau du cardia. Celles-ci s'irradiaient vers la colonne vertébrale.

Il y a environ neuf mois, ces douleurs devinrent extrêmement vives; la malade dut se borner aux aliments cuits, et encore ne passaient-ils bien souvent que difficilement et au bout d'un certain temps. Vomissements fréquents et faciles, survenant même sans que la malade eût rien pris; les matières vomies avaient une odeur très-désagréable.

Peu de jours après Noël, le passage des aliments fut pendant trois jours complétement impossible; cet état s'améliora spontanément. Mais deux jours avant l'entrée à l'hôpital le passage des aliments était redevenu absolument impossible; la malade vomissait tout ce qu'elle

(1) Hjort, *Norsk Mag.* . *Lægevidsk.* 3. R. IV, Ges-Verh., p. 204, 1874.

prenait. Depuis l'année précédente les douleurs étaient devenues de plus en plus vives; mais en général elles ne duraient pas plus d'une heure et cessaient quelquefois pendant plusieurs jours. Garde-robes régulières, sommeil satisfaisant. La malade avait maigri et s'était affaiblie, et au moment de son admission elle était pâle et chétive, mais ne présentait cependant point de teinte cachectique spéciale. Elle avait eu 12 enfants; menstruation toujours régulière.

L'examen stéthoscopique de la poitrine ne dénote rien de particulier.

Abdomen mou et affaissé, téguments sans élasticité. — Pas de tumeur perceptible. Entre le cardia et l'ombilic, légère sensibilité à la pression. La sonde œsophagienne peut être introduite sans difficulté jusqu'à l'union du tiers moyen avec le tiers inférieur du conduit. A ce niveau, obstacle assez solide. Toutes les tentatives pour pénétrer dans l'estomac, faites avec des sondes du plus petit calibre, demeurent infructueuses.

La maladie ne peut être rapportée à aucune cause connue; il n'y a pas même d'antécédents héréditaires équivoques.

Les circonstances restant les mêmes et la malade ne pouvant pas avaler la moindre quantité d'aliments, on la nourrit avec des lavements de bouillon.

Le 9 juin on sent au-dessus de l'ombilic, à peu près au niveau de l'émergence des artères rénales, une tumeur mobile de la grosseur d'une petite châtaigne. Ce jour-là, on pratiqua la gastrotomie.

A un travers de doigt de l'angle des côtes, à gauche, et parallèlement aux côtes, on fait une incision d'un pouce et demi de long, à partir du bord externe du muscle droit (1). Le pannicule graisseux sous-cutané et les fibres musculaires sont divisés couche par couche sur la sonde cannelée jusqu'à ce qu'on atteigne l'aponévrose du transverse. Celle-ci est attirée en avant avec la pince, en même temps que le péritoine sous-jacent, puis on fait une ponction que l'on élargit des deux côtés dans la direction de l'incision principale, en coupant toujours sur la sonde cannelée. Le lobe gauche du foie, reconnaissable à sa couleur bleu-violet, se montre dans toute l'étendue de l'incision; son bord inférieur correspond au bord inférieur de la plaie.

On le repousse en avant et du côté droit au moyen d'un crochet

____

(1) Et non du bord *interne*, comme le dit le *Schmidt's Jahrbucher*, et après lui la *Revue* d'Hayem, t. VI, p. 700.

PETIT.   14

mousse et l'on voit que l'estomac se trouve un peu plus haut au-
dessous des côtes. On le saisit en un point de sa grande courbure et
on l'attire en avant. On passe un fil à travers la paroi, dans la direction de la longueur de la plaie, puis on passe dans la direction oppo-
sée trois autres anses de fil d'argent comprenant les bords de la
plaie, le péritoine, et la paroi stomacale. Celle-ci est alors divisée le
long du fil passé en premier lieu ; deux artères donnent du sang, on
les tord. A ce moment le milieu des fils d'argent correspond au milieu de la plaie pariétale ; on coupe chacun d'eux à ce niveau ; la
moitié d'une anse reste adhérente à la lèvre supérieure de la plaie,
et l'autre moitié à la lèvre inférieure. Les deux extrémités de ces
demi-anses sont réunies et attachées ensemble, de sorte que la paroi
de l'estomac, le péritoine et la paroi abdominale se trouvent réunies
par six sutures métalliques. On place également deux fils aux deux
angles de la plaie et de plus huit sutures superficielles entre les
sutures profondes.

Pendant l'opération, l'anesthésie fut faite en partie avec le chloroforme et en partie avec l'éther. Sa durée fut d'une heure.

Après que la malade se fut réveillée, on introduisit au moyen
d'une pipette du vin de Porto dans l'estomac. Le pouls se releva
quelque peu. La plaie fut recouverte avec une plaque de gutta-percha.

La pipette de verre put être introduite sans difficulté, mais on
ne réussit à faire passer qu'une faible quantité d'aliments pendant
l'inspiration, et encore étaient-ils rejetés en partie pendant l'expiration (le lait était en partie coagulé) ; il n'y avait donc que fort peu de
chose d'absorbé. Il sortait en même temps de l'estomac une sérosité
claire et verdâtre. Quoique un peu plus tard une partie des aliments
introduits dans l'estomac fût retenue, la malade tomba dans le collapsus. Elle eut des râles trachéaux, de la sécheresse de la bouche,
de la cyanose des extrémités, et mourut le 10 juin à 6 heures du
soir, après avoir conservé sa connaissance jusqu'au dernier moment.
A l'autopsie on trouva une tumeur épithéliale obturant l'œsophage,
tandis que tous les autres organes étaient sains.

Bien qu'il ne se fût écoulé que 24 heures depuis l'opération, il
s'était créé des adhérences entre l'estomac et la paroi abdominale,
sans qu'il se fût manifesté de signes de péritonite.

OBSERVATION XXVIII

Rétrécissement carcinomateux imperméable de l'œsophage. Création d'une fistule gastrique. Mort d'épuisement au bout de 14 jours (1).

Neumann, cinquante-cinq ans, maître cordonnier à Berlin, reçu le 2 février 1875, a éprouvé des douleurs pendant la déglutition et a maigri depuis le mois d'octobre 1874. Au mois de novembre, un médecin avait pu franchir encore le rétrécissement avec une sonde peu volumineuse; mais cette tentative ne fut faite qu'une fois.

Déglutition de plus en plus difficile; depuis huit jours le malade ne peut plus avaler que des liquides; il est très-maigre, les joues sont pendantes, les yeux caves.

Les sondes du plus fin calibre sont également arrêtées au-dessus du cardia. On ramène avec la sonde œsophagienne des fragments de tissu dont l'examen microscopique démontre la nature cancéreuse.

La mort par inanition paraît prochaine; pour l'éviter et pour prolonger la vie, il me semble nécessaire de pratiquer une fistule gastrique. Le malade se rattache du reste à cette dernière planche de salut et accepte de courir les dangers de l'opération.

Je ne pouvais, quant à moi, me dissimuler que l'action de ce moyen était au moins incertaine. Les résultats que la gastrotomie a donnés jusqu'à ce jour ne sont nullement encourageants. Les malades sont morts parfois quelques jours après l'opération, 10 jours au plus tard (cas de Sédillot); mais si l'on examine les observations publiées, on trouve qu'elle a toujours été faite dans un état de faiblesse tel que les moyens de nutrition ordinaires n'étaient plus possibles. L'opération ne paraît pas avoir par elle-même de danger extrême, si l'on s'en rapporte du moins aux cas dans lesquels on a fait la gastrotomie pour l'extraction de corps étrangers. Mais dans les cas les plus favorables le résultat obtenu a été loin d'être brillant. On ne peut espérer qu'un prolongement de la vie, et de quelques mois tout au plus.

. . . .

Opération le 22 février 1875. — La chloroformisation fut dange-

(1) Küster, *Fünf Jahre im Augusta-Hospital*, Berlin, 1877, p. 114.

reuse ; plusieurs syncopes à la suite desquelles on dut pratiquer la respiration artificielle pour faire revenir le malade à lui. C'est pourquoi je dus cesser l'anesthésie et faire la plus grande partie de l'opération sans chloroformiser le patient. Il n'éprouva de douleur qu'au moment de la section de la peau ; on fut étonné de voir combien la sensibilité était obtuse.

Incision de 2 pouces et demi à 3 pouces, sur la ligne médiane, partant de l'appendice xyphoïde et descendant directement en bas ; section de la paroi couche par couche, puis du péritoine. Le lobe gauche du foie vint faire saillie dans la plaie ; il recouvrait complétement l'estomac, qui était fortement rétracté ; pour l'amener en avant, on fit relever le foie par les doigts d'un aide. On passa ensuite deux fils d'argent dans la paroi de l'estomac de la manière suivante : la première aiguille fut enfoncée dans la peau vers l'angle supérieur de la plaie, et dans l'estomac à deux centimètres plus bas ; puis ramenée vers l'angle inférieur et à travers la peau. La seconde aiguille fut enfoncée dans la paroi stomacale de la même manière, du bord gauche vers le bord droit.

Les deux fils se croisaient ainsi à angle droit ; deux assistants tirèrent ces fils en même temps, de manière à amener la paroi de l'estomac jusqu'au niveau de la plaie cutanée, de telle façon qu'on fût absolument sûr que rien du contenu de l'estomac ne passerait dans le péritoine. La paroi stomacale fut alors incisée entre deux pinces dans une étendue d'un centimètre et demi ; l'hémorrhagie fut légère, car pas un seul gros vaisseau n'avait été intéressé. Après l'ouverture de l'estomac, on coupa successivement les deux fils par le milieu, on replia et on noua chacun des bouts, de manière à avoir 4 sutures qui fixaient la paroi de l'estomac à celle de l'abdomen. L'adhésion fut complétée par plusieurs sutures de soie.

L'estomac contenait une faible quantité de la nourriture donnée récemment, ce qui prouve que le rétrécissement n'était pas absolument infranchissable.

L'opération fut terminée en plaçant dans la fistule une canule trachéale maintenue par des bandes entourant le ventre. De cette manière on put introduire dans l'estomac du lait et de l'œuf.

On s'aperçoit bientôt que la canule est trop petite pour l'ouverture et que le contenu de l'estomac s'écoule à côté. On met alors une autre canule munie d'une plaque, qui répond mieux au but que la première. Cet instrument se compose d'une double canule : l'externe représente les canules trachéales ordinaires, mais l'interne est fermée en bas et constitue ainsi un obturateur arrondi, qui d'une part empêche la paroi stomacale d'être blessée, et de l'autre s'oppose à la sortie des aliments. La plaque est mobile comme dans la canule trachéale, mais elle est arrondie, parce que les plaques larges et carrées, s'appuyant sur les côtes, s'adaptent mal aux mouvements du creux épigastrique.

L'instrument construit de cette manière rendit de réels services, quoique par suite de l'amaigrissement du malade le creux épigastrique fût déprimé. On lui donna d'ailleurs une légère courbure, afin de pouvoir examiner à la lumière réfléchie ce qui se passait dans l'estomac. Un peu de liquide introduit dans sa cavité montre trois espèces de mouvements : 1° ceux qui sont produits par le déplacement du diaphragme; 2° ceux dus aux pulsations de l'aorte; 3° de temps en temps on voit des contractions se produire de proche en proche, de gauche à droite, sur la paroi, et qui sont probablement les mouvements péristaltiques de l'estomac.

Dans la suite, pas de réaction du côté du péritoine, température au-dessous de la normale. Tout l'intérêt se porte sur la nutrition. Toutes les deux heures on donne du lait, du bouillon, des œufs frais, du vin, de la viande hachée; mais malgré tout le malade recommence à maigrir au bout de quelques jours. En même temps survient une constipation opiniâtre que ne peuvent vaincre ni l'introduction d'une certaine quantité de sel amer dans l'estomac ni les lavements; en outre le malade ressent de temps en temps des coliques qui ne sont suivies d'aucune évacuation. L'amaigrissement continue malgré l'introduction d'émulsions pancréatiques aussi bien dans l'estomac que dans le rectum, malgré la mastication des substances à ingérer et leur mélange avec la salive. Il est évident qu'il n'y a que peu d'aliments absorbés dans leur cours à travers le tube digestif. De plus la paralysie intestinale paraît presque complète, car on sent très-bien à travers la paroi des masses dures bien limitées.

La mort survient par épuisement le 5 mars, quatorze jours après l'opération. Durée totale de la maladie : 5 mois.

Autopsie. — Anémie de tous les organes. A un pouce trois quarts au dessus du cardia, rétrécissement cancéreux annulaire, large de deux pouces, comprenant toutes les tuniques de l'œsophage, et tellement étroit qu'on peut à peine le franchir avec une sonde très-fine. Exulcération au côté interne du rétrécissement. Au microscope, carcinome épithélial. La paroi de l'estomac, au voisinage de la plaie, n'a d'autre lésion qu'un peu d'hyperhémie. La plaie siége sur la grande courbure, à 2 centimètres et demi du pylore. Intestin grêle très-étroit, contenant une faible quantité d'aliments. Gros intestin rétracté, rempli en partie de masses fécales ayant la dureté de la pierre.

OBSERVATION XXIX

Gastro-stomie pour rétrécissement cancéreux de l'œsophage. Guérison. Mort de bronchite quarante jours après l'opération (1).

Charles L., 67 ans, ingénieur, entre à l'hôpital Saint-Thomas (Londres) le 21 janvier. Dysphagie depuis 10 mois, impossibilité d'avaler des aliments solides depuis 7 mois; perte de la voix depuis 4 mois, mais pas de difficulté à respirer. Une bougie ne put dépasser le commencement de l'œsophage, et en fléchissant la tête en avant, de façon à relâcher les muscles cervicaux antérieurs, on sentait une tumeur dure à gauche de la trachée, derrière l'extrémité sternale de la clavicule, trop bas pour pouvoir espérer quelque avantage de l'œsophagotomie. Le malade avait beaucoup maigri. Soif vive, douleur persistante au creux de l'estomac. La difficulté d'avaler les liquides allait en augmentant; écoulement constant de mucus venant du pharynx. Pouls à 96, faible, parfois intermittent. Urine, D. 1014, non albumineuse.

Moral excellent. Gastro-stomie le 23 mars à 2 heures de l'après-midi, après chloroformisation. On s'était assuré par des essais antérieurs que le mode le plus facile de découvrir l'estomac, et dans la meilleure position, était de faire l'incision suivant une ligne tirée du bord externe du mamelon gauche au bord externe de l'épine du pubis du même côté. Incision suivant cette ligne, dans l'étendue de 3 pouces et demi environ, en commençant à peu près à un pouce au-dessous du rebord des fausses côtes. Le bord externe du muscle droit fut facilement rencontré; on ne divisa pas de fibres musculaires; légère hémorrhagie veineuse, estomac facilement saisi et attiré par le pouce et l'index introduits dans la cavité abdominale. L'estomac fut mis en contact avec les bords de la plaie par des sutures comprenant le muscle droit, et les bords de l'incision, au-dessus et au-dessous, furent réunis par des aiguilles. Température : 36°,9 avant l'opération ;

---

(1) Sydney Jones, *The Lancet*, 15 mai 1875, p. 678.

après, 36°,4. Avant que le malade fût emporté de la table d'opération, lavement de lait et d'eau-de-vie avec 2 grammes de teinture d'opium.

À 4 heures, injection sous-cutanée de morphine pour combattre l'insomnie, qui dura jusqu'à 6 heures. À dix heures, température 37°,6. Le lendemain spasmes des muscles abdominaux qui survenaient toutes les dix minutes et durèrent jusqu'à la mort. Pouls parfois intermittent. Lavements toutes les quatre heures.

Le 5, le malade fume une pipe le matin. Pas de douleur autour de la plaie. Quelques spasmes par intervalles.

6. État général bon. Pas de symptômes fâcheux. Pas de spasmes depuis la veille à 10 heures du soir. Un peu de flatulence, trois pipes dans la journée. On enlève les aiguilles de la plaie, autour de laquelle il y a un peu de rougeur. La toux fait sortir de l'estomac un peu de liquide clair, de réaction neutre.

8. Première introduction dans l'estomac d'une once de lait et d'eau-de-vie. La rougeur n'a pas augmenté autour de la plaie; les sutures se sont ulcérées.

9. Le malade est très-dispos; on lui permet de prendre des aliments par la bouche. État général et local bon; température normale; une grande quantité de sécrétion verdâtre sort par la plaie; pas de sensibilité abdominale. Les bords inférieurs de la plaie sont calleux, par suite du passage constant de la sécrétion sortant de l'estomac. Encore un peu de flatulence. Nourriture par la fistule.

10. Dans la journée, 6 onces de lait pris par la bouche; 6 lavements, dont 9 onces de lait, 1 d'eau-de-vie, et 1 œuf. 6 pipes. On enlève 2 des sutures le 14, et les autres le lendemain. Encore de la flatulence après chaque repas.

23. Deux injections dans l'estomac par jour. On continue les lavements; un peu de lait, de glace et de gelée par la bouche.

Le 26, le malade se lève et se tient devant le feu, désirant qu'on lui permette de sortir.

4 *avril.* — Un peu déprimé; quelques crachats sanglants; l'expectoration muqueuse continue encore par la gorge, mais pas en aussi grande quantité qu'avant l'opération.

7. Légère hémorrhagie venant de la gorge; on trouve deux caillots à la plaie. L'état du malade est d'ailleurs bon.

9. Encore un peu de sang dans les crachats. État général bon.

12. Le malade paraît très-déprimé. Pas de sang venant de la gorge. L'expectoration s'est arrêtée brusquement la nuit dernière,

et les symptômes d'accumulation de la sécrétion bronchique deviennent de plus en plus marqués.

Mort à 2 h. 15 de l'après-midi, 40 jours après l'opération.

Autopsie. — Cancer de l'œsophage allant du bord supérieur du cartilage cricoïde jusqu'à 3 pouces et demi plus bas. — L'union était complète et solide entre l'estomac et la paroi abdominale.

OBSERVATION XXX

Gastro-stomie pour un cancer de l'œsophage. Mort 30 heures après l'opération (1).

Sarah B., trente-quatre ans, entre le 16 avril 1875 à *London Hospital*. Bonne santé ordinaire; il y a neuf mois, gêne brusque de la déglutition; douleur seulement trois mois plus tard. Depuis, les aliments solides semblaient subir un temps d'arrêt au creux de l'estomac et provoquaient une douleur intense jusqu'à ce qu'ils fussent vomis; les liquides ne produisaient pas de douleur, mais des envies de vomir.

A son entrée, la malade était émaciée et anémique; elle se plaignait de la faim, mais plus encore de la soif. Une bougie passée dans l'œsophage était brusquement arrêtée à 15 pouces et demi de l'arcade dentaire. Abdomen rétracté. Dans une grande inspiration, on pouvait sentir un certain nombre de petites masses nodulaires, semblables à des ganglions hypertrophiés, immédiatement au-dessous de l'appendice xyphoïde. Cette région était sensible, et c'était à elle qu'était rapportée la douleur pendant la déglutition. Le lait que prenait la malade était immédiatement rendu, aussi la nourrit-on principalement à l'aide de lavements.

Le 7 juin une petite sonde œsophagienne put être passée; elle franchit un rétrécissement douloureux et entra dans l'estomac. Jusqu'au 23, on put faire prendre par ce moyen deux repas par jour à la malade, qui engraissa de 2 livres et demie en une semaine. Jusqu'au 28, grâce aux injections sous-cutanées de morphine, on put faire passer une plus petite sonde, puis on ne put plus passer.

5 août. — Les lavements de lait et d'eau-de-vie ne sont plus gardés. Fenwick prescrit d'y ajouter de la pepsine. Les injections purent

(1) Waren Tay, dans le service de Fenwick, *The Lancet*, 9 oct. 1875, p. 527.

ainsi être gardées pendant quelques heures, et la malade en fut considérablement soulagée; mais ce moyen finit par ne plus être toléré, et on en essaya successivement d'autres qui réussirent plus ou moins.

30 *août*. — La malade devenant rapidement plus faible, M. Waren Tay, après avoir pris l'avis de plusieurs confrères, et sur la demande expresse de la patiente, se décida à pratiquer la gastro-stomie. A 3 heures de l'après-midi, l'éther fut administré, et on opéra. Incision verticale suivant le bord externe du muscle droit, commençant au-dessus du bord des cartilages costaux et s'étendant à 2 pouces environ plus bas. Les aponévroses et le fascia transversalis furent alors divisés sur une sonde et la cavité péritonéale ouverte. M. Tay trouva l'estomac sans difficulté, et la partie mise à nu, qui était saine, fut fixée à la paroi abdominale comme l'intestin dans la colotomie.

Hémorrhagie considérable lorsque l'estomac fut incisé; deux ligatures furent nécessaires. On plaça dans l'estomac un tube en caoutchouc, et on l'y laissa jusqu'à la mort de la malade. Après l'opération, lavement de lait et d'eau-de-vie avec de la pepsine.

Le soir à 8 heures, grande soif; température 35°8; pouls 88; mains et pieds très-froids. On les enveloppe dans la ouate. A 10 heures, M. Tay introduit dans l'estomac un peu de glace et environ une once de lait; elle dit qu'elle les sent entrer, et elle en est satisfaite; pas de douleur.

31 *août*, 1 heure du matin. — On introduit un peu plus de lait; la garde dit que ce qu'on a donné il y a 3 heures en est sorti goutte à goutte.

Nuit bonne. A 8 h. 30, température 37°. La malade dit qu'elle se sent mieux que la veille. On injecte dans l'estomac environ une demi-once de lait chaud et d'eau; une grande quantité de suc gastrique sort de l'estomac. Une demi-heure après la garde remarqua que le pansement était imbibé par le lait. A 11 heures la malade est très-affaiblie; elle peut à peine parler; pouls à 124, très-faible; on administre immédiatement un lavement d'eau-de-vie. A 12 h. 30, elle a repris des forces, bien qu'une partie du lavement ait été rendue. M. Tay introduit un peu d'eau-de-vie dans l'estomac, mais à chaque inspiration il en sort une certaine quantité. A 3 heures de l'après-midi, comme les aliments sont rejetés de cette façon, on applique sur l'orifice un morceau de gutta-percha à travers lequel passe le tube. On bouche celui-ci avec un cathéter et la malade est

placée sur le côté droit, position dans laquelle elle retenait mieux
les aliments. Température 36°,3. A 5 heures on introduit un peu de
nourriture. La malade paraît tomber dans le coma. Pouls à 144.
L'abdomen semble un peu tuméfié. A 7 heures on introduit à peu
près la même quantité (environ une demi-once) de lait et d'eau-
de-vie. A 9 heures pouls extrêmement petit. Un peu de délire; mort
à 10 heures.

Autopsie 18 heures après la mort, par le docteur Sutton.

Poids du corps, 23 kilogrammes. L'incision de l'estomac était
située vers le milieu de la paroi antérieure. Son extrémité inférieure
était près de la grande courbure; ses bords étaient adhérents à ceux
de la plaie pariétale; la partie du péritoine avoisinante était congestionnée; lymphe récente sur le lobe droit du foie et sur l'estomac. Ces deux organes étaient réunis par d'anciennes adhérences.
A l'extrémité inférieure de l'œsophage, tumeur formée de cancer
médullaire, épaisse d'environ 2 pouces. A environ 1 pouce et demi
de l'estomac, le canal était obturé par un amas de débris mous,
juteux. Le reste de l'œsophage et l'estomac paraissaient sains. Altérations commençantes de la phthisie dans les poumons. Pas de
changements remarquables dans les autres organes.

OBSERVATION XXXI

Rétrécissement cancéreux de l'œsophage. Gastro-stomie.
Mort d'épuisement 20 heures après (1).

J. L., quarante-sept ans, me consulta pour la première fois le
7 novembre, les symptômes ne durant que depuis sept semaines.
En dépit d'un traitement constitutionnel et mécanique fait avec
soin, la dysphagie augmenta rapidement, et le 12 décembre, le malade n'ayant pu rien avaler depuis 9 jours, je priai M. Heath de pratiquer la gastrotomie. La nutrition du malade était alors presque
inaltérée, car il y avait une grande quantité de tissu adipeux dans
les endroits habituels. Le seul symptôme fâcheux était une faiblesse
de l'action du cœur : pouls presque imperceptible au poignet. Cependant l'éther fut administré avec succès par M. Clover et l'opération

____

(1) Morell Mackenzie, *Med. Times and Gaz.*, 5 août 1876, p. 137.

terminée sans difficulté ; estomac suturé aux bords de la plaie avant
d'ouvrir sa cavité. Le malade ne parut jamais reprendre de forces,
et mourut le lendemain, environ 20 heures après l'opération. Pas
de traces de péritonite à l'autopsie.

OBSERVATION XXXII

Rétrécissement cicatriciel de l'œsophage. — Gastro-stomie.
Guérison (1).

R. M..., dix-sept ans, apprenti maçon, mince, de petite taille et
d'apparence encore enfantine, s'était toujours bien porté, lorsque, le
4 février 1876, il avala par mégarde une solution de potasse d'Amérique qui provoqua dans la gorge une sensation immédiate de brûlure vive. La fièvre s'alluma et la déglutition resta pendant plusieurs
jours presque impossible et très-douloureuse ; des eschares et des
débris membraneux furent expulsés au bout de quelques jours. Après
deux semaines l'œsophagite se calma un peu, mais lorsque l'enfant
voulut se remettre à manger il éprouva de grandes difficultés et ne
parvint pas à avaler les aliments solides.

Il se présenta à la consultation de plusieurs hôpitaux, mais ne fut
pas reçu, et se remit à travailler jusqu'au 31 mars. A cette époque,
l'alimentation étant devenue de plus en plus difficile, il fut admis
dans le service de M. le docteur Dumontpallier, à la Pitié.

Là on essaya à plusieurs reprises et avec des instruments variés
le cathétérisme œsophagien, sans pouvoir jamais franchir l'obstacle
qui siégeait dans la portion thoracique du canal. Dans les premiers
temps R... pouvait encore se nourrir passablement avec des substances liquides ; mais bientôt elles ne passèrent plus que difficilement et furent le plus souvent rendues après un séjour de courte
durée ; alors l'amaigrissement survint, les forces diminuèrent, le
moral s'affaiblit.

Le 24 mai, on fit passer le malade dans mes salles pour y être
soumis à une thérapeutique plus active ; trois mois et demi s'étaient
écoulés depuis l'accident. Je trouvai le jeune garçon en assez mau-

(1) Verneuil, *Bull. de l'Acad. de méd.*, 1876, p. 1025. Observation recueillie
par M. Maunoury, interne des hôpitaux.

vais état, maigre, pâle, presque à bout de forces ; peau froide et légèrement cyanosée aux extrémités, pouls très-faible ; faim et soif vives et continues.

A l'exploration de l'œsophage, la sonde est arrêtée à 7 centimètres de l'anneau cricoïdien, assez avant par conséquent dans la poitrine. J'essaye en vain d'arriver dans l'estomac avec des olives du plus petit numéro et avec des sondes de baleine. Je répète ces tentatives tous les deux ou trois jours seulement, parce qu'elles irritent l'œsophage et empêchent tout passage des moindres quantités de liquide au moins pendant vingt-quatre heures. Je tente de soutenir les forces avec des lavements nutritifs pour gagner du temps ; mais cette ressource elle-même est insuffisante ; le pauvre garçon me supplie de lui faire autre chose, parce que, dit-il, il se sent mourir. Je n'avais guère d'espoir que dans la gastro-stomie. L'œsophagotomie externe au lieu d'élection m'aurait permis d'approcher du rétrécissement, mais non d'en trouver plus sûrement l'orifice ; l'œsophagotomie interne n'est raisonnablement praticable que sur conducteur. Quant au cathétérisme forcé, je n'y songeais même point, connaissant par expérience les dangers considérables inhérents au cathétérisme simple lui-même, quand l'obstacle est très-étroit et difficile à franchir. Trois cas de mort observés dans ma seule pratique m'ont parfaitement éclairé sur ce point.

Il fallait donc ou assister les bras croisés à une mort prochaine, ou exécuter l'opération de Sédillot. Je consultai la famille, qui me donna carte blanche, et j'allais procéder quand une lueur d'espoir brilla à mes yeux. Après un essai de cathétérisme, l'enfant était resté trente-six heures sans pouvoir rien avaler. Au bout de ce temps, pour me servir de son expression, *la porte s'était ouverte* et l'estomac avait pu recevoir un peu de bouillon et de vin.

Je pensai que peut-être à l'obstacle réel, fibreux, inextensible, s'ajoutait un spasme, comme cela est si fréquent dans les coarctations uréthrales ; pour en avoir le cœur net, j'ordonnai pour le lendemain matin, 25 juin, l'administration du chloral en lavement jusqu'au narcotisme complet ; 8 grammes furent nécessaires. A la visite je trouvai R... en résolution totale, comme s'il eût été chloroformé ; la bouche étant ouverte, j'introduisis avec les précautions d'usage une bougie de baleine qui, presque au premier essai, franchit le rétrécissement ; à deux reprises j'exécutai un mouvement de va-et-vient qui me fit connaître exactement le degré et l'étendue de la lésion. Il existait deux détroits distants de 2 à 3 centimètres environ et longs de quelques millimètres seulement, le supérieur semblait un peu plus large. La bougie de baleine, terminée par une extrémité olivaire, comme les bougies uréthrales, présentait à 4 centimètres de sa pointe un renflement fusiforme de 5 millimètres de diamètre, qui franchissait les points rétrécis en donnant la sensation d'un frottement rude dans un anneau résistant. La lumière des détroits n'avait donc guère que 4 millimètres et n'aurait certainement pas admis un corps plus volumineux que celui que nous avions mis en usage.

Bien que, comme nous l'avons dit, la narcose parût profonde, la distension du tissu fibreux causa sans doute une vive douleur, car l'enfant se leva sur-le-champ sur son séant en poussant des cris aigus et en se tenant les côtes à deux mains. Il s'était subitement réveillé et accusait dans le dos et à la base du thorax une souffrance insupportable. J'eus grand'peur, je l'avoue, d'avoir fait quelque fausse route et traversé les parois de l'œsophage ; cependant je me rassurai en voyant qu'une gorgée de salive immédiatement vomie ne renfermait pas une goutte de sang, et que ma bougie n'était même point teintée. J'avais déjà observé ce symptôme pénible dans un autre cas où nul accident n'était survenu et où la dilatation progressive avait donné de bons résultats. Néanmoins, comme les cris continuaient, je fis aussitôt à la région épigastrique une injection hypodermique avec 1 centigramme de chlorhydrate de morphine. La douleur fut instantanément calmée et le petit malade retomba dans un sommeil tranquille qui se prolongea plusieurs heures.

Le résultat fut tout d'abord excellent ; le soir même R... put avaler du bouillon, du lait et du vin ; le lendemain une assiettée de soupe passa tout entière. Trois jours plus tard, je pus répéter le cathétérisme qui, cette fois encore, provoqua une angoisse très-violente qu'une injection hypodermique calma très-rapidement.

L'alimentation, grâce à la même manœuvre répétée tous les deux jours, redevint possible et ramena les forces et le courage ; aussi l'idée d'une grande opération fut momentanément abandonnée. Cependant je ne pus réussir à introduire dans le rétrécissement un instrument volumineux, de sorte que je songeai à pratiquer l'œsophagotomie interne, qui a donné déjà de bons résultats entre les mains de MM. Maisonneuve, Lanclongue (de Bordeaux) et Trélat. J'allais prier ce dernier de me prêter le concours de son expérience, lorsque tout à coup l'obstacle redevint infranchissable sans que j'en pusse soupçonner la cause.

A partir du 10 juillet tous mes essais furent vains, même avec le concours du chloroforme ; c'est pourquoi l'état général redevint ce qu'il était le mois précédent, et parut même plus mauvais encore. L'inanition se révélait surtout par un symptôme qui m'alarmait particulièrement : outre la maigreur, la débilité, telle que l'enfant ne quittait presque plus son lit, l'insomnie et la torture imposée par la faim et la soif, la température s'abaissa progressivement ; les mains, les pieds, le nez, les oreilles, la langue étaient froids et bleuâtres ; le tracé thermométrique axillaire oscillait entre 35 et 35 degrés 1/2. Il fallait donc se décider.

Je ne songeai point à produire des adhérences en cautérisant la paroi abdominale, l'expérience m'ayant démontré depuis longtemps que chez l'homme malade ce procédé est très-infidèle et n'offre aucune sécurité. Je crus plus sûr d'agir purement et simplement comme dans l'entérotomie ordinaire, telle qu'on l'exécute quand on veut créer un anus artificiel à la paroi abdominale antérieure. Ayant pris conseil de mon collègue à la Pitié, M. Léon Labbé, qui voulut bien d'ailleurs me répéter les détails de la belle et heureuse opération qu'il avait récemment exécutée sur le fameux *jeune homme à la fourchette*, je procédai à la gastro-stomie le 26 juillet dernier, à dix heures du matin.

J'avais pris toutes les précautions imposées par la méthode antiseptique : les instruments, les éponges, les doigts de l'opérateur et des aides avaient été soumis à l'action de la solution phéniquée à 2 p. 100. Tant que dura l'opération un jet de vapeur phéniquée fut projeté sur le champ opératoire. La chloroformisation fut prompte et aisée.

Une incision de 5 centimètres fut pratiquée à la limite de l'épigastre, parallèlement au bord inférieur du cartilage de la huitième côte, c'est-à-dire oblique en bas et en dehors, et à 2 centimètres environ de ce bord, facile à reconnaître en raison de la maigreur du sujet.

La peau, le tissu cellulaire sous-cutané et l'aponévrose furent successivement divisés ; le bord externe du muscle droit fut découvert et incisé dans l'étendue de 2 centimètres environ ; une artériole ouverte fut liée avec le catgut. Le péritoine, bien reconnu à sa face externe, fut soulevé avec une pince, ouvert d'abord, puis débridé en dedans et en dehors sur la sonde cannelée ; deux crochets mousses ayant fait bailler la plaie, l'estomac fut facilement reconnu au fond de celle-ci à sa couleur d'un blanc grisâtre, telle exactement qu'elle se montre sur le cadavre, et à des ramifications vasculaires provenant des branches de la gastro-épiploïque, ce qui nous démontra que nous n'étions pas loin de la grande courbure.

Cette constatation faite en quelques secondes, je saisis la paroi stomacale avec des pinces à mors assez larges et à griffes et l'attirai au dehors sous forme d'une sorte de hernie qui remplissait exactement la plaie de la paroi. Pour prévenir le retrait de la portion ainsi herniée, je traversai sa base parallèlement à la paroi abdominale avec deux longues aiguilles à acupuncture qui, reposant sur la surface cutanée dans une grande étendue, maintinrent l'estomac au dehors pendant toute la durée de l'opération. Ces deux premiers temps, incision de la paroi, découverte et protrusion de l'estomac, avaient nécessité à peine trois à quatre minutes; pas une goutte de sang n'était tombée dans la cavité séreuse. L'air y avait certainement pénétré, mais pendant quelques secondes à peine, et je m'étais soigneusement abstenu de porter mes doigts dans l'abdomen. Je me mis en devoir alors de fixer les parois stomacale et abdominale; j'employai, à cet effet, le procédé de Nélaton pour l'entérotomie, qui consiste, comme chacun le sait, à passer une série circulaire de sutures *avant d'ouvrir* la cavité intestinale.

Je me servis du chasse-fil courbe et de fils d'argent, et plaçai ainsi successivement 14 points, distants l'un de l'autre de 5 à 6 millimètres environ. L'aiguille, pénétrant dans la peau à 8 millimètres en moyenne des bords de l'incision, traversa toute l'épaisseur de la paroi, puis le péritoine, puis deux fois les tuniques stomacales. Pour être sûr de bien comprendre la séreuse dans chaque point de suture, j'avais eu soin (et je recommande cette petite précaution) de saisir à l'avance tout le pourtour de la boutonnière créée dans le péritoine avec une série de pinces hémostatiques qui, couchées sur la surface extérieure de l'abdomen, ne gênaient en rien la manœuvre.

Le passage des anses métalliques fut long, parce que j'y apportai autant de soins que s'il se fût agi de coudre une fistule vésico-vaginale. Comme dans cette dernière opération, les fils furent serrés avec des boutons de chemise et un anneau de plomb écrasé avec un davier. Tous ces boutons rangés circulairement et régulièrement donnaient à la ligne de réunion une certaine élégance. Il ne restait plus qu'à ouvrir l'estomac après avoir enlevé les aiguilles à acupuncture, devenues désormais inutiles.

Je fis cette ouverture sur le point culminant de la bosselure stomacale herniée, avec des ciseaux, et dans l'étendue seulement d'un centimètre. L'estomac, d'abord pâle, était bientôt devenu rose, puis rouge, et enfin un peu violacé; ces changements annonçaient la réplétion progressive des vaisseaux. L'incision fournit deux jets de sang assez volumineux qui, ne s'arrêtant pas seuls, furent réprimés à l'aide de deux pinces hémostatiques légères. Ce petit incident me démontra toute l'importance qu'il y a à ne pas ouvrir le viscère avant de l'avoir solidement fixé. Si j'avais agi autrement j'aurais eu grand'-peine à empêcher la pénétration, dans l'abdomen, d'une certaine quantité de sang, et j'ajoute que la présence de ce fluide dans la plaie aurait notablement gêné l'application exacte des points de suture, en même temps qu'elle eût exigé des abstersions répétées qui irritent toujours les surfaces sanglantes et sont capables de nuire à la réussite de la réunion immédiate.

Je crus bon, enfin, de placer à demeure dans l'ouverture un corps étranger creux qui permît d'introduire des aliments fluides dans l'estomac. Cette ingestion aurait pu certainement se faire directement dans l'orifice avec une seringue, mais je craignais que la canule ne heurtât les surfaces et ne fît sur les bords des blessures microscopiques qui sont le point de départ méconnu, mais si réel, de tant d'accidents traumatiques. On n'avait à craindre rien de ce genre en injectant loin de la plaie et sans toucher à celle-ci.

Je choisis comme corps étranger le moins irritant de tous ceux que l'on connaît, une grosse sonde molle en caoutchouc rouge, telle qu'on l'emploie dans l'urèthre pour les hypertrophies de la prostate. Je l'enfonçai dans la cavité stomacale à 8 centimètres de profondeur, et pour qu'elle ne se dérangeât pas je la fixai au bord même de l'ouverture avec un fil d'argent qui traversait à la fois sa paroi et celle de l'estomac.

Pour pansement je fis appliquer sur tout le pourtour de l'ouverture de petites bandelettes de tarlatane imbibées d'eau phéniquée; quelques plumasseaux de charpie fine mouillés du même liquide complétèrent l'appareil avec un léger bandage de corps. Le ventre fut enduit, avec un pinceau, d'une couche de collodion.

L'extrémité libre de la sonde de caoutchouc reposait sur l'abdomen; elle fut bouchée par un fausset pour ne point permettre l'entrée de l'air dans l'estomac.

J'ai donné à dessein une description prolixe du manuel opératoire; cependant l'entreprise n'a offert, en réalité, aucune difficulté sérieuse. Il a fallu du soin, de la patience, et absolument rien de plus.

Quiconque voudra répéter la gastro-stomie sur le cadavre la con-
sidérera comme fort simple et exempte de toute surprise, de tout
incident notable. Je puis dire que sur le vivant il en a été exactement
de même.

Le procédé que je viens d'exposer est supérieur, si je ne me
trompe, à ceux qu'ont employés mes prédécesseurs, et si j'en parle
ainsi, c'est que, du reste, rien d'important ne m'appartient en propre.
J'ai emprunté, en effet, à M. L. Labbé et à Nélaton les deux temps
essentiels de l'exécution ; au premier, le lieu d'élection raisonné ;
au second, la fixation préliminaire de la paroi attirée au dehors :
tout le reste est, en quelque sorte, accessoire. C'est ce qui me faisait
dire, en commençant, que tout mon mérite se bornait à avoir utilisé
les travaux de mes devanciers. J'estime seulement que le procédé
susdit, appliqué par d'autres chirurgiens, multipliera le nombre des
succès et fera entrer dans une voie nouvelle le traitement des rétrécissements cicatriciels de l'œsophage.

Les suites de l'opération furent assez simples ; au réveil les douleurs étaient médiocres et se dissipèrent promptement.

A une heure de l'après-midi, on injecta 200 grammes de lait qui
provoquèrent un peu d'envie de vomir, mais ne ressortirent point
entre la sonde et la plaie. De deux en deux heures on fit au pourtour
de celle-ci des pulvérisations d'eau phéniquée.

Cinq heures du soir : point de douleurs abdominales, un peu de
gêne de la respiration que le malade attribue à l'enduit collodionné
qui empêche, suivant lui, l'expansion abdominale. Injection de
100 grammes de lait sucré, avec un jaune d'œuf; les pinces hémostatiques sont enlevées, le sang ne reparaît plus.

Neuf heures du soir : apyrexie complète ; température axillaire,
35°,6 ; douleur assez vive au niveau de l'hypochondre gauche. Elle
est calmée par une injection hypodermique.

A minuit, 140 grammes de lait sont injectés ; mais aussitôt sur-
viennent de violents efforts de vomissement. Ils cessent dès qu'on a
laissé ressortir par la sonde environ 25 à 30 grammes de ce fluide,
qui est déjà coagulé.

27 au matin, R..... est fatigué, il n'a point dormi, parce qu'un malade couché à ses côtés a eu un long accès de *delirium tremens* ; il
accuse beaucoup de difficulté pour respirer, et la persistance de la
douleur de l'hypochondre gauche. L'auscultation ne révèle rien. Le
pouls est faible, la température toujours basse, il n'y a pas de toux ;
les alentours de la plaie ne sont ni tuméfiés, ni enflammés.

On injecte 50 grammes de bouillon et autant de vin de Bordeaux ; quelques nausées passagères, ventre indolent, toujours rétracté.

Même injection alimentaire à une heure après midi. Elle est bien supportée.

A cinq heures, apparition d'une légère teinte sub-ictérique des conjonctives et du visage, sentiment incommode de constriction à la base de la poitrine ; dyspnée notable, apparition d'une douleur à l'épaule droite.

On renouvelle de quatre en quatre heures les injections stomacales, mais en petite quantité ; elles déterminent le plus souvent un peu d'étouffement, parfois quelques nausées. La température reste toujours aux environs de 35°,5.

A minuit, la douleur de l'épaule a augmenté, elle empêche l'invasion du sommeil et détermine une certaine agitation.

28. La teinte ictérique s'est fortement accentuée, les urines sont rares, elles prennent spontanément, par la simple exposition à l'air, une teinte semblable à celle de la bière brune. L'acide nitrique y dénote la présence de la bile, mais en petite proportion. La dyspnée est moindre, mais l'enfant est toujours triste et même un peu grognon. Il accepte cependant les injections stomacales, qui sont fort bien tolérées. La fièvre est nulle, le ventre absolument indolent, si ce n'est dans le voisinage immédiat de la plaie. La réunion paraît s'effectuer sans encombre et les points de suture tiennent bon.

29 juillet. Un peu d'amélioration ; respiration moins anxieuse, pas de toux, diminution de la douleur de l'épaule et des hypochondres, le pouls et la température se relèvent légèrement.

30 juillet. L'état local attire notre attention ; tout autour de l'orifice on remarque une rougeur large comme la main, avec taches ecchymotiques, mais sans gonflement, sans grande sensibilité et ne ressemblant pas à l'érysipèle. Nous finissons par découvrir que cet érythème est dû à l'action légèrement caustique de la solution phéniquée avec laquelle la région opérée a été fréquemment en contact ; cela n'a donc rien d'inquiétant.

Depuis l'opération il n'y a pas eu de selles, bien que la quantité des matières ingérées soit déjà assez considérable ; en conséquence je fais porter dans l'estomac 15 grammes d'huile de ricin mélangée de bouillon.

Le purgatif détermine à peine quelques coliques et provoque dans l'après-midi deux selles assez copieuses.

1er août. Amélioration très-évidente ; la température dépasse 36°,5.

La figure se remplit un peu et se déride ; elle est toujours colorée en jaune ; les douleurs ont presque tout à fait disparu ; les injections alimentaires sont faites toutes les deux heures le jour et de trois en trois heures la nuit. Elles se composent toujours de lait et d'œufs, de bouillon concentré et de vin de Bordeaux. Elles ne déterminent plus le moindre malaise.

A partir de ce moment tout danger immédiat semble conjuré. L'enfant revient à vue d'œil. Il reprend sa gaîté et demande à se lever.

Les points de suture commencent à couper les chairs ; je les laisse tomber d'eux-mêmes sans chercher à diviser les fils ; chaque jour quelque anse métallique tombe entière avec son bouton d'ivoire et son anneau de plomb, et laisse une cicatrice linéaire. La ligne de réunion, qui d'abord se trouvait au niveau de la suture extérieure de l'abdomen, s'enfonce peu à peu vers la profondeur, de façon qu'il se forme en ce point une sorte d'infundibulum, au fond duquel se voit l'ouverture stomacale.

Vers le 15 août tous les fils sont tombés et la cicatrisation est complète ; le succès opératoire est définitivement acquis.

Je résumerai rapidement ce qui s'est passé jusqu'au jour actuel. L'enfant s'est levé pour la première fois le 20 août, d'abord quelques heures, puis la journée entière. En septembre il a commencé à s'occuper dans la salle et dans la cuisine, où il aidait à éplucher les légumes. La bonne mine est revenue en même temps que le sommeil et les forces. La température est revenue à l'état normal, à 37 degrés 1/2 en moyenne ; l'alimentation s'effectue régulièrement à l'aide de soupe, de bouillie, de viande hachée, d'œufs, etc. Le lait et le vin servent de boisson. La quantité des matières injectées est considérable, car la faim et surtout la soif sont très-prononcées. L'appétence n'est pas abolie, car souvent R... demande de préférence certains aliments. Souvent aussi il aime à prendre dans sa bouche une gorgée de liquide alimentaire pour en savourer le goût et pour la rejeter après. Les injections stomacales ne déterminent pas d'autres sensations que celles du froid ou du chaud. Parfois elles font affluer dans la bouche une salive abondante qui doit être crachée, car tout porte à croire qu'il n'en pénètre pas une goutte dans l'estomac. Si par hasard elle s'accumule dans le pharynx et la partie supérieure de l'œsophage, elle est rejetée au bout de quelques minutes. Les selles sont rares, mais régulières : elles ont lieu tous les trois jours environ et ne présentent rien de particulier. Il est à noter qu'avant même l'accident, les évacuations alvines n'étaient pas quotidiennes et ne se faisaient que tous les deux ou trois jours. Les urines sont normales.

Malgré la suppression complète du rôle de la salive dans la digestion, les substances les plus variées sont parfaitement assimilées et la nutrition semble très-normale, si l'on én juge par l'accroissement continu et notable. Les chiffres à cet égard sont fort éloquents. On avait négligé de peser R... au moment de son opération ; c'est en août seulement que cette exploration a été faite, alors que déjà la réparation organique était très-manifeste ; la première pesée, faite le 18, donna 34 kilog. Or je ne crois pas exagérer en fixant à 33 kilog. au maximum le poids, au moment où je crus devoir agir. Le tableau suivant montrera avec quelle rapidité l'économie a réparé ses pertes.

18 août.........................	34 kilogrammes.
21 août..........................	34,400
25 août..........................	35,500
31 août	36
8 septembre......................	37,500
14 septembre.....................	39
4 octobre........................	40
20 octobre.......................	42

Donc en deux mois 8 kilog. sont acquis, ce qui prouve que la nutrition, après un arrêt forcé, a montré une suractivité compensatrice des plus remarquables.

L'accroissement de la taille n'a pas été mesuré, mais il n'est pas moins évident ; tout le gain n'a pas servi seulement à arrondir les formes, il s'est réparti sur l'ensemble des tissus, y compris le squelette.

Cette constatation me paraît d'une grande importance, et j'appelle sur elle toute votre attention, car elle permet de juger la valeur réelle de la gastro-stomie.

Depuis plusieurs semaines l'orifice n'a pas subi de changements notables. Sa forme circulaire est maintenue par la grosse sonde de caoutchouc rouge de 12 millimètres de diamètre et qui cependant est molle et flexible. Ses deux lèvres inférieure et supérieure diffèrent un peu : la première, entièrement cutanée, est concave et légèrement déprimée par la sonde ; la seconde est surmontée par un bourrelet saillant, tomenteux, d'un rouge vif, constitué par la muqueuse stomacale en état d'ectropion. Tout autour, la peau est un peu rosée et sillonnée de cicatrices disposées en rayons convergents et qui répondent aux points de suture. Je ne saurais dire ce qu'est devenue la portion de paroi stomacale comprise entre la couronne de ces points de suture et l'ouverture pratiquée au centre de la partie herniée de l'estomac.

Quoi qu'il en soit, l'orifice fonctionne très bien ; étroitement appliqué sur la sonde qui le remplit, il ne laisse rien échapper au moment des injections alimentaires ni dans leur intervalle, aussi les soins de propreté les plus simples suffisent.

La sonde elle-même n'a guère de tendance à se déplacer, elle plonge de 8 à 10 centimètres dans la cavité stomacale sans déterminer aucune sensation désagréable.

Au sortir du ventre elle se plie à angle pour s'accoler à la paroi abdominale ; elle est fixée par une bande de caoutchouc mince et large qui fait quatre ou cinq fois le tour du corps sans amener la moindre gêne.

Au point de vue de la médecine opératoire pure, la question était tranchée dès la fin d'août, à partir du moment où l'orifice accidentel était solidement constitué ; mais les résultats éloignés étaient encore inconnus. C'est pour ce motif que j'ai différé la publication du fait. Peut-être j'aurais pu n'enregistrer qu'un succès temporaire, capable seulement de calmer les souffrances et de prolonger la vie, rien ne prouvait d'une manière certaine la restauration durable des forces et l'exercice régulier des fonctions nutritives.

Il existe dans la science, sans compter même les expériences des physiologistes, un certain nombre d'exemples de fistules gastriques compatibles avec la vie ; mais, chez les animaux comme chez l'homme, l'œsophage, libre, laissait parvenir jusque dans l'estomac la salive pure ayant servi déjà à la mastication des aliments. Dans le cas présent il n'en est pas ainsi, et c'est pour cela que ce fait est jusqu'ici unique dans son genre.

Les résultats acquis me paraissent définitifs. Il est évident que si chez notre patient l'ère des constatations chirurgicales est close, celle des observations physiologiques ne fait que s'ouvrir, et tout porte à croire que des recherches patientes, prolongées, minutieuses, faites sur cet opéré, jetteront du jour sur certains points de la digestion. Ces investigations, du reste, sont déjà commencées (1).

Avant de terminer, je veux répondre devant vous à une question qui maintes fois déjà m'a été adressée. On m'a dit :

Laisserez-vous les choses en l'état actuel? condamnez-vous ce

(1) Voir pour ces expériences : Ch. Richet, *Des propriétés chimiques du suc gastrique chez l'homme et chez les animaux*. Thèse pour le doctorat ès-sciences, Paris, 1878.

jeune homme à une infirmité permanente? ne tenterez-vous rien pour rétablir les voies naturelles et pour supprimer la bouche abdominale?

J'ai répondu que pour le moment je me contentais du *statu quo* et que j'étais peu disposé à agir dans la suite. Il ne faut pas oublier, en effet, que l'affection initiale qui a motivé l'opération est une de celles dont la cure est à la fois des plus difficiles et des plus dangereuses. La cicatrice œsophagienne doit être très épaisse, si l'on en juge par la rapidité avec laquelle l'imperméabilité du canal s'est produite. Depuis que rien ne passe plus à travers le rétrécissement, celui-ci a dû se rétracter davantage, et je ne serais pas surpris que l'oblitération devînt complète. Le cathétérisme serait donc aussi impossible, au moins aussi malaisé qu'autrefois, et je ne me pardonnerais point, en cas d'accident, d'avoir remis bénévolement en question une existence sauvée à si grand'peine.

Certainement l'alimentation avec la seringue et la sonde constitue pour le patient une sujétion très-grande; certainement R... sera au milieu de ses semblables une exception fâcheuse, une charge peut-être constante pour l'Assistance publique. Mais enfin il vit, il n'est qu'infirme et pourra encore exercer quelque profession utile qui l'aidera à subvenir à ses besoins. Enfin son salut sert à un si haut point la science et l'humanité, que la société peut bien faire ici un acte d'adoption qu'elle accorde généralement à d'autres êtres disgraciés par la nature, et qui sans contredit sont beaucoup moins intéressants. Voilà pourquoi je laisse les choses en l'état où la bonne nature les a mises avec le secours de l'art chirurgical (1).

Observation XXXIII

Rétrécissement cancéreux de l'œsophage.
Gastro-stomie. Mort de péritonite 91 heures après l'opération (2).

Robert B., trente-neuf ans, peintre en voitures, d'une santé générale toujours bonne, admis à l'hôpital Saint-Barthélemy de Londres le

(1) Au dernier moment une lettre des parents du jeune R. m'apprend qu'il est mort le 7 novembre 1877, et non en mars 1878, comme je l'avais dit à la suite de renseignements erronés (voy. p. 58). Dans les derniers jours de sa vie les accès de toux devinrent de plus en plus forts et s'accompagnèrent de vomissements de sang. Pas d'autopsie.

(2) Callender, *The Lancet*, 14 avril 1877, p. 531.

16 octobre 1876. Difficulté à avaler vers le mois de février, et depuis le 12 août incapacité de prendre des aliments solides. Il n'a jamais avalé autrefois de caustiques ni vomi de sang. Pendant deux mois avant son entrée, on lui a passé une petite bougie deux fois par semaine, et les deux dernières fois il est venu un peu de sang après.

Antécédents de famille bons. Amaigrissement rapide, car en santé son poids moyen était de 75 kilogrammes, et trois jours après son entrée il n'était que de 52 kilogrammes. Ni tumeur ni engorgement ganglionnaire dans le thorax. Toux et fréquentes douleurs au creux de l'estomac.

17 octobre. — On introduit dans l'œsophage une bougie n° 9.; obstacle à douze pouces environ; on ne força pas, et l'instrument fut retiré sans avoir pénétré dans l'estomac ; on prescrivit deux lavements par jour, contenant deux onces d'eau-de-vie, trois œufs et une demi-pinte d'essence de bœuf.

18 octobre. — Examen physique de la poitrine, rien d'anormal. Une bougie fut passée et, d'après le malade, traversa le rétrécissement. Pouls 50, température et respiration normales. Deux jours après on essaya de passer une bougie qui ne put franchir l'obstacle; mais le 24 et le 26 un n° 8 le franchit; on pensa qu'on avait traversé les deux fois l'obstacle, car le malade put mieux avaler pendant les 24 heures qui suivirent. Un essai infructueux fut fait le 29; ce fut le dernier.

Le 26 on pesa le malade; il avait encore maigri d'un kilogramme dans la semaine. Toux très-fatigante; expectoration de grandes quantités de crachats muco-purulents contenant plus ou moins de sang. Douleur très-vive au creux de l'estomac, se faisant sentir aussi dans la région scapulaire droite. Pupilles inégales, la droite étant la plus large.

31. — Il avale un morceau de sole, dernière nourriture qu'il prit par la bouche. Il rejette trois cuillerées à bouche de sang. Quatre lavements nutritifs par jour, au lieu de deux ; on les donne convenablement chauds. Le malade put les retenir et il eut à peine plus d'une selle dans les 24 heures. Consultation à laquelle prirent part presque tous les chirurgiens de l'hôpital. Tous furent d'avis que la nature du rétrécissement était cancéreuse. On pensa aussi que c'était un cas favorable pour la gastro-stomie. On pesa de nouveau le malade le 3 novembre ; il avait maigri de plus de 3 kilogrammes depuis une semaine. Il accéda de tout cœur à l'opération proposée. Le 4 novembre il vomit deux cuillerées à bouche de sang. La douleur abdominale diminue.

Urine chargée, D. $= 1038$, ne contenant ni sucre ni albumine. Toux fréquente.

Le 6 novembre il était très-gai et la nuit avait été bonne. Pas de douleur, excepté en toussant. Intestin libre; langue sèche et saburrale; pouls 63, température et respiration normales. Pas de nourriture par la bouche depuis sept jours; deux lavements dans la matinée et un centigramme d'acétate de morphine en injection sous-cutanée à 1 h. 15 de l'après-midi.

A 2 heures anesthésie par le protoxyde d'azote et l'éther. Incisions ordinaires. On tomba sur le grand épiploon et le bord du lobe gauche du foie. On trouva facilement l'estomac, qu'on attira vers la plaie et qu'on fixa à la paroi abdominale antérieure, à l'aide de quelques sutures d'argent. (L'hémostase ayant été faite au fur et à mesure que l'opération s'avançait, il n'entra pas de sang dans la cavité péritonéale.) On ouvrit ensuite l'estomac, et les bords de l'incision furent fixés à ceux de la plaie pariétale par huit sutures d'argent. On ne trouva aucune trace d'affection lorsqu'on introduisit le doigt dans l'estomac. Un tube de caoutchouc de trois pouces de long et d'un diamètre d'un tiers de pouce fut introduit dans ce viscère et maintenu en place. La plaie fut pansée avec de la charpie imbibée d'huile phéniquée. Le patient resta 80 minutes sous l'anesthésique, par suite du temps exigé par l'hémostase.

Pouls à 76, petit et régulier. A 5 h. 30 de l'après-midi, lavement, et injection hypodermique d'un centigramme de morphine. A 10 h. 15 on changea le pansement et on enleva le tube, qui semblait produire de l'irritation.

Écoulement abondant d'un liquide comme bilieux, foncé, mélangé d'un peu de sang rougeâtre, et de réaction acide. Pouls à 80, fort et régulier. T. 37°,4. N'a pas uriné.

7 novembre. — Quatre heures environ de sommeil pendant la nuit. Pansement à 2 h. 30 et 9 h. 30 du matin, chaque fois injection sous-cutanée d'un centigramme de morphine. — Toux fatigante, expectoration d'une grande quantité de liquide muco-purulent, non sanglant; miction à 7 heures du matin; sensation vive de brûlure; urine très chargée, densité 1035, fortement acide. Sauf quelques menaces de syncope, l'opéré dit qu'il se sent très-bien. Pas de sensibilité abdominale. Langue sèche, couverte d'un enduit brunâtre. A 3 heures de l'après-midi on change de nouveau le pansement, et on badigeonne les bords de la plaie avec de l'huile, ce qu'on fit d'ailleurs chaque fois qu'on changea le pansement. Environ 3 onces de lait chaud, à l'aide

d'un petit tube, dans l'estomac ; la plus grande partie s'écoula au
dehors. — Pouls 112. — T. 37°, 4, resp. 28. — A 4 heures du soir,
lavement et injection sous-cutanée d'un centigr. de morphine ; de
6 heures à 10, assoupissement ; à 10 heures, selle ; on change le
pansement et on donne un lavement. Le bord inférieur de la plaie
est rouge, par suite probablement de l'irritation causée par l'écoulement. — Pouls 100, moins fort. T. 37°, 3 ; resp. 28.

8 novembre. — Deux selles. Le malade ne peut retenir les lavements. Injection hypodermique d'un cent. de morphine ; à 9 h. 30
du matin, on panse la plaie et on donne un lavement. 4 heures de
sommeil pendant la nuit ; pas de sensibilité abdominale ; il se sent
mieux, mais paraît plus pâle. Langue sèche, moins saburrale qu'antérieurement. — Pouls 96, petit et régulier ; T. 37°, 2 ; resp. 24.

A 2 heures de l'après-midi, 30 grammes de lait chaud et un jaune
d'œuf sont injectés dans l'estomac à l'aide d'un tube, comme auparavant, et paraissent être conservés ; à 5 heures, on répète l'injection et
on donne en même temps un lavement ; à minuit, on administre encore les deux ; chaque fois les aliments restèrent dans l'estomac.
Pansement à 2 h. 30 de l'après-midi et à minuit ; la partie inférieure
de la plaie est maintenant très-excoriée par l'écoulement, malgré les
précautions prises. Soif et vertiges. Pas de sensibilité abdominale. —
Nouvelle injection de morphine.

9 novembre. — Le malade se sent plus faible ; grande douleur
dans tout l'abdomen. Alimentation par la plaie à 9 heures du matin
et par le rectum à midi. Soif ; toux fatigante, apaisée en mâchant du
tabac. Divagation légère dans le langage pendant la matinée. Face
beaucoup plus pâle et joues affaissées. Langue sèche, très-saburrale.
A 2 heures de l'après-midi, lavage de l'estomac avec une solution
phéniquée chaude (1 p. 70) après quoi injection alimentaire qui fut
rendue presque en entier. Injection de morphine à 2 heures et à
3 h. 30. — Pouls 100, petit et régulier ; T. 36°,9 ; resp. 32, abdominale. — A 5 h. 30, injection ; on ajoute une cuillerée à bouche d'eau-
de-vie au lait et à l'œuf. — Sommeil depuis la dernière dose de
morphine. Excitation. Réveil à 10 heures. — Nourriture. — Pouls
102, T. 36°. — Les muscles masticateurs entrent en action au moment des injections stomacales.

10 novembre. — Injection de morphine et nourriture à 2 heures
du matin. — Pouls 100, irrégulier. — A 5 heures, réveil, plus
grande faiblesse. — Extrémités froides, pas de souffrance. — Pouls
108, très-petit et irrégulier ; resp. 38. — A 8 h. 45, pansement

et injection des aliments. — Nouvelle injection, à laquelle on ajoute deux cuillerées d'eau-de-vie. On ne pouvait plus sentir le pouls au poignet. — A 10 h. 30, mort subite, 91 heures après l'opération.

Autopsie faite 27 heures après la mort. — Corps très-émacié. A l'œsophage, *rétrécissement ulcéré*, comprenant toute la circonférence, situé au tiers inférieur, ayant un peu plus de deux pouces de long et se terminant à environ un pouce au-dessus du cardia. Base de l'ulcère déchiquetée et un peu indurée. Le mal avait traversé la paroi antérieure de l'œsophage et envahi le péricarde, qui adhérait dans toute la partie correspondante à la base du cœur. Le bord supérieur de l'ulcère était formé par la muqueuse indurée, soulevée et légèrement renversée. Le bord inférieur était moins marqué. Le péricarde était envahi dans une étendue telle que lorsqu'on l'enleva on fit une large ouverture à l'œsophage. Péritonite générale, plus marquée à la partie supérieure de l'abdomen. Le grand épiploon était presque dépourvu de graisse. Foie cirrhosé et gras (le malade avait été grand buveur). — Poumons, reins, estomac et intestins sains. Masse caséeuse, molle, sphérique, du volume d'une grosse bille, dans la capsule surrénale droite.

L'auteur signale comme particularité remarquable ce fait que le malade eut, toute sa vie, la faculté de régurgiter à volonté ses aliments, ce qu'il faisait d'ailleurs fréquemment.

OBSERVATION XXXIV

Rétrécissement cancéreux de l'œsophage. Gastro-stomie. Guérison.
Mort 3 mois après, des progrès du cancer. (1)

Détails à ajouter à ceux que nous avons déjà donnés dans l'historique (p. 61) sur l'opéré de M. Schönborn.

Homme de 44 ans, tailleur, atteint d'un rétrécissement cancéreux de l'œsophage siégeant au-dessous de la bifurcation de la trachée.

Gastro-stomie le 29 novembre 1876.

Mort le 27 février 1877.

Autopsie. — A l'extrémité inférieure de l'œsophage, carcinome de 10 cent. de long, annulaire dans toute son étendue, occupant toute l'épaisseur de la paroi, qui est profondément ulcérée dans sa moitié inférieure, sur une surface de 4 cent. 1/2. A gauche et en

---

(1) *Archives de Langenbeck*, t. XXII, p. 500.

arrière une perforation est sur le point de se faire dans le tissu cellulaire rétro-œsophagien.

En procédant avec précaution, on peut faire glisser à travers la partie rétrécie de l'œsophage une sonde fine en acier.

Au niveau du cardia l'œsophage adhère au lobe gauche du foie; le cancer s'étend de la partie droite de l'œsophage dans le lobe gauche du foie, formant une tumeur de 38 mill. de longueur sur 27 mill. d'épaisseur.

L'estomac présente son volume normal, 28 à 30 cent. longitudinalement. Sa muqueuse ne montre aucune altération particulière.

Sur sa paroi antérieure, tout près du milieu de la grande courbure, à 5 cent. environ à droite d'une ligne verticale qui traverserait le cardia, se trouve la fistule. Son angle inférieur commence au niveau de la grande courbure; son axe longitudinal avec son extrémité supérieure se dirige un peu à gauche de la perpendiculaire. Elle a 5 cent. de long et sa partie la plus large est de 27 mill.; sa forme est d'un ovale effilé; son bord est annulaire, adhérent à la paroi abdominale dans l'étendue de 2 à 3 millimètres.

Pas la moindre trace de péritonite; en général, sauf l'absence presque complète de tissu adipeux et l'amaigrissement extrême, le corps ne présente aucune altération digne d'être mentionnée.

Remarques de Schönborn. I. — Le procédé indiqué ci-dessus permet de pratiquer la gastrotomie avec une sûreté et une innocuité absolues, très-facilement et très-rapidement; il n'est pas nécessaire d'introduire les doigts ou un instrument dans la cavité abdominale, et l'air n'y peut entrer d'une manière appréciable.

Naturellement, pour exécuter l'opération comme elle a été décrite plus haut, il faut que l'œsophage soit perméable à une sonde mince; et à ce propos, je ferai encore observer qu'un grand nombre de rétrécissements de l'œsophage sont perméables à une sonde œsophagienne chez les malades chloroformisés, quoique paraissant imperméables en l'absence de l'anesthésie.

La contraction spasmodique de la tunique musculeuse de l'œsophage joue évidemment, dans l'examen de ces rétrécissements, un rôle plus considérable que la contraction musculaire analogue observée dans les rétrécissements de l'urèthre. J'hésiterai toujours à déclarer imperméable une stricture œsophagienne tant que je n'aurai pas examiné le malade dans le sommeil chloroformique.

De plus, je crois que l'on pourrait commencer l'incision destinée à établir la fistule à 2 ou 3 cent. au-dessous de la 8e côte, sur le bord externe du muscle grand droit. Du reste, après la cicatrisation complète des bords de la fistule, plus celle-ci est éloignée des bords des fausses côtes, plus il sera facile d'appliquer un obturateur bien hermétique.

Je crois préférable de ne pas faire passer un fil en 8 de chiffre comme dans la véritable suture entortillée et comme je l'ai pratiqué sur l'aiguille en or qui fixait l'estomac à la paroi abdominale; la pression du fil a déterminé dans ce cas la gangrène limitée de la peau et des aponévroses, non sans danger pour le malade; à mon avis, l'aiguille en or fixe d'une manière sûre et suffisante, même en l'absence de toute anse de fil.

C'est encore une question de savoir si, au lieu des fils forts en catgut qui m'ont servi à unir la paroi stomacale aux bords de la plaie abdominale, on ne ferait pas mieux de prendre un fil d'une autre nature, d'argent par exemple; cependant, chez mon malade, les sutures de catgut se sont très-bien maintenues.

Peut-être pourra-t-on essayer d'enlever l'aiguille en or 24 heures plus tôt que je ne l'ai fait; si on le pouvait sans danger pour le malade, cela vaudrait mieux, car à mon avis la pression de l'aiguille n'est pas sans exercer une influence perturbatrice notable sur les mouvements de l'estomac, mouvements nécessaires à la digestion de son contenu.

Enfin l'expérience ultérieure seule pourra établir sûrement s'il est nécessaire ou désirable de pratiquer à l'estomac des ouvertures aussi grandes que la mienne, ou s'il vaut mieux n'en faire qu'une plus petite. Je l'ai faite grande parce que je voulais donner à mon malade des aliments solides qu'il devait mastiquer lui-même.

II. — La condition préliminaire que j'ai posée (quand l'opération est nécessitée par un cancer œsophagien), c'est-à-dire que l'œsophage soit encore perméable à une fine sonde œsophagienne, ne paraît un peu singulière qu'au premier abord. Le diagnostic du cancer œsophagien est en général si facile et si sûr, quand on a eu le loisir d'observer le malade et de l'examiner à plusieurs reprises, que la question peut se poser de la manière suivante :

« Semble-t-il en général recommandable de nourrir au moyen d'une fistule stomacale un malade atteint de cancer de l'œsophage pour prolonger sa vie? » Si la réponse est affirmative, il n'est nullement rationnel de laisser le malade s'affaiblir autant que cela arrive nécessairement si l'on n'opère que lorsque le rétrécissement est imperméable à une sonde fine, et qu'on ne commence à le nourrir qu'à ce moment. D'ailleurs l'opération est toujours facilitée par la perméabilité de l'œsophage ; et comme, j'en suis convaincu, elle ne devient exempte de danger pour le malade qu'à cette seule condition, il sera toujours plus rationnel de commencer à nourrir mieux et plus complétement à une époque antérieure, au lieu d'attendre au dernier moment. Si on envisage d'une façon générale l'alimentation par une fistule stomacale comme un moyen thérapeutique, il ne faut pas prendre trop tard la résolution d'opérer, mais à une époque où le malade n'est pas encore inanitié, sinon il faut s'abstenir.

Donc la question ci-dessus : est-il, dans des conditions données, généralement recommandable de prolonger la vie du malade de cette manière ? cette question, je la regarde personnellement comme n'étant pas encore résolue ; elle ne pourra l'être dans un sens ou dans l'autre qu'au moyen d'une plus grande série d'observations. Ce n'est qu'après avoir essayé de nourrir un nombre notable de malades de ce genre au moyen de fistules stomacales et qu'on aura construit des obturateurs sûrs et bien hermétiques, qu'il sera possible de porter un jugement, et de savoir jusqu'à quel point on pourra procurer aux malades, par ce moyen, une existence supportable, et pour combien de temps on pourra ainsi prolonger la vie. Je ne crois pas qu'on aura souvent affaire à des malades aussi peu raisonnables que le mien ; il me semble extrêmement vraisemblable que la plupart des malades raisonnables apprendront à supporter plus facilement et mieux un certain degré de cette sensation de soif si difficile à calmer, paraît-il.

Je crois pouvoir affirmer d'une manière certaine que mon malade, grâce à l'alimentation par la fistule, a vécu 8 ou 9 semaines de plus qu'il n'eût vécu sans elle ; mais il est très-possible que chez bien d'autres malades le carcinome œsophagien s'accroîtrait encore beaucoup plus lentement si l'on commençait l'alimentation au moyen d'une fistule stomacale en temps opportun. Il ne me paraît nullement invraisemblable que maint carcinome œsophagien subisse un temps d'arrêt dans son développement ou ne marche qu'avec une extrême lenteur, si l'œsophage n'était pas irrité continuellement par la déglutition et le passage forcé des aliments à l'endroit malade ; c'est un fait analogue à celui admis par Curling et bien d'autres chirurgiens, que les carcinomes du rectum s'accroissent plus lentement quand, par suite d'un anus artificiel pratiqué au-dessus du rétrécissement, l'irritation causée par le passage du contenu de l'intestin ne se produit plus au point affecté.

Une longue série d'observations seule pourra, comme nous l'avons dit, décider si un pareil espoir est fondé ou non.

III. — Dans un grand nombre de cas de diverticulum de l'œsophage, la création d'une fistule stomacale d'après la méthode indiquée ci-dessus serait, je crois, pour le malade, un moyen de lui procurer un très-grand soulagement ; son alimentation proprement dite pourrait alors se faire exclusivement par la fistule, et l'on pourrait lui permettre, pour calmer sa soif, d'avaler de petites quantités d'eau.

IV. — Je ne considère pas du tout comme impossible que la gastro-tomie, si elle était réellement, comme je le crois et je l'espère, une opération sûre et relativement exempte de dangers, pratiquée par la méthode que j'indique — puisse servir d'opération préliminaire pour d'autres opérations sur l'estomac. J'ai surtout en vue la possibilité de traiter localement et de dilater par l'intermédiaire de cette fistule les strictures non carcinomateuses du pylore. Peut-être même un traitement opératoire du carcinome de la partie pylorique ne serait-il pas absolument impossible.

OBSERVATION XXXV (inédite).

Rétrécissement infranchissable de l'œsophage; gastro-stomie. Mort au 26e jour, ayant pour cause la perforation des bronches par le cancer œsophagien (M. Lannelongue de Bordeaux) (1).

Le 21 décembre 1876 entre à l'hôpital Saint-André (salle 17, n° 23) un homme de 59 ans, nommé Louis Philippe, d'une constitution autrefois robuste, brun et d'un tempérament sanguin. Sa santé a toujours été parfaite, sa vie assez régulière, à part quelques abus de tabac et de boissons alcooliques, habitudes contractées pendant qu'il exerçait la profession de mécanicien du chemin de fer. Il n'y a dans sa famille aucune maladie héréditaire.

Il y a six mois, sans cause appréciable, la déglutition devint pénible et douloureuse ; la gêne se faisait sentir derrière le sternum, vers la partie moyenne de cet os. Il y a 4 mois environ, quelques heures après le repas du soir, malaise, frissons, fièvre, puis vomisse-

______

(1) Les notes qui m'ont servi à rédiger cette observation ont été minutieusement recueillies par mon interne, M. Peyre, auquel je dois en outre des remerciements pour les soins dévoués qu'il a constamment prodigués à mon malade.

ments, des aliments d'abord, et enfin de matières glaireuses, mélangées à du sang noir, coagulé, dont la masse totale fut évaluée au volume d'un gros œuf de pigeon.

Dès ce moment la gêne et les douleurs de la déglutition augmentèrent rapidement ; l'alimentation dut se composer exclusivement de substances quasi-liquides, bouillies, panades, etc. Depuis un mois ces aliments n'arrivaient pas toujours dans l'estomac ; après s'être accumulés dans l'œsophage ils étaient quelquefois expulsés par de violents efforts de régurgitation. Aussi les forces déclinaient, le malade était obligé de renoncer à tout travail, l'amaigrissement faisait des progrès incessants ; dans l'espace de trois mois le poids du corps s'abaissa de 67 kilog., 500 à 51 kilog., 200. Il ne consulta pourtant de médecin que trois semaines avant son entrée à l'hôpital ; le cathétérisme de l'œsophage fut alors tenté, mais inutilement.

Lorsque le malade se présenta à mon observation, il était profondément délabré et très-amaigri ; extrémités refroidies, voix cassée ; pouls dépressible, à 64 ; la température axillaire ne s'élevait pas au-dessus de 36°,4. Faim et soif vives.

Extérieurement, le cou ne présente rien à noter ; l'exploration de l'arrière-gorge reste également négative.

J'introduis alors dans l'œsophage une sonde de moyen calibre ; elle chemine facilement dans une étendue de 32 centimètres, à compter des arcades dentaires ; là elle est brusquement arrêtée. J'essaie à différentes reprises, ainsi que mon confrère M. Baudrimont, d'introduire des olives, des bougies, des baleines de toutes formes, de toutes dimensions ; nous nous trouvons constamment arrêtés au même point, c'est-à-dire vers la partie moyenne de la portion thoracique de l'œsophage. On éprouve là la sensation d'une barrière très-dure, très-résistante et absolument invincible.

Ces différentes explorations n'amènent jamais la moindre goutte de sang ; elles ne déterminent pas de douleur, mais elles provoquent l'expulsion d'abondantes mucosités glaireuses et filantes.

Cependant le malade continuait à s'affaiblir ; les lavements nutritifs et les quelques cuillerées de lait qu'il réussissait à ingérer à grand'peine étaient tout à fait insuffisants pour entretenir ses forces ; la température axillaire était descendue à 35°,6. Il fallait absolument se décider ou à le laisser mourir d'inanition, ou à tenter la gastrostomie.

Je ne me faisais aucune illusion sur les conditions déplorables au milieu desquelles serait exécutée cette opération ; je savais que j'avais affaire à une lésion organique de l'œsophage, les antécédents éloignant toute idée de rétrécissement inflammatoire ou cicatriciel; mais d'un autre côté, la consistance de la coarctation, l'absence de suintement sanguin pendant les manœuvres d'exploration, le défaut de cachexie, le fonctionnement régulier de tous les autres organes et les énergiques réclamations du patient, qui ne voulait pas mourir de faim, triomphèrent de mes répugnances. La gastro-stomie fut décidée.

Le 31 décembre, à 9 heures du matin, le malade étant anesthésié par le chloroforme, je pratiquai, selon les indications formulées avec tant de précision par M. Labbé et par M. Verneuil, une incision de 5 cent. environ, à 2 cent. en dedans du cartilage de la 8ᵉ côte gauche, et parallèlement à ce cartilage, que la maigreur extrême du sujet permettait de reconnaître facilement. J'arrivai rapidement sur le péritoine, sans inciser le bord externe du muscle grand droit et sans avoir à lier un seul vaisseau.

La séreuse ouverte sur la sonde cannelée, je fis bâiller la plaie à l'aide de deux crochets mousses. Le grand épiploon se présenta tout d'abord; en le déprimant légèrement avec une pince, j'aperçus dans le fond l'estomac ratatiné, complétement revenu sur lui-même, mais facile à reconnaître à sa forme et à sa couleur blanc-grisâtre. Je le saisis dans la plaie, où je le retins momentanément en traversant sa paroi à l'aide de deux longues aiguilles à acupuncture dont les extrémités reposaient sur l'abdomen. Suivant la recommandation de M. Verneuil, j'accolai alors le péritoine au tégument externe à l'aide d'une série de pinces à pression et je fixai solidement l'estomac à la paroi abdominale par l'application régulière et minutieuse de 17 points de suture métallique.

Je retirai les aiguilles à acupuncture et je fis à l'estomac devenu turgescent et violacé une incision d'un centimètre.

Les lèvres de cette plaie fournirent ensemble un écoulement de sang abondant que j'arrêtai par l'application de quatre pinces à forcipressure. J'introduisis enfin dans la cavité gastrique une sonde en caoutchouc rouge que je fixai par deux points de suture métallique à la paroi même de l'estomac. L'occlusion de la sonde avec un fausset, l'application sur l'abdomen d'une forte couche de collodion, sur la plaie, de plumasseaux de charpie imbibée d'alcool phéniqué, recouverts d'ouate et maintenus par un bandage de corps, complétèrent le pansement. L'opération était entièrement terminée, elle avait duré une heure vingt minutes.

Je m'aperçus alors que le malade, auquel on n'avait cessé de donner du chloroforme, était extrêmement pâle; il n'avait que 42 pulsations et 10 inspirations par minute. Je m'empressai de le flageller vigoureusement, d'appliquer des courants électriques sur le thorax et sur le nerf phrénique, et de le faire transporter dans son lit où il fut entouré de bouteilles d'eau chaude. La respiration et la circulation s'accélérèrent peu à peu, et je pus laisser mon opéré à onze heures, en lui recommandant le silence le plus absolu, l'immobilité la plus complète.

3 heures de l'après-midi. Facies excellent, regard vif. Pas la moindre douleur; 20 inspirations; 72 pulsations. T. 36°,8. J'injecte lentement dans l'estomac 150 grammes de lait.

A 6 heures, apyrexie complète; pas de douleurs. Émission facile de 150 grammes d'urine parfaitement limpide. Injection de 300 grammes de lait qui est renouvelée à 11 heures du soir.

1er janvier. — Nuit paisible. Une heure et demie de sommeil. Absence de douleur. Sentiment général de bien-être. La soif a diminué. — Pouls à 74. T. 36°,8.

J'enlève les pinces à forcipressure. Injection de 300 grammes de lait avec deux œufs crus, renouvelée à 3 h., à 6 h. et à 11 h. du soir. — Pouls 76. T. 37°.

2 janvier. — Un peu de sommeil. — Apyrexie. — Pas de douleur. Langue humide. Miction abondante. Besoin d'aller à la garde-robe. Sentiment de plénitude de l'estomac. Lavement miellé; injection de 150 grammes de lait et d'un œuf cru à 9 h., à 3 h. et à 11 h. du soir.

3 janvier. 9 h. du matin. — État général bon. Le ventre est indolent. — Pouls, 88. T. 37°,2. Deux selles assez copieuses à la suite du lavement. Les fils qui unissaient la sonde à la paroi de l'estomac ont déchiré celle-ci qui présente, en outre, un petit liséré de sphacèle sur les points où portaient les mors des pinces à forcipressure. Il s'écoule une notable quantité de suc gastrique autour de la sonde. Cet écoulement persiste dans la journée et est exagéré par la toux, qui de temps en temps fatigue le malade. Le soir, la soif est vive, le patient est inquiet, agité; le pouls s'élève à 100 pulsations, la température à 38°,4. Injection d'eau pure dans l'estomac et dans le rectum pour calmer la soif.

4 janvier. — La deuxième moitié de la nuit a été assez bonne. Trois heures de sommeil. — Pouls, 88-92. T. 38°. Les pièces de pansement sont imprégnées de liquides venant de l'estomac. Dans un rayon de 5 ou 6 cent. autour de la plaie, rougeur érythémateuse

PETIT.   16

déterminée par l'écoulement du suc gastrique. En ce point, la peau est sensible, mais pas de douleurs profondes.

Nouvelle couche de collodion. Introduction d'une sonde plus volumineuse qui, pendant deux jours, s'oppose à l'écoulement des liquides. Injection de viande crue, d'œufs, de bouillon, de vin.

6 janvier. — Même état; 15 grammes d'huile de ricin sont poussés dans l'estomac pour vaincre la constipation qui dure depuis trois jours. Deux selles dans la journée.

7 janvier. — Les pièces de pansement sont de nouveau imbibées. La sonde n'oblitère plus l'orifice qui a acquis la dimension d'une pièce de deux francs par suite de la chute du liséré de sphacèle signalé plus haut. Rougeur érythémateuse de la peau, autour d'une petite portion d'épiploon qui est restée engagée au moment de la suture. La paroi de l'estomac comprise entre les lèvres de la solution de continuité des téguments est recouverte de bourgeons charnus du meilleur aspect. — Pouls 92, T. 37°,8.

Pommade au tannin sur l'érythème. Tampon fait avec une éponge recouverte de taffetas ciré appliqué sur l'orifice gastrique et maintenu par un bandage de corps.

9 janvier (10ᵉ jour de l'opération). — Le tamponnement n'empêche que très-incomplétement l'écoulement des liquides de l'estomac; il tient difficilement en place à cause du relief considérable des cartilages costaux au-dessus de l'ouverture stomacale qui tend à s'enfoncer de plus en plus au-dessous d'eux. La peau ne présente plus seulement de la rougeur, mais de petites érosions superficielles qui ne tarderont pas à se joindre aux ulcérations développées déjà autour des fils métalliques.

Je me décide à enlever toutes les sutures, persuadé d'ailleurs que l'estomac est solidement adhérent, puisque les bourgeons qui recouvrent sa surface ont complétement fusionné avec ceux qui émanent des bords de la plaie cutanée. En exerçant une traction sur les téguments qui recouvrent les cartilages costaux, je remarque que l'orifice de l'estomac devient presque linéaire. Je supplée à cette action de mes doigts par l'application d'une large bandelette collodionnée qui va s'enrouler ensuite autour du thorax.

10 janvier. — Un petit abcès s'est ouvert autour de l'épiploon hernié; je retire de son foyer un lambeau de tissu cellulaire mortifié du volume d'une plume de coq et d'une longueur de 10 ou 12 cent. A partir de ce moment, le pouls descend définitivement à 76-80, la température à 37°. Mais malgré les tentatives diverses que j'ai faites

jusqu'à présent, je n'ai pas réussi à empêcher l'écoulement du suc gastrique et d'une partie des aliments injectés. Ce point devient désormais l'objet de toutes mes préoccupations. J'introduis dans l'estomac un dilatateur de Garnier, que je gonfle afin qu'il fasse l'office de bouchon, et qui est dégonflé pour laisser passer une sonde toutes les fois qu'on veut alimenter le malade.

Pendant 4 jours, ce moyen réussit à oblitérer la fistule ; aussi toute trace d'érythème ne tarde pas à s'effacer, le bourgeonnement fait des progrès et diminue peu à peu l'étendue de la plaie qui entoure la bouche stomacale; les digestions se font régulièrement ; les selles sont normales et quotidiennes, la soif s'apaise, le sommeil est réparateur ; le patient est plein d'espoir.

Mais tout à coup, le 14 janvier, au 15° jour de l'opération, le malade, qui jusque-là toussait un peu à de longs intervalles, est pris pendant la nuit d'oppression, d'anxiété, de toux quinteuse ; le pouls devient petit, les lèvres et les extrémités cyanosées; on croit qu'il va suffoquer. Cet état se prolonge une demi-heure et le calme renaît.

Néanmoins, dès le lendemain 15 janvier, toux fréquente, crachats épais, jaunâtres, abondants ; respiration accélérée; râles muqueux à grosses bulles disséminés dans les deux côtés de la poitrine; la boule de caoutchouc est refoulée par les quintes de toux dans la fistule qu'elle tend à agrandir ; bientôt elle ne suffit plus à l'oblitérer et elle est même complétement chassée à l'extérieur. L'orifice a acquis les dimensions d'une pièce de cinq francs et laisse apercevoir la surface interne de l'estomac que l'œil peut parcourir dans toute son étendue, et dont il peut apprécier les reliefs et les dépressions.

Je fais confectionner alors un appareil à deux boules, une sorte de sablier en caoutchouc vulcanisé qui peut être gonflé et dégonflé à volonté et dont le tube central doit servir à l'injection des aliments. L'une des boules est introduite dans l'estomac, l'autre reste à l'extérieur, et, fixée par un bandage de corps, elle exerce une compression douce et soutenue.

Cet appareil remplit bien le but que je m'étais proposé ; il obture complétement l'orifice, empêche tout écoulement, et permet au malade lui-même de faire des injections aussi souvent qu'il le désire. Aussi, du 16 au 23 janvier, l'état général s'améliore, l'abdomen n'est plus aussi excavé, un certain embonpoint semble revenir. Toutefois la toux persiste, avec expectoration abondante; elle se produit plus particulièrement quelques minutes après chaque injection; gros râles muqueux dans toute la poitrine.

Le 24 janvier, les phénomènes thoraciques paraissent s'aggraver ; le malade est inquiet ; il recommence à se décourager ; le soir il a de la fièvre, un peu de délire ; il défait son appareil ; dans la nuit la respiration devient plus précipitée, et le 25 janvier, à ma visite, les mouvements respiratoires sont saccadés, le pouls petit, les extrémités refroidies et cyanosées, l'œil terne, la voix éteinte. Il succombe à 10 heures du matin, au 26ᵉ jour de l'opération.

Nécropsie. — J'incise la paroi abdominale de façon à conserver autour de la fistule dix centimètres de téguments, afin de mieux apprécier les rapports de l'estomac avec cette paroi. Les adhérences qui les unissent sont serrées, denses, complètes ; elles sont tellement intimes que le péritoine qui recouvre la paroi antérieure de l'estomac semble se continuer directement avec la séreuse pariétale. C'est à peine si un petit sillon linéaire marque le point de jonction de ces deux membranes.

L'orifice de la fistule est situé sur la paroi antérieure de l'estomac, à l'union de la portion pylorique avec la portion cardiaque ; mais il est beaucoup plus rapproché de la grande que de la petite courbure.

L'estomac, qui était complétement ratatiné au moment de l'opération, a repris sa capacité normale. Sa muqueuse a une teinte rouge uniforme, mais ne présente ni épaississement, ni friabilité, ni ecchymoses, ni ulcérations.

Auprès de la fistule, dans l'épaisseur de la paroi abdominale, existe un petit foyer purulent communiquant avec l'extérieur ; nous l'avons signalé dans le courant de l'observation. Dans le fond de ce foyer, nous trouvons un fragment de fil d'argent qui avait dû se rompre au moment de l'ablation des points de suture et qui entretenait par sa présence une légère suppuration.

La cavité abdominale ne présente aucune altération. L'épiploon et les intestins ne laissent apercevoir aucune trace d'inflammation ancienne ou récente.

La dissection attentive de l'œsophage permet de constater vers la partie moyenne de ce conduit, immédiatement en arrière de la bronche gauche à laquelle elle adhère intimement, une tumeur formant virole, de 5 cent. de long sur 3 cent. de large. En ouvrant l'œsophage quelques centimètres plus haut, nous réussissons après quelques efforts à faire pénétrer une petite sonde du volume d'un stylet de trousse. Cette sonde nous sert de conducteur pour inciser la tumeur qui est blanche et dure à la périphérie, grisâtre et ramollie vers le centre, où nous découvrons un petit pertuis communiquant directement avec la bronche gauche. En fendant celle-ci nous remarquons à la surface interne un enduit grisâtre de consistance crémeuse que nous poursuivons en haut dans la trachée et jusque dans le larynx, et que nous retrouvons en bas dans les deux ou trois premières divisions de la bronche gauche. Dans l'estomac et dans l'œsophage, au-dessous de la tumeur, existe un enduit identique. C'est évidemment de la substance chymeuse qui de l'estomac a reflué dans l'œsophage, et qui, filtrant à travers le rétrécissement, a réussi à pénétrer dans l'arbre respiratoire par le pertuis dont nous avons signalé l'existence et a déterminé les phénomènes asphyxiques auxquels a succombé le malade.

Le poumon gauche est fortement congestionné ; le poumon droit est bridé par de vieilles adhérences.

Deux ganglions bronchiques, du volume, l'un d'une petite noisette, l'autre d'un gros pois, sont indurés, blancs à la coupe. Le microscope y révèle, comme dans la tumeur œsophagienne, les éléments de l'épithélioma.

Les autres organes ne sont le siége d'aucune altération.

OBSERVATION XXXVI

Cancer de l'œsophage. — Gastro-stomie, mort au bout de 44 heures. Perforation de la trachée et noyau cancéreux dans le foie. (COURVOISIER. *Corresp. Bl. der Schweizer Aerzte*, 15 déc. 1877, p. 698, et *Revue des sciences médicales*, 1878, t. XII, p. 284.)

Boucher, 68 ans, ivrogne. — En automne 1876, premières douleurs pendant la déglutition, au niveau du larynx ; en même temps, sensation de rétrécissement de la gorge. Difficulté à avaler les aliments solides. Premier cathétérisme il y a 6 semaines, infructueux comme les trois ultérieurs. Admission à l'hôpital le 6 février 1877. Homme robuste mais émacié. Goître. De chaque côté du cou, depuis le larynx jusqu'au sternum, sur le trajet de l'œsophage, induration diffuse, douloureuse à la pression ; tuméfaction de quelques ganglions. La sonde œsophagienne rencontre un obstacle infranchissable à la hauteur du cricoïde ; elle détermine de vives souffrances, de la toux, parfois de petites hémorrhagies et une légère fièvre. Le patient ne consent que quelques semaines plus tard à l'opération.

Gastro-stomie, le 17 mars dans l'après-midi, en suivant les indications de Verneuil. Impossible d'obtenir une anesthésie complète avec le chloroforme.

Incision de 5 centimètres, oblique de dedans en dehors et de haut en bas, parallèle au rebord des fausses côtes gauches et distante de 1 à 2 cent. de ce dernier. L'angle externe de l'incision atteint l'extrémité du 9° cartilage costal. Après section de la peau, du tissu cellulaire et de l'oblique externe, deux ligatures avec le catgut. Le tissu sous-péritonéal est ouvert au moyen d'un pli soulevé avec une pince à griffes et incisé avec les ciseaux, puis la plaie est agrandie sur la sonde cannelée. Les lèvres de l'incision étant écartées, on a sous les yeux l'épiploon et le colon transverse ; le bord du foie est visible dans l'angle supérieur, mais on n'aperçoit pas l'estomac. Agrandissement de la plaie de 1 cent. 1/2 en haut et en dedans : une ligature au catgut. La grande courbure de l'estomac apparaît. Lorsque Courvoisier pense être arrivé avec les doigts sur la petite courbure, il attire au dehors de l'incision le pli de l'estomac qu'il a saisi et le transperce de deux grandes aiguilles à acupuncture placées perpendiculairement au grand axe de l'ouverture faite aux téguments abdominaux. Puis il procède à la suture de l'estomac avec les deux lèvres de la plaie, au moyen de 13 fils d'argent, de façon à affronter sur une large surface les deux séreuses pariétale et viscérale ; les fils sont tordus sur des boutons de chemise en porcelaine. Enfin il excise un tronçon d'estomac long de 3 cent. et large de 1 cent.; une petite hémorrhagie exige 4 fils de catgut ; il retire alors les aiguilles. Toute l'opération exécutée sous le nuage phéniqué a demandé trois quarts d'heure ; près de la moitié de ce temps a été prise par la suture.

La fistule est protégée avec de la ouate salicylée fixée par de larges bandelettes collodionnées. Cuirasse de collodion sur tout l'abdomen.

Le champagne et les jaunes d'œufs versés dans la fistule sont en majeure partie rejetés au dehors au bout de peu de temps.

Durant les 20 premières heures, la température et le pouls demeurèrent les mêmes qu'avant l'opération.

Le 18 mars, à partir de midi, le thermomètre s'élève graduellement à 38°,6, tandis que le pouls monte lentement jusqu'à 130.

Le 19 au matin, refroidissement des extrémités ; abaissement de la température ; faiblesse et fréquence extrêmes du pouls. Ni météorisme, ni sensibilité du ventre. Mort à midi et demi, 44 heures après l'opération.

Autopsie. — A partir du dernier anneau de la trachée jusqu'à la bifurcation de cette dernière, l'œsophage est transformé par le tissu cancéreux en un tube rigide, rétréci par des nodosités dont la plupart sont ulcérées. L'extrémité supérieure de la portion dégénérée est fermée par une sorte de valvule cancéreuse. Au-dessus le canal est modérément dilaté. Petites nodosités de cancer sur la paroi postérieure de la trachée et à l'origine de la bronche gauche. Perforation trachéo-œsophagienne étroite au niveau du 12° anneau. Dégénérescence carcinomateuse des ganglions cervicaux et bronchiques, goître parenchymateux calcifié. Emphysème pulmonaire. Aorte un peu athéromateuse. Nodosité cancéreuse grosse comme une noix sur le lobe gauche du foie. Fistule gastrique très-belle, placée sur la paroi antérieure, au voisinage de la petite courbure, à 8 cent. seulement du pylore. Adhérences solides des parois abdominale et stomacale. Aucune trace de péritonite.

OBSERVATION XXXVII

Rétrécissement cicatriciel de l'œsophage. Gastro-stomie.
Guérison. (TRENDELENBURG.) (1).

Henri K..., 7 ans, but par mégarde une gorgée d'acide sulfurique en juillet 1876. Au bout d'un mois la gêne de la déglutition et les douleurs qui l'accompagnaient firent consulter un médecin ; on constata un rétrécissement de l'œsophage que l'on traita par le cathétérisme répété plusieurs fois par semaine. Les parents de l'enfant négligèrent bientôt de le conduire au médecin, de sorte que le rétrécissement devint de plus en plus étroit, et que le 18 décembre on ne peut plus réussir à le franchir avec la sonde. C'est alors que l'enfant fut amené à la clinique de Rostock.

L'exploration démontra qu'immédiatement au-dessus du cardia il y avait un rétrécissement qui permettait encore aux aliments liquides, tels que le lait et le bouillon, de passer, mais qu'on ne pouvait plus franchir avec une sonde. L'enfant est déjà faible et amaigri.

Depuis ce moment jusqu'à la fin de mars l'état du malade devint de plus en plus mauvais. Pourtant pendant quelques jours l'enfant put encore avaler du blanc d'œuf ; on réussit même une ou deux fois à faire passer une fine bougie uréthrale à travers le rétrécissement. Mais cette amélioration ne fut que passagère, et bientôt les liquides furent complétement régurgités, de sorte que pour assurer la nutri-

____

(1) *Archives de Langenbeck*, 1878 t. XXII, p. 227.

tion on dut recourir aux lavements alimentaires à la pancréatine et à l'extrait de viande (flesch-pancreas).

Dans les tentatives de cachétérisme, on réussit une ou deux fois, comme nous l'avons dit, à franchir le rétrécissement; mais on échoua dans les autres. Il y avait même après ces essais un peu de fièvre et de douleur au voisinage de la colonne vertébrale. Vers la fin de mars, l'enfant était sans forces, très-amaigri, ne pouvait plus marcher et se plaignait constamment de la faim, de la soif et du froid.

Le 28 mars 1877, la gastro-stomie fut faite essentiellement d'après les préceptes de Verneuil.

L'estomac est situé profondément près de la colonne vertébrale; dès qu'on l'a trouvé on l'attire en avant. On n'emploie point de sutures métalliques, mais des fils de soie ordinaire qui comprennent la paroi abdominale et la paroi antérieure de l'estomac. Comme dans le cas de Verneuil on plaça un tube en caoutchouc dans l'ouverture de l'estomac. Dès que l'enfant fut réveillé, il se plaignit d'une vive douleur au voisinage de la plaie; on le calma bientôt au moyen de la morphine; depuis ce moment, il n'y eut ni réaction, ni vomissements, ni traces de péritonite. L'abdomen conserva la forme (en bateau) qu'il avait auparavant.

Le 28 mars, la température s'éleva à 38°,6, puis elle s'abaissa, et le 1er avril elle redevint normale.

Le 31 mars, la plupart des sutures furent enlevées. L'alimentation fut faite au moyen des lavements les deux premiers jours qui suivirent l'opération. A partir du 30 mars, on injecta dans l'estomac, au moyen d'une seringue appropriée, de la viande, des œufs, du lait, à des intervalles de trois heures.

3 avril, fièvre et quelques vomissements; cet état, qui persista jusqu'au 12 juin, présenta tous les caractères du catarrhe gastro-intestinal. La température du soir s'éleva à 38°,2 et 39°; il y eut même de la diarrhée.

Le 12 juin, la fièvre disparut complétement. Depuis lors les forces revinrent rapidement; au mois d'août le malade était plus vigoureux et sa nutrition meilleure qu'au moment de son entrée à l'hôpital. Depuis l'opération, *son poids avait augmenté d'un quart.*

Jusqu'à la mi-juin, l'alimentation fut toujours faite de la même manière, au moyen d'une seringue; les aliments étaient soumis à la mastication avant d'être introduits dans l'estomac. Ce procédé est encore simplifié aujourd'hui. L'enfant mâche ses aliments convenablement et les introduit à l'aide d'une cuiller dans le tube en

caoutchouc; leur poids et un léger mouvement d'expiration avec la
bouche rendent plus facile le glissement du bol.

Après l'opération, l'enfant put un moment avaler plus facilement
du lait; mais depuis le 12 mai, pas une goutte de liquide n'a pu
franchir le rétrécissement, et toutes les tentatives faites dans ce but
sont restées infructueuses (2 août 1877).

TABLEAU DU POIDS DE L'OPÉRÉ A DIVERSES ÉPOQUES.

Mars	26	16 500 grammes.
Avril	17	16 800
»	26	17 300
Mai	12	18 000
»	17	18 100
Juin	7	18 180
»	14	18 330
»	20	19 330
Juillet	2	19 890
»	16	20 120
»	28	20 800

M. Trendelenburg a essayé le cathétérisme par l'estomac; il a trouvé
facilement l'orifice du cardia, mais il n'a pu franchir le rétrécissement (1).

Une lettre de M. Trendelenburg, en date du 27 janvier 1879,
m'apprend que son opéré est encore en vie et en bonne santé, qu'il
pèse 23 750 gr., que le seul inconvénient causé par la fistule est un
peu d'eczéma provoqué par le contact du suc gastrique sur la peau,
et que le rétrécissement œsophagien est resté infranchissable.

OBSERVATION XXXVIII (*inédite*).

*Tentative de suicide par ingestion d'ammoniaque. Œsophagite
intense, puis rétrécissement infranchissable de l'œsophage. Gastro-stomie. Mort au 3° jour.* (Observation de M. Le Dentu, recueillie
par M. LAPIERRE, interne du service.

P., Henri, 23 ans, employé de commerce, entre à l'hôpital Saint-
Antoine, salle Saint-Christophe, n° 26, dans le service de M. Le Dentu,
le 5 novembre 1877, pour un rétrécissement de l'œsophage.

Le 12 juin 1877, à la suite d'un violent chagrin, il voulut s'em-

(1) Des observations et des recherches extrêmement intéressantes ont été faites
sur ce malade par M. le Dr Jul. Uffelmann, de Rostock. L'auteur a étudié la diges-

poisonner avec de l'ammoniaque ; il en avala 100 à 125 grammes, et fut immédiatement porté dans le service de M. Mesnet.

Douleurs atroces pendant 15 ou 20 jours au niveau du pharynx et surtout de l'œsophage et de l'estomac ; pendant 15 jours il vomit du sang mêlé au lait qu'on lui fit prendre en grande quantité. Au bout d'un mois, il put se nourrir avec des bouillons, et quinze jours après on l'envoya en convalescence à Vincennes, où il demeura trois mois. Son état s'améliora d'abord, car il put avaler plus facilement les liquides et même manger des biscuits ; mais la gêne de la déglutition reparut de plus belle et força le malade à rentrer à Saint-Antoine.

Le malade est de taille moyenne, d'apparence assez robuste, mais très-émacié et affaibli par l'inanition.

M. Le Dentu essaie à plusieurs reprises le cathétérisme avec des instruments divers de forme et de dimensions ; on n'arrive jamais à franchir le rétrécissement qui siége à 20 cent. de l'arcade dentaire, c'est-à-dire au tiers supérieur de l'œsophage. L'obstacle au passage est dur, très-résistant.

Pendant huit jours, on donne au malade du bromure de potassium qui n'amène aucune amélioration ; le cathétérisme pratiqué pendant la chloroformisation est également inefficace. On laisse au malade une sonde qu'il se passe lui-même plusieurs fois par jour dans l'espoir de rendre le canal plus tolérant ; malgré tout, la gêne de la déglutition devient de plus en plus grande.

Dès les premiers jours, M. Le Dentu avait pensé à l'œsophagotomie, mais considérant que l'œsophage a dû être brûlé dans une grande étendue, et que par suite le rétrécissement, s'il commence assez haut, doit descendre très-bas, il abandonne ce projet pour penser à la gastrostomie. La marche rapide de l'émaciation rendait cette opération urgente, lorsqu'un symptôme alarmant survint, qui la fit retarder. Pendant quelques jours le malade accusa une douleur rétro-sternale très-vive, il ne put plus rien avaler, il était tour-

tion stomacale de l'opéré pendant la période fébrile, et particulièrement 1º l'influence de l'alimentation et du mode d'alimentation sur la fièvre coïncidente ; 2º celle qu'exerce le mode d'alimentation sur l'organisme du malade en général et spécialement pendant la fièvre ; 3º la manière dont se comportent, durant ce même stade fébrile, les fonctions de l'estomac, et en particulier la sécrétion du suc gastrique. — Il a recherché aussi comment se faisait la digestion de certaines substances : viande crue, lait, albumine de l'œuf, gélatine, gomme, sucre de canne, et il a comparé la digestion normale avec la digestion faite dans ces conditions pathologiques. (*Deutsches Archiv für klinische Medicin*, 1877, t. XX, p. 535.

menté par une soif très-intense; on craignait l'apparition d'un abcès du médiastin, mais les douleurs s'atténuèrent.

L'intervention devenait nécessaire, car l'émaciation augmentait de jour en jour et rapidement.

Le 27 décembre au matin, le malade pesait 51 kilog. 500 gr.; le 28, 50 kilog. seulement ; la perte de poids était donc de 1 500 gr. dans les 24 h.; même soif et même impossibilité d'avaler; lavements alimentaires composés d'œufs, de vin et de bouillon en parties variables.

29 décembre, poids, 48 kilog. 500. — 3 lavements alimentaires. Affaiblissement rapide des forces. Le malade demande instamment une opération. Son intelligence paraît diminuer.

Le 30, poids : 48 kilog. 500. — Mêmes symptômes.

Le 31, 49 kilog. 700.

1er janvier 1878, 48 kilog. 900. P... est de plus en plus faible, ses téguments sont pâles, légèrement pigmentés ; ses muqueuses sont décolorées, ses joues très-creuses. Il est sans cesse tourmenté par une soif ardente qu'il cherche à calmer par l'ingestion d'eau froide. Lorsqu'il boit au verre, il prétend qu'aucun liquide ne franchit le rétrécissement; plusieurs fois il s'est mis la bouche sous le robinet d'une fontaine à jet assez intense, et il dit qu'alors seulement il sent quelques gorgées de liquide descendre jusque dans l'estomac. Il se lève quelques heures dans la journée; il est extrêmement sensible au froid. On continue les lavements alimentaires.

2 janvier. — Poids : 48 kilog. 400 grammes. — Mêmes sensations ; nausées fréquentes très-douloureuses; quintes de toux assez pénibles.

La température axillaire a suivi la même décroissance que le poids.

Le 27 au matin, elle est à 36°,5 ; le soir, 37°,4.

Le 28, le matin, 36°,5 ; le soir, 38°.

Le 29, matin, 37°,2; soir, 36°,6.

Le 30, matin, 36°,3; soir, 36°,6.

Le 31, matin, 36°,3; soir, 36°,6.

Le 1er janvier, matin, 36°; soir, 35°,8.

Le 2, matin, 35°,8 ; soir, 35°,8.

Le 3, matin, 35°,6.

3 janvier. — Poids : 47 kilog. 500. — Même état.

M. Le Dentu fait ce jour-là, à 9 heures du matin, la gastro-stomie, assisté de M. le professeur Verneuil et de MM. Théophile Anger et Lannelongue.

Toutes les précautions ont été prises pour remplir les conditions du pansement de Lister. Dès le matin, tous les instruments ont été plongés dans la solution d'acide phénique au 20ᵉ. Un jet considérable de vapeur d'eau phéniquée est projeté sur le creux épigastrique pendant tout le cours de l'opération, au moyen du pulvérisateur à alcool de M. Colin.

La température axillaire avant l'opération est de 35°,6.

On limite d'abord la matité hépatique par la percussion.

Après avoir donné le chloroforme, M. Le Dentu fit au lieu d'élection, c'est-à-dire à un travers de doigt du rebord des fausses côtes gauches, et parallèlement à leur cartilage, une incision de 4 cent., dont l'extrémité inférieure ne dépassa pas la 9ᵉ côte. Les tissus furent divisés à petits coups, en liant les vaisseaux ou en les saisissant avec des pinces hémostatiques au fur et à mesure de leur section. La division du muscle droit fut fort laborieuse, car il n'avait pas moins de deux centimètres d'épaisseur. On reconnaît assez facilement le péritoine pariétal ; on saisit un pli avec une pince, on y fait une petite incision, et on divise le reste, dans l'étendue de la plaie, sur une sonde cannelée. Les lèvres de la plaie étant écartées, on aperçoit une masse rouge, ratatinée, qui n'est autre que le grand épiploon ; on l'attire dans l'angle inférieur et on aperçoit alors l'estomac que l'on reconnaît à sa fermeté et à sa coloration blanc rosé. On le saisit avec des pinces, on l'attire dans la plaie et on fixe le pli hernié avec deux longues aiguilles à acupressure qui le traversent en croix et dont les extrémités reposent sur la peau. Une faible portion d'épiploon est venue avec l'estomac et reste dans l'angle inférieur de la plaie. On fixe alors l'estomac au pourtour de l'incision par 14 sutures, en commençant par celles des angles, et en ayant soin de saisir d'abord le péritoine pariétal avec des pinces à pression continue. Les fils d'argent sont ensuite simplement tordus. La séreuse viscérale adhère alors à la séreuse pariétale sur une étendue d'environ un centimètre dans tout le pourtour de la plaie, et la cavité péritonéale est hermétiquement fermée.

A mesure que le nombre des sutures augmente, la coloration de la portion herniée de l'estomac devient de plus en plus foncée et finit par passer au rouge violacé.

Reste l'ouverture de la paroi de l'estomac. Avec une pince à disséquer on saisit un pli de cette paroi et on l'incise avec des ciseaux; cette section donne lieu à une hémorrhagie en nappe assez considérable. On introduit par l'ouverture, qui a environ 1 cent. 1/2, une sonde en caoutchouc rouge, de très-fort calibre, qui pénètre de 7 à 8 cent. dans l'estomac et que l'on fixe aux lèvres de la plaie par deux sutures en fil d'argent. Une couronne d'amadou suffit pour arrêter l'hémorrhagie. La portion d'épiploon qui fait hernie dans l'angle inférieur de la plaie a été comprise dans les sutures et coopère avec elles à la fermeture absolue de la cavité péritonéale.

L'abdomen entier est recouvert d'une épaisse couche de collodion; on applique ensuite sur la région épigastrique de la ouate et un bandage de corps.

Température après l'opération, 35°,4.

A 1 h. 1/2, c'est-à-dire deux heures après l'opération, on lui fait par la sonde une injection de 100 grammes de lait, aussi lentement que possible. Le lait a été chauffé à 39 ou 40°. Le malade se plaint constamment de son côté gauche et cherche sans cesse une position différente. Nausées fréquentes, hoquet, soif très-ardente, qui se calme en introduisant quelques gouttes d'eau dans la bouche. Face pâle, souffrante. Température, 35°,4.

A 3 h. 1/2, injection de 100 grammes de lait avec une cuillerée d'alcool. Malgré la grande lenteur de cette injection, le malade éprouve une violente envie de vomir; sa face se cyanose, ses yeux deviennent saillants; il souffre horriblement de ne pouvoir satisfaire ce besoin de vomir.

Le soir, température 36°,2; calme, point de nausées. La douleur persiste toujours à gauche de la plaie, au niveau des attaches du diaphragme; soif opiniâtre, calmée en gardant un morceau de glace dans la bouche, mais ce n'est qu'une rémission momentanée.

A 7 heures du soir, injection sous-cutanée de 5 gouttes d'une solution de chlorhydrate de morphine au 50e. Soulagement; moins d'agitation; respiration plus facile. Un peu de sommeil.

A 8 heures, nouvelle injection de 100 grammes de lait avec une cuillerée d'alcool; elle ne provoque ni nausée ni hoquet. Calme relatif jusqu'à 9 heures. A 11 heures, injection de 10 gouttes de morphine. L'agitation cesse, la douleur est très-supportable.

Nuit assez bonne. Quelques heures de sommeil à intervalles irréguliers.

4 janvier. — Le visage exprime une fatigue extrême; légère teinte subictérique, joues creuses. La peau est moite, le pouls moins fort qu'hier; 156 pulsations. Pansement de la plaie avec de la glycérine; elle n'offre rien de spécial; pas de suppuration; elle est froncée sur les bords et un peu infundibuliforme.

A 9 heures. — Pouls à 140. T. 37°,6. Injection de lait froid suivie, sur la demande du malade, d'une injection d'eau glacée. A mesure que cette eau est introduite, sensation de soulagement vers l'estomac et plus encore vers le pharynx et l'arrière-bouche. Les liquides froids sont mieux supportés. Les nausées et le hoquet sont moins fréquents. Ils n'existent que lorsque le malade boit quelques gorgées d'eau glacée pour apaiser la soif qui le tourmente sans cesse ; il se jette avidement sur le verre qu'on lui présente ; mais quelques secondes après l'eau est rejetée avec souffrance et il s'ensuit pendant quelques instants des besoins très-douloureux de vomir et une quinte de toux.

A midi, injection de 100 grammes de bouillon et de vin froids; elle est moins bien supportée que les précédentes. Hoquets plus fréquents; la douleur sous le rebord des fausses côtes gauches s'accentue. Malaise général.

A 2 heures, injection de 150 grammes de lait. Plus d'envie de vomir, mais sensation pénible dans le pharynx, qu'il compare à du dégoût des aliments ; ensuite injection d'eau glacée. T. à ce moment 37°. Pouls 128, moins fort et inégal.

A 4 heures, même injection ; le malade est plus faible ; prostration et malaise général ; la douleur de l'hypochondre gauche est plus vive, l'abdomen très-sensible.

A 6 heures, mêmes injections, accompagnées d'une sensation très-désagréable vers le pharynx. Les nausées sont très-fréquentes, ainsi que le hoquet. Le malade est soulagé par l'expulsion d'une salive abondante, les forces faiblissent; pouls petit, régulier, incalculable. T. 37°,3; face grippée, prostration croissante.

L'abdomen est douloureux à la pression dans toute son étendue et surtout au pourtour de la plaie. Le ventre reste rétracté sous la cuirasse de collodion. Pas de garde-robe depuis le dernier lavement alimentaire. Urines fébriles, très-épaisses, chargées d'urates. Le thorax ne présente rien de spécial: dypsnée assez considérable; 48 respirations à la minute; peau froide; agitation croissante ; injection sous-cutanée de 10 gouttes de morphine.

5 janvier. — La faiblesse s'est encore accrue depuis hier soir. A 8 heures, injection de 10 gouttes de morphine. Sur la demande du malade, on lui fait une injection de liquide glacé (mi-parti eau et lait); elle le soulage très-peu ; les nausées et le hoquet ont cessé.

Facies de plus en plus grippé, péritonitique; teinte subictérique. Respiration fréquente, anxieuse; malaise, agitation crois-

sante; pouls filiforme, presque imperceptible; la douleur abdominale est plus vive, surtout au pourtour de la plaie. Pansement à la
glycérine.

A 9 heures survient du délire, qui croît continuellement; la vue se
trouble, perte de la connaissance; peau et extrémités froides. T. 34°,2.
Mort à 10 heures.

Autopsie. — A l'incision, on constate que les muscles ont une
coloration lie de vin. Tout le grand épiploon est le siége d'une injection très-intense; il est attiré vers la plaie où une partie a été pincée;
il semble rayonner autour de cette partie, où aboutit une veine considérable. On ne trouve dans le péritoine, ni en aucun endroit de
l'abdomen, aucune trace des lésions ordinaires de la péritonite; ni
fausses membranes, ni sérosité, ni pus. Mais tous les organes abdominaux sont très-vascularisés; le foie est gorgé de sang, surtout son
lobe gauche; il pèse 1 210 grammes. La vésicule biliaire est remplie
d'une abondante quantité de bile épaisse, poisseuse, presque noire;
la muqueuse est très-injectée. Sur l'intestin, on observe cette même
vascularisation qui, en des points nombreux, est très-intense et
forme des taches bleuâtres. Les parois de l'estomac restent parfaitement adhérentes aux lèvres de la plaie.

L'estomac occupe une position très-inclinée en bas et à droite,
presque verticale, en sorte que l'incision qu'on croyait porter sur la
face antérieure, au voisinage du cardia, a été faite près du pylore, à
4 cent. à gauche et en haut de cette ouverture. La sonde de caoutchouc se trouve dans le duodénum.

L'estomac contient une petite quantité d'un liquide jaunâtre qui
doit être du lait mélangé à de la bile. Sa muqueuse est très-injectée,
surtout vers la plaie opératoire; elle présente de nombreux plis,
rayonnant vers le cardia, comme si l'organe avait été attiré en haut
par la rétraction de l'œsophage.

Celui-ci, qui ne mesure plus que 22 cent., présente un long rétrécissement qui siége dans presque toute son étendue; il commence
au niveau du cartilage cricoïde, où il est plus marqué que plus bas;
ses parois sont épaisses, denses, fibreuses, blanchâtres; la muqueuse
a des intervalles de coloration blanche et rouge; des cicatrices irré-
gulières y forment de longues saillies, ou des sillons, des anfractuo-
sités, etc.

Les poumons sont congestionnés à leur base et en arrière; le cœur
est petit, son tissu pâle; le cerveau est très-injecté, piqueté de rouge
à la coupe. Il pèse 1 380 grammes.

OBSERVATION XXXIX

Rétrécissement cancéreux de l'œsophage. — Pneumonie avant l'opération de la gastro-stomie. — Mort 6 jours après. — (OTTO RIESEL, Deutsche med. Wochens., 4 et 11 mai 1878.)

August Dreischt, 52 ans, entre à l'hôpital le 19 juillet 1877, pour une dysphagie datant de quelques semaines, et rendant extrêmement difficile la déglutition d'aliments solides.

Sous le muscle sterno-clido-mastoïdien gauche, au-dessus de l'articulation sterno-claviculaire, est une tumeur du volume d'un œuf de pigeon, dure, adhérente, unie, sans fluctuation et indolente; elle ne subit aucun changement dans la suite. Pas d'engorgement ganglionnaire.

La sonde œsophagienne rencontre près du cardia un rétrécissement de quelques centimètres qui, à une pression modérée et sans causer de douleur, laisse passer d'abord l'olive la plus petite, puis la moyenne. L'examen de la poitrine et de l'abdomen ne permet pas de diagnostiquer autre chose qu'un rétrécissement carcinomateux de la partie inférieure de l'œsophage.

Dans les semaines suivantes, le cathétérisme eut pour résultat de faciliter la déglutition; on le pratiqua d'abord tous les deux jours, puis tous les trois jours; le malade reprit des forces et de l'embonpoint. Mais bientôt le rétrécissement augmenta, et vers la fin d'août il fallut passer la sonde tous les jours, bien que difficilement.

A partir du 13 septembre survint de la fièvre (40°) avec pneumonie du lobe inférieur du poumon droit; la fièvre tomba le 7e jour, mais la résolution du poumon ne se fit que partiellement, et il revint de temps en temps des accès de fièvre qui duraient quelques jours.

Puis apparurent les signes d'une communication de l'œsophage avec un abcès pulmonaire, près de la face supérieure du diaphragme et causée probablement par la sonde.

L'amaigrissement et la diminution des forces étant considérables, et la douleur ne permettant plus le cathétérisme de l'œsophage, on essaya de nourrir le malade avec des lavements alimentaires; mais ceux-ci eurent si peu de succès qu'on se décida à pratiquer la gastro-stomie, en cédant à contre-cœur aux désirs du malade.

Opération le 9 novembre 1877; anesthésie par le bichlorure de méthylène.

Incision, pendant le jet de vapeur phéniquée, parallèle au rebord gauche du thorax, à deux centimètres de celui-ci, longue de 7 cent. depuis l'appendice xyphoïde jusqu'à la 8e côte. Légère hémorrhagie veineuse après la section du muscle droit. Incision du péritoine dans l'étendue de 5 cent.; on tombe sur le foie; on suit sa face inférieure et on trouve le petit épiploon qui renferme à son insertion au cardia une tumeur du volume d'un œuf de pigeon semblable à un ganglion lymphatique engorgé. Plus bas, contre la colonne vertébrale, on trouve l'estomac, reconnaissable à l'épaisseur de ses parois et à la disposition de ses veines le long des grande et petite courbures (les artères étaient à peine visibles). Il y eut quelque difficulté à attirer l'estomac à la plaie pariétale; on l'y fixa par des sutures comprenant presque toute l'épaisseur de ses parois, le péritoine pariétal et la paroi abdominale, de manière que la séreuse de l'estomac fût en rapport avec la plaie des téguments. La fréquence et la violence de la toux firent remettre l'incision de l'estomac au moment où les adhérences seraient assez solides; on termina donc l'opération en remplissant la plaie de tampons de gaze phéniquée, et en couvrant le tout du pansement ordinaire de Lister.

La narcose fut excellente; aucun effort de vomissement ni pendant ni après, et le malade se réveilla rapidement en pleine connaissance, mais très-affecté.

Dans l'après-midi, toux fatigante, cyanose des mains et de la face, refroidissement du nez et des extrémités; urine assez abondante; pouls petit, mou, à 120; température, 37,5; le soir, 36; lavements alimentaires.

10 novembre. — Le malade a un peu dormi; toux provoquée lorsqu'il essaie de boire; ventre indolent à la pression, mais la toux cause de la douleur. — Tre du matin, 38°; le soir, 38°,7; alimentation par l'anus.

11 novembre. — Même état. — Tre du matin, 37°,5; pouls à 84°, plus plein; toux modérée; chaleur normale des extrémités. On enlève le pansement et on trouve la paroi de l'estomac accolée solidement à la peau et recouverte d'une couche de fibrine; on la soulève avec une pince à griffes et on l'incise dans l'étendue de 2 cent. L'écoulement sanguin est bientôt arrêté; il sort de l'estomac un liquide jaunâtre. On introduit dans sa cavité un tube en caoutchouc du volume du petit doigt et on le fixe à la paroi stomacale par quelques sutures de catgut, de manière à pouvoir continuer le pansement de Lister sans gêner l'introduction des liquides dans l'estomac. On pouvait injecter 100 grammes de liquide à la fois sans

causer de malaise au malade. — T^{re} du soir, 39°; pouls régulier.

12 novembre. — T^{re} du matin, 38°; pouls, 104, plus petit; le malade est très-faible, n'a pas dormi beaucoup; toux plus violente; crachats plus abondants. On ne peut introduire la nourriture que toutes les deux heures et toujours en petites quantités. Urine abondante, claire; température du soir, 37°; pouls, 108.

13 novembre. — T^{re} du matin, 36,4; pouls, 108, petit; peu de sommeil, toux fréquente, extrémités froides; figure et mains plus cyanosées; voix enrouée, rauque; on donne beaucoup de vin par le rectum et l'estomac; injections sous-cutanées d'éther. — T^{re} du soir, 36,4; pouls, 96.

14 novembre. — T^{re} du matin, 36°; pouls, 120. — Le pansement est imprégné d'un liquide brun qui a aussi souillé les bords de la plaie et qui jaillit de l'estomac, autour du tube, dès qu'on presse sur l'épigastre. Adhérence de la paroi stomacale à la paroi pariétale; sphacèle des bords de l'incision de l'estomac, de 3 millimètres de largeur; les sutures de catgut sont sur le point de couper la paroi. Les liquides introduits dans l'estomac paraissent y rester et causent un grand malaise; c'est pourquoi on s'abstient. On se borne à administrer des lavements nutritifs, et à réchauffer le malade. T^{re} du soir, 36°; pouls, 136.

15 novembre. — Mort d'épuisement dans la matinée.

Autopsie. — Autour de la plaie, un peu de tissu mortifié; adhérences solides entre l'estomac et la paroi abdominale.

Poumons assez distendus, pas d'adhérences à gauche. Petites bronches remplies par places de bouchons d'un mucus cru, épais et jaunâtre. Vers la partie inférieure du poumon droit, léger exsudat fibrineux faisant presque adhérer le lobe inférieur avec la portion correspondante de la colonne vertébrale.

Au voisinage de cette adhérence, le tissu est ferme, imperméable, très-friable, de coloration grise-rougeâtre, et après la section laisse suinter à la pression de la sérosité purulente.

Au voisinage immédiat de la colonne vertébrale, on trouve au milieu du tissu pulmonaire induré une cavité à parois lisses, du volume d'une noix, qui communique avec quelques-unes des petites bronches dilatées, et contient une substance d'un brun sale. Dans la moitié inférieure de l'œsophage, et commençant à deux centimètres au-dessus du cardia, est une ulcération de 9 cent. de long, à bords saillants, déchiquetés, sales, et comprenant presque toute l'épaisseur de la paroi au niveau de la rupture. Celle-ci se trouve au milieu de l'ulcère et fait communiquer l'œsophage avec la cavité pulmonaire déjà décrite ; les deux organes adhèrent l'un à l'autre par un tissu dur ët calleux.

Vers le bord supérieur de l'ulcère, et comme sa continuation, est une excavation en gouttière, siégeant à la paroi antérieure de l'œsophage, longue de 10 cent., de même consistance ; à sa partie supérieure est une ulcération profonde qui communique avec une cavité située à gauche de l'œsophage, et contenant une matière purulente.

L'estomac renferme une certaine quantité de sérosité jaunâtre ; muqueuse pâle, grisâtre, tuméfiée, surtout vers le pylore. Au milieu de sa paroi antérieure on voit la fistule dont les bords sont recouverts d'un peu de tissu mortifié. Les feuillets péritonéaux adhèrent à ce niveau sans aucune autre altération.

Les autres viscères sont sains, sauf un peu d'atrophie.

L'autopsie met hors de doute que la mort a eu lieu par les progrès de la cachexie, sans que l'opération y ait été pour rien. La péritonite qu'elle détermina fut purement adhésive et très-limitée. L'adhérence de la paroi stomacale était complète et n'avait pu être détachée par de fréquents efforts de toux ; avant même qu'elle fût complète, la suture par les fils de soie avait été assez solide pour résister.

Observation XL

Rétrécissement cicatriciel de l'œsophage. — Gastro-stomie. — Guérison. — Mort d'épuisement 28 jours après. (Communiquée par M. le Dr Messenger Bradley, de Manchester.) (1).

Lawrence H., 14 ans, fut admise à *Manchester Royal Infirmary* le 2 novembre 1877 pour un rétrécissement de l'œsophage, causé par l'ingestion de soude caustique 4 mois auparavant.

Les symptômes du rétrécissement se manifestèrent pour la première fois 6 semaines environ après l'accident et augmentèrent de gravité jusqu'au moment de l'entrée ; depuis trois semaines avant l'entrée il lui avait été impossible d'avaler même des aliments liquides.

On la nourrit avec des lavements donnés 3 fois par jour et l'on fit

(1) Publiée depuis dans *The Lancet*, 2 novembre 1878, p. 621.

des efforts persévérants pour faire passer un instrument dans la portion rétrécie qui commençait au niveau du bord supérieur du sternum. Toutes ces tentatives furent inutiles, bien qu'on employât les instruments les plus minces, et comme malgré les lavements nutritifs la malade maigrissait de plus en plus, on se décida à pratiquer la gastro-stomie, qui fut faite le 17 novembre.

L'estomac fut facilement atteint par une incision faite le long du rebord des fausses côtes, depuis la ligne semi-lunaire, en bas et en dehors, dans l'étendue de 4 pouces; il était couvert par le lobe gauche du foie; on le saisit entre le pouce et l'index, et on fit pénétrer profondément dans sa paroi une aiguille garnie d'une double ligature en soie phéniquée; on en passa une autre semblable à angle droit, puis on ouvrit l'estomac par une incision oblique d'un pouce et demi de long, près du cardia; de nombreuses sutures en soie phéniquée achevèrent de fixer l'organe à la paroi abdominale.

Les deux jours suivants l'opérée fut alimentée par l'intestin, et le 3e jour on injecta du lait dans l'estomac par la plaie. Mais la rétraction de l'estomac ne permit pas d'en injecter plus de 3 onces, et la digestion se fit si lentement qu'on ne put donner que trois injections dans les 24 heures. On continua par conséquent les lavements nutritifs. D'abord on n'administra que du lait, mais au bout d'un jour ou deux on donna alternativement du lait et du thé de bœuf, et pendant la dernière semaine on y ajouta des peptones que l'on préparait chaque jour. Mais en dépit de tout ce que l'on put faire, l'enfant continua à s'émacier et mourut d'épuisement 28 jours après l'opération.

La gastro-stomie elle-même ne fut pour rien dans ce fâcheux résultat. L'autopsie démontra qu'il ne s'en était suivi ni péritonite ni autre accident inflammatoire; la température ne dépassa jamais 37°,2, et la plupart du temps elle resta au-dessous de 36°,6; la veille au matin la température était tombée à 35°,5; il fut remarquable de voir le peu de gêne causé par la plaie.

L'autopsie sembla prouver que l'inanition était due en partie aux dimensions restreintes de l'estomac et aux altérations de la muqueuse. L'estomac mesurait 4 pouces de long sur 2 pouces de large, et sa muqueuse était parsemée de petites ulcérations, confluentes surtout dans la portion pylorique.

Les autres viscères étaient sains.

Je dois mentionner encore, comme particularité intéressante au point de vue pathologique, que M. le docteur Ross, pathologiste de l'hôpital, qui fit l'autopsie, trouva une sorte de dégénérescence hyaline du foie et des muscles volontaires (1). Il y avait aussi une absence entière de graisse dans toutes les parties du corps; l'œsophage était absolument oblitéré en un point, et très-rétréci dans toute son étendue.

OBSERVATION XLI (inédite).

Rétrécissement infranchissable de l'œsophage. — Gastro-stomie. — Guérison. Survie, huit mois. (Observation communiquée par M. TRENDELENBURG.)

Femme S., de W. dans le Mecklembourg-Schwerin, âgée de trente-sept ans, petite et de constitution délicate, sans enfants, de nature un peu hystérique, fut atteinte, paraît-il, de diphthérite, à l'âge de vingt-cinq ans; dans l'été de 1872 elle entra dans notre hôpital pour se faire soigner pour un rétrécissement de l'œsophage survenu peu après l'affection diphthéritique. Le rétrécissement siégeait au niveau du larynx, et on en eut assez facilement raison à l'aide de bougies. La malade continua à se sonder au moyen des bougies pendant tout l'hiver, après quoi la maladie parut complétement guérie. Au printemps de l'année 1877, nouvelles difficultés de déglutition, et immédiatement après le repas *accès de vomissement.* Cet état de choses alla en s'aggravant graduellement, et finalement la malade se trouva à peu près incapable de rien déglutir. Les aliments paraissaient *s'arrêter au-devant et tout près de l'estomac.* Le 15 décembre 1877, la malade fut admise à la clinique.

A la première exploration de l'œsophage, on constate au niveau du larynx un léger rétrécissement, qu'il est possible de franchir à l'aide d'une sonde de moyen calibre. En continuant l'exploration, on arrive sur un deuxième rétrécissement, situé immédiatement au-devant du cardia, à une distance de 31 centimètres des dents incisives. Celui-ci est infranchissable; ni les sondes fines élastiques, ni les bougies en baleine ne peuvent le traverser; la malade se plaint de violentes douleurs dans la poitrine et dans le dos après chaque tentative de cathétérisme. La déglutition devint encore plus pénible pen-

---

(1) Résultat très-intéressant au point de vue de l'anatomie pathologique de l'inanition.

dant les jours qui suivirent, et bientôt il fut douteux que rien pût
encore arriver dans l'estomac. Les liquides avalés étaient rejetés
mêlés de mucosités et de salive et avec de violents efforts de vomissement et de régurgitation. Le liquide vomi ne renferme pas de
suc gastrique; la quantité rejetée à chaque accès est de 60 à 120
centimètres cubes. Quand l'œsophage est distendu de liquide, la respiration devient un peu dyspnéique et à l'inspiration on perçoit très-
distinctement un bruit strident (*stridor*); si la malade se couche,
elle est prise d'un accès de toux, et le contenu de l'œsophage est
rejeté par les efforts de toux et de régurgitation. Il faut donc admettre qu'au-dessus du rétrécissement existe une dilatation pouvant
contenir 120 centimètres cubes de liquide, et qui, distendue, com-
prime la trachée, et dans la position horizontale laisse s'écouler une
partie de son contenu dans les poumons. Le cou, exploré à gauche et
extérieurement, ne présente rien d'anormal, ce qui tendrait à faire
croire à l'existence d'un diverticule œsophagien. Malgré l'alimentation artificielle par le rectum (d'après la méthode de Leube), la
malade baisse de plus en plus. Deux ans auparavant elle pesait, disait-
elle, avec ses habits, 48 kilos. Toutes les tentatives ultérieures pour
franchir le rétrécissement échouant, on propose à la malade de pratiquer la gastrotomie, et elle ne tarde pas à y consentir, après avoir
vu le garçon jadis soumis à cette opération.

L'opération fut pratiquée le 10 janvier 1878, et dans ses détails
essentiels, de la même manière que la première. Pour bien reconnaître l'estomac, on attire, comme dans celle-ci, l'épiploon à travers
la plaie et l'on recherche ses rapports avec la grande courbure de
l'estomac. La paroi antérieure de cet organe est fixée à l'aide de
quinze points de suture (en fil de soie), puis on l'ouvre. Dans l'ouverture on place un drain d'un calibre de 1 centimètre environ. La
plaie est pansée avec un peu de ouate salicylée. Pas de vomissement
pendant l'opération. Quelques heures après, régurgitations douloureuses dont on se débarrasse en donnant un peu d'opium dans un
lavement. Tout se passe bien d'ailleurs. L'abdomen reste sensible
et affaissé; pas de symptômes du côté du péritoine; température la
plus élevée (les 11 et 12 janvier), 37°, 8. La plaie est attirée avec force
vers l'intérieur, et le petit entonnoir qui en résulte renferme ordinairement un peu de suc gastrique, légèrement coloré par la bile. Il
se produit par la suite une gangrène cutanée superficielle de quelques centimètres carrés, dans le voisinage immédiat de la fistule.
Pour affaiblir le plus possible l'action locale du suc gastrique, on en-

lève la ouate et on couvre la plaie avec un petit linge huilé, qu'on renouvelle fréquemment. Le deuxième jour, on place un drain plus gros s'appliquant plus hermétiquement, et on commence par introduire dans l'estomac, au moyen d'un entonnoir, du lait par 150 à 200 grammes.

A partir du 13 janvier, on donne à la malade 250 grammes de lait toutes les trois heures.

14 janvier. — Léger ictère des conjonctives.

16 janvier. — On est obligé de remplacer le drain par un autre un peu plus gros, le premier ne s'appliquant plus assez hermétiquement sur les bords de la plaie et l'ulcération cutanée s'étant agrandie.

20 janvier. — Diarrhée. L'eschare gangréneuse est tombée et remplacée par des granulations de bonne apparence.

22 janvier. — La malade prend des forces, malgré des selles diarrhéiques assez fréquentes et accompagnées de ténesme. Elle est encore assez souvent en proie à des régurgitations pénibles, dues probablement à l'accumulation de la salive dans la dilatation œsophagienne.

27 janvier. — La diarrhée a cessé. On fait une première tentative pour traverser le rétrécissement œsophagien avec des bougies introduites par l'estomac. Un fragment long d'environ 20 centimètres, d'une sonde œsophagienne d'un calibre de 4 millimètres, peut être introduit de 15 centimètres en haut et à gauche. A ce niveau, obstacle infranchissable. Une bougie du plus fin numéro, introduite dans la lumière du fragment de sonde, traverse l'obstacle; la malade prétend sentir la bougie dans la poitrine, et en la retirant on voit apparaître dans la fistule stomacale quelques gouttes du lait avalé par la bouche, ce qui n'arrivait pas auparavant. La malade se plaint après le cathétérisme de douleurs violentes dans la poitrine et dans l'épaule gauche.

4 février. — Deuxième tentative de cathétérisme ; cette fois encore une bougie mince semble passer.

6 février. — Nouvelle tentative, même résultat. Une tentative faite avec des bougies plus grosses, avec des sondes métalliques et des bougies en baleine, échoue.

8 février. — La malade essaye pour la première fois de se servir, pour manger, d'un tube (œsophage artificiel), comme celui dont se sert l'enfant opéré. Mais elle n'y réussit point, parce que, vu le mauvais état de ses dents, elle ne peut convenablement broyer ses aliments, et n'est pas capable, comme l'enfant en question, de faire passer à volonté les aliments avalés dans le tube. Toutes ces tentatives provo-

quaient chez la malade des efforts de régurgitation violents, et elle dut revenir à son ancienne manière de se nourrir, c'est-à-dire introduire le bol alimentaire, composé de viande finement hachée, de lait et de pain, et d'autres aliments de cette nature, dans l'entonnoir, qui communique avec le drain par l'intermédiaire d'un tube d'environ 40 centimètres de long, à travers lequel le bol descend par la simple action de la pesanteur.

16 février. — Poids : 35, 75 kilos. La malade se lève.

26 février. — Régurgitations de plus en plus pénibles depuis quelque temps.

11 mars. — Poids : 35 kilos.

21. — On engage la malade à introduire plusieurs fois par jour, par la bouche, une sonde œsophagienne ; cette manœuvre provoque, par action réflexe, des efforts de vomissement, et le contenu de l'ectasie œsophagienne est aisément rejeté. La malade ne tarde pas à éprouver un soulagement notable ; les régurgitations pénibles ne reviennent plus et la nuit est assez calme, si, avant de s'endormir, la malade a pris la précaution de provoquer l'évacuation de la dilatation de l'œsophage.

8 avril. — Poids : 36 kilos.

17. — Le drain ne s'adapte plus hermétiquement ; on augmente son diamètre extérieur en enroulant tout autour des lames fines de caoutchouc (préservatifs), et l'adaptation redevient hermétique. Les cathétérismes répétés, dans tout cet intervalle, au moyen de bougies, n'ont amené aucun résultat appréciable. Souvent même on n'a pu arriver jusque dans le rétrécissement, parce que la bougie se fléchit facilement en arrivant sur l'obstacle. Le chloral et la morphine sont sans action sur la perméabilité de la stricture. Toute tentative d'y pénétrer par le haut est restée sans résultat.

27 avril. — La malade quitte l'hôpital sur son désir formel. Son état s'est considérablement amélioré, mais elle a encore très-mauvaise mine

17 juin 1878. — La malade rentre à l'hospice, parce que le drain ne s'adapte plus exactement à la fistule. Son état n'a cessé de s'améliorer, et elle a beaucoup gagné en embonpoint. Son poids est de 42, 5 kilos.

12 juillet. — La malade sort de nouveau, le drain étant de rechef bien adapté. On lui donne quelques lames de caoutchouc, pour lui permettre d'épaissir, au besoin, son drain. Elle ne peut supporter d'obturateur en corne (canule conique avec rebord), tel que celui dont se sert l'enfant gastro-stomisé. De nouvelles tentatives faites

pour introduire des bougies par en bas sont restées infructueuses.

A la fin d'août ou au commencement de septembre 1878, je reçus la nouvelle que la malade venait de mourir, dans son village natal, d'une maladie fébrile. Malheureusement le médecin, qui ne l'avait vue qu'une fois, ne put m'en apprendre davantage. Pas d'autopsie.

Je suis néanmoins convaincu, d'après l'examen de la malade et la marche du rétrécissement, qu'il n'était ni cancéreux, ni syphilitique, mais purement cicatriciel.

OBSERVATION XLII (inédite)

Tumeur cancéreuse de la paroi postérieure du pharynx ; évidement, après trachéotomie préalable. Progrès de la tumeur. Gastro-stomie, puis trachéotomie; prolongation de la vie pendant six mois. (C. STUDSGAARD. Observation communiquée par l'auteur.)

Jenny H., graveuse en taille-douce, célibataire, 41 ans, admise à l'hôpital communal de Copenhague le 13 février 1878. Pas de prédisposition héréditaire évidente. Bonne santé jusqu'au début de la maladie actuelle, il y a un an; alors gêne douloureuse de la déglutition, au niveau du cartilage thyroïde, de plus en plus prononcée, avec sensation d'une tumeur obstruant le canal. Le passage du bol alimentaire est devenu impossible pendant le mois dernier; la malade se nourrit exclusivement de liquides, avalés par petites gorgées, car autrement les régurgitations sont inévitables; elle est amaigrie, mais ses forces lui permettent encore de vaquer à ses affaires.

Quelques ganglions indolents à la région sous-maxillaire des deux côtés; du reste, rien d'anormal ni à l'inspection ni à la palpation du cou. A l'aide du laryngoscope, on découvre le commencement d'une tumeur arrondie à la partie postérieure de l'œsophage, qu'on peut atteindre tout juste avec le doigt, et qui donne l'impression d'une excroissance à surface molle. L'introduction d'une sonde est très-difficile; elle passe seulement à un endroit bien limité, et la plus volumineuse qui puisse franchir le rétrécissement correspond au n° 28 de la filière française; comme elle est toujours tachée de sang après l'exploration, on pense que la tumeur est ulcérée ou excoriée.

15 février 1878. — Pharyngotomie sous-hyoïdienne (Malgaigne, Langenbeck) après trachéotomie préalable, dans le but de faire l'ablation de la tumeur. Le larynx fut porté en avant à l'aide d'une anse de fil passée à travers l'épiglotte; l'œsophage au niveau du

cricoïde n'admettait que la pulpe du petit doigt; à gauche de la ligne médiane, au niveau de la tumeur, ulcère de la muqueuse, à bords flottants.

L'extirpation étant jugée impossible, la tumeur fut évidée avec la cuillère tranchante et le passage rétabli; le doigt touchait facilement la face inférieure du néoplasme. Hémorrhagie insignifiante; la plaie extérieure fut fermée par quelques sutures à nœuds.

Les jours suivants, alimentation par la sonde œsophagienne.

Le 22 février, la malade mangeait sans trop de gêne et la canule trachéale fut extraite.

Le 8 mars, la plaie trachéale est cicatrisée, la plaie transversale fermée et recouverte de granulations superficielles; la malade a mangé du veau à la tortue.

Le 18 mars, la gêne de la déglutition reparaît.

8 avril. — Le mauvais état général de la malade, épuisée par l'insuffisance de l'alimentation, et la difficulté d'introduire des sondes réclament impérieusement du secours; l'amaigrissement a fait des progrès rapides et les tentatives de déglutition provoquent des accès de toux et la régurgitation par la bouche et le nez.

Gastro-stomie. — Immédiatement avant la chloroformisation on fait avaler à la malade, en deux gorgées, une solution d'acide tartrique et une de bicarbonate de soude pour dilater l'estomac.

Incision oblique à un bon travers de doigt en dedans du rebord costal gauche, dans l'étendue de 5 cent. à partir de 2 cent. de l'appendice xyphoïde.

L'estomac un peu dilaté se présenta dans la plaie; on en fit sortir un pli qu'on fixa avec deux fils de soie tenus par un des assistants; puis on plaça 12 sutures de soie forte, 5 de chaque côté, et 2 aux angles; le fil traversait toute la paroi abdominale, y compris le péritoine, à un centimètre des bords. Les autres des deux côtés laissaient entre elles une petite partie de la paroi stomacale prise par les deux fils provisoires; cette partie fut incisée longitudinalement, et la muqueuse fixée aux bords cutanés par quelques sutures. La seule hémorrhagie un peu abondante venait d'une artère sous-muqueuse, qui fut liée.

Jusqu'à l'incision de l'estomac lui-même, l'opération fut faite avec les précautions antiseptiques. Pansement à l'huile.

Il n'y eut ensuite aucune manifestation morbide; la température ne s'éleva pas au-delà de 37°,5. Pas de vomissements. Les quatre premiers jours, l'alimentation se fit au moyen de 2 à 3 lavements dans les 24 heures, et contenant chacun : filet de bœuf cru, 150 grammes, pancréas de bœuf, 50 grammes.

Haché menu avec 100 grammes d'eau.

Peu de temps après chaque lavement la faim cessait et la soif fut efficacement combattue en faisant sucer à la malade des morceaux de glace.

Le 11 avril, c'est-à-dire au 4ᵉ jour, à la visite, l'opérée fut trouvée assise dans son lit, s'occupant à tricoter.

12 avril. — On introduit pour la première fois dans l'estomac du lait et des œufs frais, à l'aide d'une grosse sonde.

16 avril. — Tous les fils sont enlevés. Une canule de caoutchouc durci, avec une plaque ovalaire extérieure et un tube arrondi, fut appliquée et maintenue en place par une bande élastique faisant le tour du corps. A la canule s'adaptait une sonde de caoutchouc élastique par laquelle la nourriture passait ; le 3 mai, on appliqua à l'extrémité de la sonde une embouchure (appareil de Trendelenburg) par laquelle la malade faisait passer le manger et le boire après les avoir préparés comme à l'ordinaire. Bientôt elle put se lever et son état s'améliora.

19 mai. — Douleurs au cou ; l'imperméabilité de l'œsophage est complète, même pour l'eau. Parfois la malade se plaignait d'excoriation autour de la canule ; elle fut soulagée après l'excision d'un centimètre de la muqueuse autour de la fistule.

22 juin. — La tumeur s'est accrue considérablement, on peut la voir en déprimant la base de la langue. La respiration est devenue si gênée que l'application de la canule trachéale est urgente. On pratique la trachéotomie.

16 juillet. — Émaciation croissante ; la malade perd tous les 14 jours quelques centaines de grammes de son poids ; mais les forces se sont relevées après la trachéotomie, de sorte qu'elle passe plusieurs heures dans le jardin de l'hôpital ; elle réclame instamment l'extirpation de la tumeur, du reste tout à fait impossible.

Pour la contenter, M. Studsgaard fit pendant le mois d'août l'extirpation d'un ganglion cervical hypertrophié et situé au voisinage de la plaie trachéale.

Le 18 septembre, M. Studsgaard, de passage à Paris, nous apprit que son opérée vivait encore, mais qu'elle était dans un état fort précaire.

Elle mourut le 9 octobre, tout à fait épuisée, après plusieurs hémorrhagies par l'anus, entouré de tumeurs hémorrhoïdales.

Autopsie. — A l'exception de la cicatrice transversale à la région sous-hyoïdienne et de la fistule trachéale, la peau du cou ne présentait rien d'anormal.

Le pourtour de la fistule abdominale était formé par la peau intacte.

Voile du palais et *amygdales* à l'état normal; la partie inférieure de la paroi postérieure du pharynx était le siége d'une ulcération à bords sphacélés, verdâtres, se prolongeant en bas jusqu'au commencement de l'œsophage, sans aller jusqu'aux os; en ce point est un rétrécissement long de 3 centimètres, formé par des masses demi-solides, d'une couleur jaune tirant sur le blanc, et naissant surtout de la paroi postérieure. Le microscope démontra que c'était un cancer épithélial. Le rétrécissement était si étroit que la sonde la plus fine ne put le franchir et qu'on ne réussit à faire passer de l'eau que sous une pression assez forte. La partie inférieure de l'œsophage était saine et de dimensions ordinaires.

La tumeur avait comprimé et aplati le larynx d'arrière en avant; la muqueuse laryngée était pâle, sans altération, le cartilage thyroïde très-ossifié; la muqueuse trachéale est aussi très-pâle, avec des cicatrices au pourtour de la fistule, du reste normale; pas d'ulcération au point correspondant à la partie inférieure de la canule.

Quelques *ganglions cervicaux* tuméfiés, gros comme des fèves aux deux côtés du cou; quelques-uns formaient des tumeurs blanchâtres, d'un aspect analogue à celle de la grande corne de l'os hyoïde.

Bronches et *ganglions bronchiques* normaux.

Les poumons, pâles, un peu œdémateux, présentent çà et là des noyaux de pneumonie lobulaire, et à la base du poumon gauche un noyau cancéreux, faisant saillie dans la cavité pleurale et du volume d'une fève.

L'estomac très-petit et flasque se laisse facilement dilater jusqu'à une capacité de 100 cent. cubes; forme naturelle, un peu rétrécie à l'endroit de la fistule; celle-ci est située à 3 cent. de la grande courbure, à 1 cent. de la petite, à 13 cent. du pylore et 9 cent. du grand cul-de-sac; la fistule était quelque peu tubulaire, d'une longueur d'un centimètre et demi; rien d'anormal à son pourtour, ni sur la muqueuse, ni sur la séreuse. L'estomac ne fut pas ouvert en vue de ménager la pièce, mais ni par la palpation, ni par l'examen de la muqueuse par les orifices, on ne vit rien d'anormal. A la partie antérieure du rectum, ulcération de 5 cent. carrés, à bords plats et entourés de varices, mais sans trace de néoplasme.

Rien dans les viscères abdominaux, très-anémiques et excessivement petits. Un des reins ne pesait que 100 grammes, la rate 75 grammes.

OBSERVATION XLIII (inédite)

Rétrécissement cancéreux de l'œsophage. — Gastro-stomie. — Propagation du cancer au médiastin postérieur. — Pleurésie double et gangrène pulmonaire. — Mort onze jours après l'opération.
(Communiquée par M. TRENDELENBURG.)

Reinhold Judinger, propriétaire d'un carrousel, originaire de Weissemberg, âgé de quarante-trois ans, ayant joui jusque-là d'une bonne santé, reçut au printemps de 1877, dans une rixe, un coup si violent dans l'estomac qu'il tomba sans connaissance et vomit par deux fois du sang. Depuis il avait ressenti d'assez fortes douleurs dans la poitrine, lorsqu'en septembre de la même année il éprouva d'assez grandes difficultés d'avaler. Vers Noël, il rejette une certaine quantité de mucosités, et à la suite de cet incident il entre à l'hôpital de Leipsick, où l'introduction de bougies dans la gorge amène dans son état une assez notable amélioration. Les difficultés de déglutition s'étant renouvelées depuis, il est admis à la polyclinique de Rostock, où l'usage des bougies et d'une petite sonde œsophagienne produit de nouveau une certaine amélioration. Mais bientôt la difficulté d'avaler se reproduit avec une intensité croissante, et le 21 juin 1878 le malade entre à la clinique dans un assez mauvais état. Depuis le 17, il n'a rien pu avaler.

A l'examen, on rencontre dans l'œsophage, à une distance d'environ 37 cent. de l'arcade dentaire, un obstacle qui ne peut être surmonté. A ce moment, le malade pesait 53 kil. Derrière et au bas des deux poumons, on entend des râles crépitants fins; soif ardente et faim très-vive; amaigrissement considérable. Le 26 juin, le malade ne pèse plus que 45 kil., 300 gr.

La gastrotomie est pratiquée de la même manière que dans les cas précédents. La portion de l'intestin qui se présente au bord du lobe gauche du foie est si mince, si ténue, qu'un doute s'élève sur la question de savoir si elle appartient à l'estomac ou au côlon. L'épiploon est retiré de la plaie, et à sa position au bord inférieur de ladite portion de l'intestin, comme à l'aspect caractéristique de son contenu, on reconnaît clairement qu'elle appartient à l'estomac. Cet organe est cousu avec de la soie, puis ouvert, et un petit drain y est introduit.

Le soir, on administre au malade un peu de morphine pour calmer une toux très-douloureuse.

27 juin. — Pas de manifestation péritonitique ; pas de fièvre, mais la toux augmente. Toutes les heures, le malade reçoit par le drain de l'estomac, et à sa grande satisfaction, environ 150 gr. de lait.

28 juin. — Les crachats sont sanguinolents. Le drain n'obturant pas hermétiquement la fistule, on le rend plus épais à l'aide d'une petite bande de gomme élastique. Pas de fièvre. Ventre indolent et affaissé.

29 juin. — La respiration est dyspnéique ; les crachats de mauvais aspect. Température du corps le soir, 39°,2.

Dans les jours suivants apparaissent clairement aux poumons des symptômes de gangrène. Des deux côtés se produit un épanchement pleurétique, avec pneumothorax à gauche. Le malade se plaint de vives douleurs à la fistule de l'estomac, lorsqu'il tousse, et les bords de la fistule s'ulcèrent en partie.

Mort le 7 juillet, vers midi.

Autopsie le 10 juillet 1878, par le professeur A. THIERFELDER. — L'orifice de la fistule se trouve à peu près sur la ligne du mamelon gauche, à 1 centimètre au-dessous du rebord des fausses côtes. Dans le voisinage de la plaie, le péritoine est très-injecté et adhère à la paroi stomacale sur une étendue variant en largeur de quelques lignes à un demi-centimètre, mais ces adhérences se rompent à une légère traction.

L'orifice stomacal est situé, comme on peut s'en assurer en soulevant le lobe gauche du foie, près de la petite courbure, à 5 ou 6 centimètres du pylore, sur la paroi antérieure. La grande courbure est située dans l'hypochondre gauche, complétement recouverte par le lobe gauche du foie et la rate avec laquelle elle a contracté des adhérences. Le bord du lobe gauche du foie, qui était très-voisin de la fistule, est légèrement refoulé en avant et en haut et replié sur lui-même.

A l'ouverture du thorax, à gauche, s'échappe du gaz ; poumon affaissé ; les deux feuillets de la plèvre sont recouverts d'une couche mince d'exsudat fibrineux hémorrhagique ; en rompant les adhérences de la plèvre médiastine avec le lobe inférieur du poumon gauche, les portions correspondantes de la plèvre présentent une couche jaune grisâtre de consistance molle, d'odeur fétide ; poumons congestionnés à la base, peu aérés, nullement infiltrés. Poumon droit plus volumineux que le gauche, fortement adhérent dans ses lobes inférieur et moyen avec la plèvre diaphragmatique et péricardique. Dans le lobe moyen, vers la partie médiane, est une caverne du volume d'un œuf de poule, remplie d'une sécrétion ichoreuse, dont les parois sont formées d'un tissu gangréneux.

A la partie inférieure du tiers moyen de l'œsophage commence une ulcération de forme irrégulière dont les bords et le fond sont constitués par une sorte de putrilage ichoreux ; la paroi œsophagienne est complétement détruite par places ; les orifices s'ouvrent dans le médiastin postérieur, c'est-à-dire dans la plèvre et le foyer gangréneux du poumon ; plus haut l'ulcère se confond avec un tissu qui présente les caractères du cancer encéphaloïde.

A la face auriculaire de la valvule mitrale sont deux excroissances endocardiques récentes, du volume d'un pois.

L'angle droit du côlon adhère à la face inférieure du lobe droit du foie ; le côlon transverse est attiré vers la gauche comme l'estomac.

A la face inférieure du lobe droit du foie, immédiatement sous le péritoine, noyau cancéreux du volume d'un haricot ; les ganglions lymphatiques rétro-péritonéaux sont hypertrophiés, infiltrés d'éléments encéphaloïdes.

Diagnostic. — Cancer épithélial ulcéré de la moitié inférieure de l'œsophage ; perforation dans le médiastin postérieur et dans les cavités droite et gauche de la plèvre, gangrène pulmonaire à droite ; pleurite gangréneuse, pleurite fibrineuse hémorrhagique avec pneumothorax à gauche. — Cancer secondaire du foie et des ganglions rétropéritonéaux. — Dans la partie pylorique, péritonite adhésive ancienne et récente.

OBSERVATION XLIV

Rétrécissement infranchissable de l'œsophage. Gastro-stomie par le professeur Langenbeck. Guérison. (ISRAEL, *Berliner Klin. Wochens.* 17 février 1879, p. 91.)

Homme de 59 ans, de bonne constitution, reçu le 22 novembre 1878 dans l'hôpital israélite ; il était atteint de dysphagie depuis neuf mois, à la suite, dit-il, de la déglutition d'aliments trop chauds ; cette dysphagie rendait parfois impossible même le passage de l'eau. L'œsophage était imperméable à une sonde, quel que fût son calibre; l'obstacle se trouvait à 22 centimètres de l'arcade dentaire, c'est-à-dire vers la partie supérieure du thorax.

Depuis quelque temps, enrouement allant jusqu'à l'aphonie, dû à la paralysie des cordes vocales gauches ; il est probable que cette paralysie était causée par l'affection qui produisait le rétrécissement de l'œsophage, et qui avait englobé le nerf récurrent gauche. Comme tout essai de cathétérisme pendant la chloroformisation avait échoué, et que le patient s'affaiblissait de jour en jour, on se décida à pratiquer une fistule gastrique, ce qui fut fait par le professeur Langenbeck.

L'opération fut exécutée en deux fois, à cinq jours d'intervalle. Le 18 décembre, on ouvrit la paroi abdominale et on fixa la paroi antérieure de l'estomac aux lèvres de la plaie par des points de suture. Cinq jours après, lorsqu'on se fut assuré que cet organe était adhérent à la paroi abdominale, on l'ouvrit lui-même. Je ne veux m'arrêter que sur les trois points principaux de cette opération.

D'abord il s'agit d'ouvrir l'abdomen sans encourir le danger de provoquer une péritonite généralisée. On y parvient à l'aide d'une propreté rigoureuse, et en particulier par l'observation exacte des préceptes de la méthode antiseptique de Lister. Le deuxième point concerne l'exécution de l'incision ; il faut la faire la plus petite possible pour arriver le plus directement possible sur l'estomac, en tenant compte que celui-ci s'est considérablement rétracté par un jeûne prolongé, et qu'il peut être caché derrière le lobe gauche du foie, le côlon transverse et le rebord des fausses côtes.

Ces conditions se trouvaient réunies dans notre cas. L'incision commença à deux centimètres à gauche de la pointe de l'appendice xyphoïde et fut continuée vers le bas et à gauche, dans l'étendue de dix centimètres environ, jusqu'à une ligne fictive passant entre les 9ᵉ et 10ᵉ cartilages costaux. Après l'ouverture du péritoine parut dans l'angle supérieur de la plaie le bord inférieur du lobe gauche du foie, un peu plissé et d'une couleur bleu-rouge foncé ; il recouvrait en partie la paroi de l'estomac qui était d'un gris mat et qui devint rose sous l'influence de la pulvérisation et de l'air atmosphérique.

Le troisième point est relatif à la fixation de la paroi de l'estomac aux lèvres de la plaie. On saisit les bords de la plaie du péritoine pariétal avec des pinces à arrêt, et après l'avoir ainsi fixé, on attira avec des pinces la paroi antérieure de l'estomac dans la plaie, et on mit les deux parois en contact intime à l'aide d'une aiguille d'acier, solide et longue de douze centimètres, qui fut introduite à deux centimètres en dehors du bord gauche de la plaie, traversa toute l'épaisseur de la paroi abdominale, la paroi antérieure de l'estomac, pénétra dans sa cavité, et ressortit à une distance égale de la lèvre droite de la plaie, après avoir traversé de nouveau la paroi de l'estomac et celle du ventre. La partie de la paroi stomacale ainsi attirée avait la grandeur d'une pièce d'un franc ; elle fut fixée au pourtour de la plaie par une couronne de sutures en catgut assez rapprochées l'une de l'autre, en même temps qu'on plaça de chaque côté deux sutures en soie phéniquée, pénétrant et sortant à une plus grande distance des lèvres de la plaie et comprenant toute l'épaisseur de la paroi abdominale et celle de l'estomac.

Cette opération n'eut aucune influence sur la santé générale du patient ; il resta complétement sans fièvre et sans symptôme indiquant qu'il avait subi une opération. Son alimentation fut faite, c omme dans les jours précédents, par des lavements de peptone (150 à 200 grammes de peptone cuit dans le lait selon la méthode d'Adamkiewicz) ; on calma la soif avec de petits morceaux de glace qu'il laissait fondre dans la bouche.

La longue aiguille de fixation fut retirée au bout de vingt-quatre heures. Quatre jours après on incisa crucialement la paroi de l'estomac, qui pendant ce temps s'était solidement soudée à la paroi abdominale ; cette incision était si petite qu'on put à peine y introduire un tube à drainage de moyenne grosseur ; elle fut faite sans anesthésie, et cependant le patient n'éprouva aucune douleur.

On commença dès lors l'alimentation par la fistule stomacale, et on continua en même temps d'administrer des lavements de peptone pendant quelques jours. La quantité journalière d'aliments qu'on donna en trois fois était introduite dans l'estomac à l'aide d'un irrigateur ; elle se composait d'environ 1 500 grammes de lait, huit œufs crus et trois cuillerées à bouche de solution de vianee de Leube. Quelque temps après l'opération, le patient put avaler des liquides, et depuis lors il prend du café et de l'eeu avec du vin. Ce fut très-heureux pour le malade ; car on sait maintenant que la soif ne peut être calmée par l'introduction d'une gronde quantité de liquide dans l'estomac par la fistule, et qu'il est nécessaire d'humecter au moins les premières voies avec la boisson. On peut calmer la faim en remplissant directement l'estomac, mais néanmoins il reste toujours, même après un repas copieux fait de cette sorte, un sentiment par-

ticulier d'un besoin non satisfait, que le patient caractérise en disant :
« *En bas* (dans l'estomac), *je suis rassasié, mais en haut* (dans la
bouche) *j'ai faim.* » En général il ne paraît pas être indifférent à la
nutrition de l'homme que les fonctions des nerfs du goût et du
toucher ne s'exercent pas, même alors que l'alimentation par l'estomac est abondante.

L'auteur développe ensuite cette idée que l'alimentation par la
bouche est nécessaire non-seulement parce qu'elle remplit l'estomac,
mais parce qu'elle met en jeu les fonctions des nerfs du goût qui,
par action réflexe, entretiennent les autres appareils nerveux qui
concourent à la grande fonction de nutrition. Puis il dit que le succès
de l'opération est dû à l'observation exacte des trois points suivants :

1. — Faire l'opération en deux fois, c'est-à-dire n'ouvrir l'estomac
que quand celui-ci adhère solidement à la paroi abdominale, lorsque
l'état du malade le permet, parce qu'en ouvrant immédiatement l'estomac, il est à craindre qu'il s'infiltre du liquide entre les deux séreuses
et qu'une péritonite s'ensuive. La même chose pourrait arriver si
les mouvements péristaltiques de l'estomac amenaient la rupture d'un
fil avant l'adhérence parfaite des deux séreuses. Si on était obligé de
commencer l'alimentation immédiatement, pour éviter toute régurgitation il faudrait, après avoir attiré un pli de l'estomac, y enfoncer un
petit trocart dont on laisserait en place la canule munie d'un obturateur, par laquelle on introduirait les aliments. Avec l'irrigateur, on
peut faire des injections alimentaires sans crainte des régurgitations,
si l'on a soin de fixer la canule de telle sorte que ni les efforts de
vomissement, ni la toux, ne puissent rejeter les aliments au dehors.

2. — Ne laisser l'aiguille en place que vingt-quatre heures. Ce temps
est suffisant pour que l'adhérence des deux parois soit assez solide,
et, d'autre part, si on laisse l'aiguille plus longtemps en place, elle
peut provoquer la suppuration des tissus le long de son trajet, l'infiltration de la paroi abdominale par les liquides provenant de l'estomac,
et la formation d'un phlegmon diffus de cette paroi.

3. — Ne pas faire l'ouverture de l'estomac plus grande qu'il n'est
nécessaire pour l'introduction du tube à drainage, afin d'éviter l'issue
des liquides de l'estomac. On y parvient le plus sûrement à l'aide
d'un appareil dont voici la description :

Le tube à drainage, long de 10 centimètres, est introduit jusqu'à
son milieu dans une sorte de pessaire à air en caoutchouc, qu'on
gonfle ensuite, ce qui fixe solidement le drain ; on introduit alors le
drain dans la fistule, et on applique par-dessus le pessaire une

plaque en fer-blanc trouée à son centre. Le tube est fermé par un bouchon et l'appareil maintenu en place par une ceinture élastique garnie de bretelles.

OBSERVATION XLV

Cancer de l'œsophage. Gastro-stomie. Mort au 12ᵉ jour sans péritonite. Noyaux secondaires dans les poumons. (Dʳ Langton, *The Brit. med. jour.* 1ᵉʳ et 15 mars 1879, p. 310 et 395.)

Un homme de 55 ans, cachectique, émacié, vint à la consultation de l'hôpital Saint-Barthélemy, dans les premiers jours de janvier 1879. M. Langton découvrit une obstruction dense immédiatement en arrière du cartilage cricoïde, et une sonde introduite dans le pharynx revint teinte de sang. Il y avait une dysphagie très-grande, mais le malade pouvait encore assez facilement avaler les liquides.

Le 6 février, son état était fort aggravé ; il ne pouvait avaler les liquides qu'avec la plus grande difficulté, et lorsque après de douloureux efforts il était parvenu à déglutir un peu de thé de bœuf, il le rendait aussitôt. Cela indiquait qu'il existait probablement une dilatation au-dessus du siége du rétrécissement. On pouvait sentir à droite du cartilage cricoïde une induration qui repoussait en dehors le muscle sterno-mastoïdien. Le patient maigrissait rapidement et éprouvait cette douleur constante à l'épigastre qui a été observée dans les cas d'inanition prolongée.

Dans une consultation qui eut lieu entre les chirurgiens de l'hôpital, la majorité se prononcèrent pour la gastro-stomie immédiate, les autres demandant qu'on ne la pratiquât que lorsque l'alimentation par la sonde œsophagienne deviendrait impossible.

En conséquence, la gastro-stomie fut pratiquée le 10 février.

Incision verticale d'environ deux pouces de long à travers la paroi abdominale, correspondant au segment de la ligne semilunaire gauche qui se trouvait juste au-dessus de l'estomac. Cet organe fut fixé aux bords de la plaie par des sutures métalliques ; celles du côté droit passèrent à travers les fibres du muscle grand droit. M. Langton pensait qu'il y aurait moins d'inversion du pourtour de la plaie que s'il n'avait pas saisi de tissu musculaire dans la suture ; d'autre part, il ne craignait pas que la transfixion du muscle produisît d'accidents.

L'opération fut faite dans le nuage de vapeur phéniquée.

Le malade fut alimenté avec des lavements d'essence de bœuf, de brandy, etc., jusqu'au 19 février, où M. Langton ouvrit l'estomac et introduisit un tube en caoutchouc, par lequel il s'échappa immédiatement de la bile verdâtre. La température du patient, qui était de 34°4 avant l'opération, monta le soir à 35°5.

Le lendemain, l'estomac garda la plus grande partie des aliments introduits dans le tube sous la surveillance de l'interne, M. Bruce Clarke. Quoique très-émacié, l'opéré parut un peu mieux après l'opération, mais il s'affaiblit graduellement de plus en plus, et mourut le 22 février, à trois heures du matin.

Autopsie. — L'affection primitive était un cancer de la portion thoracique de l'œsophage avec propagation aux ganglions voisins. Il y avait des noyaux secondaires dans les poumons et une légère constriction de l'œsophage près de l'estomac. Cet organe n'adhérait à la plaie pariétale que dans une partie de son pourtour. Du côté droit de la plaie, la lymphe plastique avait uni solidement les deux feuillets du péritoine; mais à gauche la réunion était incomplète, et les deux surfaces n'étaient guère maintenues en contact que par les sutures d'argent.

Observation XLVI

Cancer de l'œsophage; gastro-stomie; mort au 5° jour. Noyaux cancéreux dans les poumons, l'estomac et les ganglions mésentériques. (Mac Carthy, *The Lancet*, 5 avril 1879, p. 475.)

Homme de soixante et un ans, d'apparence robuste, entré dans le service de M. Mac Carthy, à *London Hospital*, dans les premiers jours de janvier 1869. Il avait toujours joui d'une bonne santé jusqu'au mois d'août dernier, où il commença à éprouver de la dysphagie. Celle-ci augmenta progressivement, les forces diminuèrent, et le malade entra à l'hôpital. Il n'avait jamais éprouvé de douleur, et les matières vomies ne renfermaient pas de sang.

Le rétrécissement siégeait à environ 13 pouces de l'orifice buccal, et laissait encore passer une bougie n° 5. Un peu de sang fut rendu après l'introduction des bougies, bien qu'elle eût été faite avec une grande douceur. Le 20 décembre, le malade pesait 50 kilogr; le 6 janvier, son poids était tombé à 41 k. ; c'était un homme naturellement maigre, dont le poids en état de santé devait être de 60 à 65 kilogr.

Le 6 janvier, le rétrécissement devint complétement imperméable même aux plus fines bougies, la dysphagie était à peu près absolue; l'amaigrissement et la perte des forces augmentèrent progressivement, et la mort par inanition était imminente.

L'examen de la poitrine, fait avec soin, fut entièrement négatif, et l'état général ne paraissant pas contre indiquer l'opération de la gastro-stomie, on la proposa au malade qui l'accepta.

Celle-ci fut pratiquée le 8 janvier par M. Mac Carthy. On avait préalablement administré des lavements nutritifs concentrés au patient; on le chloroforma et l'opération fut exécutée avec les précautions antiseptiques. Incision d'un pouce 1/4 de long, parallèle au rebord costal gauche et à un travers de doigt de cette ligne, et se terminant au niveau des 9ᵉ cartilages costaux. Le péritoine ayant été soigneusement ouvert, l'opérateur introduisit le doigt dans la plaie et chercha l'estomac. On eut assez de peine à le reconnaître parce que d'une part le rebord costal était très-évasé, la paroi abdominale éloignée des viscères et la plaie très-petite, et que de l'autre l'estomac était vide, contracté, et appliqué contre le rachis. Le long de la petite courbure et derrière cet organe, le doigt de l'opérateur rencontra des masses indurées qu'on pensa être de mauvaise nature.

Une partie de l'estomac fut alors attirée dans la plaie, où elle fut maintenue par une pince à mors fenétrés, pendant qu'on la fixait aux bords de l'incision par des sutures en soie phéniquée. Pour plus de sûreté, une double suture fut passée à travers la paroi de l'estomac et attachée de chaque côté aux bords de la plaie; les deux bouts du fil furent liés sur un tampon de charpie phéniquée placé en travers de la plaie. Il n'y eut pas d'hémorrhagie. On termina par un pansement antiseptique sec.

Après l'opération, la température était à 35°2, le pouls à 72. M. Mac Carthy pensa que cet abaissement de température était probablement causé par la longue exposition du corps à l'action réfrigérante de la pulvérisation phéniquée.

L'opération avait été pratiquée à 2 heures de l'après-midi; à 8 heures du soir, la température était à 37°4. — Nuit bonne.

9 *janvier*. — Malade en bon état. Température 36°8. Alimentation par des lavements nutritifs. La plaie est fort rétractée. L'estomac est tellement reporté dans l'abdomen que les bords de la plaie se sont renversés en dedans et que son orifice n'est plus qu'une simple

fente à bords parallèles et cutanés. Au moyen de la suture solide mentionnée plus haut, M. Mac Carthy ramena facilement l'estomac en avant, et, pour prévenir tout déplacement ultérieur, on traversa le viscère et les bords de la plaie par trois épingles à bec-de-lièvre. L'estomac fut alors ouvert et assujetti aux lèvres de l'incision cutanée par des points de suture. Il y eut une hémorrhagie assez notable qu'on arrêta au moyen de la glace. Le pansement antiseptique ne fut pas répété. On fit une injection hypodermique de morphine, et on prescrivit d'ajouter à chaque lavement 3 grammes de sucre de raisin. Dans l'après-midi, douleur dans l'hypochondre gauche, sensible seulement lorsque le malade tousse ou parle. Température du soir, 37°6. Nuit bonne.

10 janvier. — Température 37°1. Le malade se plaint surtout de sentir le goût du sucre de raisin dans la bouche, ce qui rend la salive visqueuse et désagréable. La douleur de la région hypochondriaque est plus vive. Lavements toutes les 4 heures; ils sont bien retenus. Le malade n'a pas la sensation de la faim; il suce constamment de la glace. Injection hypodermique; les bords de l'incision de l'estomac sont réunis par du mucus; on enlève une des épingles et on passe un plumasseau de charpie entre les lèvres de l'orifice. Température du soir 37°2; selle naturelle pendant la nuit.

11 janvier. — Le patient est un peu plus faible. Température 36°8. La toux cause de la douleur dans les deux côtés de la poitrine; on répète l'injection hypodermique. On cesse le sucre de raisin. La plaie a bon aspect. Vers le soir, le patient devient plus faible, la face congestionnée, le pouls petit, à 144, la température à 37°8. On porte à une once la quantité d'eau-de-vie de chaque lavement. Nuit bonne.

12 janvier. — Le malade est plus faible que la veille. Température 38°1. A 11 heures, M. Mac Carthy introduit dans l'estomac une sonde n° 10 en gomme élastique, munie à son extrémité d'un *speculum auris* en guise d'entonnoir. On peut ainsi introduire dans l'estomac une petite quantité d'un mélange composé de deux cuillerées à bouche d'eau-de-vie, et d'une demi-once de lait et d'œufs. Le patient se sentit alors mal au cœur, et la nourriture fut rejetée par l'orifice aussitôt que la sonde fut retirée. On recommença cependant, et en laissant le cathéter en place deux minutes, la nourriture put être conservée. On donna de la même manière deux cuillerées à bouche du mélange toutes les trois heures.

Le malade resta bien pendant le jour, mais il alla plus mal vers le soir et mourut presque subitement à 9 heures. La dernière température prise était 37°8. La survie dans ce cas fut de 4 jours et 7 heures.

Autopsie. — Corps trés-émacié, mais pas entièrement dépourvu de graisse. L'œsophage était presque complétement obstrué à son extrémité inférieure par une tumeur maligne qui avait envahi le canal dans une étendue de 2 pouces 1/2. Les ganglions du médiastin étaient aussi envahis et on trouva des noyaux de carcinome dans les deux poumons. Ces noyaux étaient en connexion avec les bronches, et avaient atteint les parties les plus profondes du poumon en s'étendant le long de leur trajet. D'ailleurs on aurait cru que le mal s'était étendu de l'œsophage aux poumons par continuité directe de tissu.

Au niveau des noyaux les plus superficiels, dans les poumons, il y avait des plaques de pleurésie récente. Pleurésie à la base, des deux côtés.

L'estomac était uniformément adhérent au lieu de l'incision ; vu le peu de temps pendant lequel le malade avait survécu, cette adhérence était remarquablement solide.

Pas de trace de péritonite. La petite courbure était infiltrée de cancer, et les ganglions rétro-peritonéaux étaient également altérés. Entre les tumeurs de l'œsophage et de l'estomac, il y avait une portion de tissu sain. Les autres organes étaient sains.

Dans les remarques qu'il fit à ce sujet, M. Mac Carthy émit l'idée que la pleurésie peut, jusqu'à un certain point, avoir été causée par la pulvérisation phéniquée, vu que le malade n'avait pas de pleurésie avant l'opération.

FIN

TABLE DES MATIÈRES

FIN DE LA TABLE DES MATIÈRES.

ERRATA

Il s'est glissé dans ce travail quelques fautes de typographie, toujours les mêmes, et qui, malgré nos corrections sur les épreuves, sont restées sur les bonnes feuilles. Ainsi *Egeberg* et *Egelberg* devant être orthographiés partout avec un *g* final se trouvent en maints endroits écrits *Egebert* ou *Egelbert*. J'ai relevé également *Sydeney* Jones pour *Sydney* Jones, *Mabershon* pour *Habershon*, *Lannelongue* pour *Lanelongue*, etc.

L'indication exacte de l'observation de Möller (p. 50), se trouve avec la relation du fait, p. 198. Les *Nordiskt med. Archiv* n'en donnent que le résumé et renvoient à l'*Ugeskrift f. Läger*, que je n'ai pu me procurer.

Je ne connais également l'observation de Courvoisier que d'après la *Revue des sciences médicales* d'Hayem.

PARIS. — IMPRIMERIE ÉMILE MARTINET, RUE MIGNON, 2

NOTA. — Tous les ouvrages portés dans ce Catalogue sont expédiés par la poste, dans les départements, les pays de l'Union postale et l'Algérie, *franco* et sans augmentation sur les prix désignés. — Prière de joindre à la demande des *timbres-poste* pour une somme de moins de cinq francs ou un *mandat* sur Paris. — *On ne reçoit que les lettres affranchies.*

ABEILLE. Traitement des maladies chroniques de l'utérus. Guérison radicale des déviations, inflexions et déplacements jusqu'ici réputés incurables, par une nouvelle méthode exempte de tout danger. 2e édition, revue, corrigée et considérablement augmentée. 1 vol. in-8, avec figures intercalées dans le texte. 1877. 10 fr.

Agenda-Formulaire des médecins-praticiens, publié sous la direction de M. le docteur Bossu, paraissant tous les ans, du 1er au 10 décembre. 1 vol. in-18 de 400 pages, broché. 1 fr. 75
Reliures depuis 3 fr. jusqu'à 9 fr.

ALLINGHAM (W.), membre du Collége royal des chirurgiens d'Angleterre, etc. **Maladies du rectum, diagnostic et traitement.** Ouvrage traduit et annoté par le docteur G. Poinsot, avec une introduction de M. le professeur Courty. 1 vol. in-8. 5 fr.

Almanach général de médecine et de pharmacie, pour la France, l'Algérie et les colonies, publié par l'administration de l'*Union médicale*, paraissant tous les ans du 1er au 10 décembre. 1 vol. in-12 d'environ 600 pages. 3 fr.

ALTHAUS (J.). **Applications pratiques de l'électricité** au diagnostic et à la thérapeutique. Description des appareils employés dans les deux mondes, et perfectionnements apportés récemment à leur usage. Traduit de l'anglais et annoté par le docteur G. Darin. In-8 de 100 pages et 41 figures dans le texte. 1877. 3 fr.

ARMAIGNAC. **Traité élémentaire d'ophthalmoscopie, d'optométrie et de réfraction oculaire,** rédigé conformément au système métrique, et avec l'équivalence en pouces de Paris. 1 vol. in-18, avec 116 figures dans le texte. 1878. 6 fr.

ARTHUIS. **Électricité statique.** Traitement des maladies nerveuses, des affections rhumatismales et des maladies chroniques. 2e édition. 1 vol. in-8. 4 fr.

BADAL, chargé du cours d'ophthalmologie à la Faculté de médecine de Bordeaux, etc. **Clinique ophthalmologique.** 1 vol. in-8, avec 14 fig. dans le texte. 4 fr.

BARELLA. **Clinique médicale des affections du cœur et de l'aorte.** Observations de médecine pratique ; traduit de l'anglais. Tome 1er. 1874. 6 fr.

BARÉTY. **De l'adénopathie trachéo-bronchique en général, et en particulier dans la scrofule et la phthisie pulmonaire,** précédé de l'étude topographique des ganglions trachéo-bronchiques. 1 vol. in-8 de 330 pages et 6 planches. 1874. 6 fr.

BARIÉ. **Étude sur la ménopause,** 1 vol. in-8. 1877. 4 fr.

BAUCHET. **Du panaris et des inflammations de la main,** Paris, 1859. 1 vol. in-8, 2e édition, revue et augmentée. 3 fr. 50

BAZIN, médecin de l'hôpital Saint-Louis, etc. **Leçons sur le traitement des maladies chroniques en général et des affections de la peau en particulier, par l'emploi comparé des eaux minérales, de l'hydrothérapie et des moyens pharmaceutiques,** professées à l'hôpital Saint-Louis par le docteur BAZIN, rédigées et publiées par E. MAUREL, interne des hôpitaux, revues par le professeur. 1 vol. in-8 de 480 pages. 1870.   7 fr.

BAZIN. **Leçons sur les affections génériques de la peau,** professées à l'hôpital Saint-Louis par le docteur BAZIN, recueillies et publiées par les docteurs BAUDOT et GUÉRARD, revues et approuvées par le professeur, 1862 et 1865. 2 vol. in-8. 11 fr.
   Le tome II se vend séparément.   6 fr.

BAZIN. **Leçons sur la scrofule** considérée en elle-même et dans ses rapports avec la syphilis, la dartre et l'arthritis. 1 vol. in-8, 2e édition, revue et considérablement augmentée. 1861.   7 fr. 50

BAZIN. **Leçons théoriques et cliniques sur les affections cutanées parasitaires,** professées à l'hôpital Saint-Louis, rédigées et publiées par POUQUET, revues et approuvées par le professeur, 2e édition, revue et augmentée. 1 vol. in-8, orné de 5 planches sur acier. 1862.   5 fr.

BAZIN. **Leçons théoriques et cliniques sur la syphilis et les syphilides,** professées à l'hôpital Saint-Louis par le docteur BAZIN, publiées par le docteur DUBUC, revues et approuvées par le professeur ; 2e édition, considérablement augmentée. 1866. 1 vol. in-8, accompagné de 4 magnifiques planches sur acier, figures coloriées. 10 fr.
   Sépia.   8 fr.

BAZIN. **Leçons théoriques et cliniques sur les affections cutanées de nature arthritique et dartreuse,** considérées en elles-mêmes et dans leurs rapports avec les éruptions scrofuleuses, parasitaires et syphilitiques, professées à l'hôpital Saint-Louis par le docteur BAZIN, rédigées et publiées par le docteur Jules BESNIER, revues et approuvées par le professeur. 2e édition, revue et augmentée. 1868. 1 vol. in-8. 7 fr.

BAZIN. **Leçons théoriques et cliniques sur les affections cutanées artificielles et sur la lèpre, les diathèses, le purpura, les difformités de la peau,** etc.; professées à l'hôpital Saint-Louis par le docteur BAZIN, recueillies et publiées par le docteur GUÉRARD, revues et approuvées par le professeur. 1862. 1 vol. in-8.   6 fr.

BAZIN. **Examen critique de la divergence des opinions actuelles en pathologie cutanée.** Leçons professées à l'hôpital Saint-Louis par le docteur BAZIN, rédigées et publiées par le docteur LANGRONNE, revues et approuvées par le professeur. 1 vol. in-8. 1866.   3 fr. 50.

BÉRENGER-FÉRAUD, médecin en chef de la marine. **Traité clinique des maladies des Européens au Sénégal.** 2 vol. in-8. 1875-78.   16 fr.

BÉRENGER-FÉRAUD, **De la fièvre jaune à la Martinique** (Antilles françaises). Étude faite dans les hôpitaux militaires de la colonie. 1 vol. in-8. 1879.   7 fr.

BÉRENGER-FÉRAUD. **De la fièvre bilieuse mélanurique des pays chauds,** comparée avec la fièvre jaune. Étude clinique faite au Sénégal. 1 vol. in-8 de 442 p. 1874.   7 fr.

BÉRENGER-BERTHIER. **De la fièvre jaune au Sénégal.** Étude faite dans les hôpitaux de Saint-Louis et de Gorée. 1 vol. in-8 de 400 pages. 1874.   7 fr.

BÉRENGER-FÉRAUD. **De la fièvre dite bilieuse inflammatoire aux Antilles et dans l'Amérique tropicale.** Étude clinique faite dans les hôpitaux militaires de la Martinique. 1 vol. in-8. 1878.   7 fr.

BÉRENGER-FÉRAUD. **Traité de l'immobilisation directe des fragments osseux dans les fractures.** 1 vol. in-8 de 768 pages, avec 102 fig. dans le texte. 1870.   10 fr.

BÉRENGER-FÉRAUD. **Traité des fractures non consolidées ou pseudarthroses.** 1 vol. in-8 de 700 pages, avec 102 figures dans le texte. 1871.   10 fr.

BERTHIER, médecin de l'hospice de Bicêtre. **Des névroses menstruelles**, ou la menstruation dans ses rapports avec les maladies nerveuses et mentales. 1 vol. in-8, 296 p. 1874. 5 fr.

BERTHIER. Des névroses diathésiques, ou les maladies nerveuses dans leurs rapports avec le rhumatisme, la goutte, les dartres, la syphilis, le cancer, la scrofule, etc. 1 vol. in-8 de 244 pages. 1875. 5 fr.

BERTIN. Étude clinique de l'emploi et des effets du bain d'air comprimé dans le traitement des maladies de poitrine, etc. 2ᵉ édition. 1 vol. in-8 de 741 pages, et 1 planche. 1868. 7 fr. 50

BERTIN. Étude critique de l'embolie dans les vaisseaux veineux et artériels. 1 vol. in-8 de 492 pages. 1869. 8 fr.

BEZ. De la contemporanéité des fièvres éruptives et de leur coexistence avec la fièvre typhoïde chez le même individu. 1 vol. in-8. 1877. 5 fr.

BIDLOT. Étude des diverses espèces de phthisie pulmonaire et sur le traitement applicable à chacune d'elles. 1 vol. in-8 de 253 pages. 1868. 4 fr.

BITOT, professeur d'anatomie, etc. **Essai de topographie cérébrale par la cérébrotomie méthodique.** Conservation des pièces normales et pathologiques par un procédé particulier. 1 vol. in-8, avec 7 figures dans le texte et 17 planches. 1878. 12 fr.

BLANCHET (DU MOUTET), ancien diabétique. **Le diabète sucré**, de son traitement et de sa guérison. 1 vol. in-12. 1877. 4 fr.

BLOXAM (professeur de chimie à King's College, de Londres, etc.). **Enseignement du laboratoire** ou exercices progressifs de chimie pratique. Ouvrage traduit par le docteur G. Darin. 1 vol. in-12, avec 89 figures dans le texte. 1875. 5 fr.

BŒHM. De la thérapeutique de l'œil, au moyen de la lumière coloriée, traduit de l'allemand par KLEIN, traducteur de l'*Optique physiologique* de Helmholtz, avec 2 planches coloriées. 1 vol. in-8. 1871. 4 fr.

BOENS (H.). Louise Lateau, ou les mystères de Bois-d'Haine dévoilés. 2ᵉ édition, revue et considérablement augmentée. 1 vol. in-12 de 266 pages. 1875. 2 fr.

BOSSU (A.), médecin en chef de l'infirmerie Marie-Thérèse, etc. **Anthropologie**, ou étude des organes, fonctions, maladies de l'homme et de la femme, etc. 6ᵉ édition. 2 vol. et atlas. 1873. Avec figures noires. 13 fr.
    Avec figures coloriées. 21 fr.

BOSSU. Traité des plantes médicinales indigènes, précédé d'un cours de botanique. 2ᵉ édition. 1 vol. in-8 et atlas. 1872. Avec figures noires. 13 fr.
    Avec figures coloriées. 22 fr.

BOSSU. Lois et mystères des fonctions de reproduction considérées dans tous les êtres animés, spécialement chez l'homme et la femme. 1 vol. in-12, avec 2 planches coloriées. 1875. 5 fr.

BOURNEVILLE, rédacteur en chef du *Progrès médical*. **Recherches cliniques et thérapeutiques sur l'épilepsie et l'hystérie :** compte rendu des observations recueillies à la Salpêtrière de 1872 à 1876. 1 vol. in-8, avec 3 planches. 1876. 4 fr.

BOURNEVILLE et P. REGNARD. Iconographie photographique de la Salpêtrière (service de M. le professeur Charcot). T. 1ᵉʳ **Hystéro-épilepsie. Attaques.** 1 vol. petit in-4, avec 40 photographies. Broché. 30 fr.
    Relié en demi-chagrin rouge, doré en tête, non rogné, avec coins. 36 fr.
    Tome II. **Épilepsie partielle.**

    AVIS. Chaque livraison comprendra une feuille de texte et 4 photographies. Les sept premières livraisons ont paru. Le prix de chaque livraison est de 3 fr.

BOURNEVILLE. *Science et miracle.* **Louise Lateau ou la stigmatisée belge.** In-8, avec une eau-forte. 1875. 2 fr. 50

BOURNEVILLE. Études cliniques et thermométriques sur les maladies du système nerveux. 2 vol. in-8, accompagnés de figures dans le texte. 1871-72. 7 fr.

BRIÈRE. Étude clinique et anatomique sur le sarcome de la choroïde et sur la mélanose intra-oculaire. 1 vol. in-8 de 250 pages et 4 planches. 1874.   5 fr.

BRINTON (W.). Traité des maladies de l'estomac. Ouvrage traduit par le docteur A. RIANT, précédé d'une introduction par M. le professeur Ch. LASÈGUE. 1 vol. in-8 de 520 pages, avec fig. dans le texte. 1874.   6 fr.

BROCA (Paul), professeur à la Faculté de médecine de Paris, chirurgien des hôpitaux, etc. **Études sur les animaux ressuscitants.** In-8. 1860.   3 fr.

BRUNELLI, professeur libre d'électro-thérapie. **Album illustré, représentant la topographie névro-musculaire, ou les points d'élection pour la pratique de la thérapie galvano-faradique.** 1872.   15 fr.

BUCQUOY, professeur agrégé, médecin des hôpitaux, etc. **Leçons cliniques sur les maladies du cœur,** professées à l'Hôtel-Dieu de Paris. *Quatrième édition.* 1 vol. in-8 de 170 pages, avec figures dans le texte, cartonné en toile. 1879.   4 fr.

Bulletin de la Société clinique de Paris, par MM. les docteurs LABADIE-LAGRAVE et H. HUCHARD, 1ʳᵉ année (1877). 1 vol. in-8, avec 1 planche.   6 fr.

Bulletins de la Société anatomique de Paris. Anatomie normale, anatomie pathologique, clinique, 2ᵉ série, tomes 43 à 47 (1868 à 72). Prix de chaque vol. 7 fr.
Tome 48, année 1873.   7 fr. 50.
Tomes 49 à 53 (74 à 78). Prix de chaque vol.   9 fr.

CANTANI, professeur et directeur de clinique médicale à l'Université royale de Naples. **Le diabète sucré et son traitement diététique.** Ouvrage traduit et annoté par le docteur H. CHARVET. 1 vol. in-8 de 467 pages et 4 planches. 1876.   8 fr.
Cartonné.   9 fr.

CASTAN. **Traité élémentaire des diathèses.** 1 vol. in-8 de 467 pages. 1867. 6 fr.

CASTAN. **Traité élémentaire des fièvres.** 2ᵉ édition. 1 vol. in-8. 1872.   7 fr.

CAZALIS DE FONDOUCE. **Les temps préhistoriques dans le sud-est de la France.** 1ʳᵉ partie. 1 vol. in-4, avec 14 planches. 1873.   15 fr.
— 2ᵉ partie. **Allées couvertes de la Provence.** 1 vol. in-4, avec 5 planches. 1873.   5 fr.

CAZALIS DE FONDOUCE. **Les temps préhistoriques dans le sud-est de la France.** Allées couvertes de la Provence (second mémoire), suivi d'une étude sur les mollusques trouvés dans les allées du Castellet. 1 vol. in-4, avec 7 pl.   10 fr.

CAZENAVE (A.), ancien médecin de l'hôpital Saint-Louis. **Pathologie générale des maladies de la peau.** 1 vol. in-8. 1868.   7 fr.

CAZENAVE (A.). **Compendium des maladies de la peau et de la syphilis.** Cet ouvrage sera publié par fascicules de 160 pages environ ; les 1ᵉʳ et 2ᵉ fascic. sont en vente. 1868-69. Prix de chaque.   3 fr.

CHARAZAC. **La clef du diagnostic,** ou *Vade-mecum* de l'élève et du praticien. Séméiologie, description, traitement. 1866. 1 vol. in-12 de 470 pages.   5 fr.

CHARCOT, professeur à la Faculté de médecine de Paris, etc. **Leçons sur le système nerveux,** faites à la Salpêtrière, recueillies et publiées par le docteur BOURNEVILLE, rédacteur en chef du *Progrès médical.* 2ᵉ édition, revue et augmentée. 2 vol. in-8, avec 50 figures intercalées dans le texte, et 20 planches, dont 15 en chromolithographie. 1877. 26 fr. Cartonné.   28 fr.

CHARCOT. **Leçons sur les maladies du foie et des voies biliaires et des reins,** faites à la Faculté de médecine de Paris (cours d'anatomie pathologique), recueillies et publiées par MM. les docteurs BOURNEVILLE et SEVESTRE, rédacteurs du *Progrès médical.* 1 vol. in-8, avec 37 figures intercalées dans le texte, et 7 planches en chromolithographie. 1877.   10 fr.

CHARCOT, professeur à la Faculté de médecine de Paris, médecin de l'hospice de la Salpêtrière, etc. **Leçons cliniques sur les maladies des vieillards et les maladies chroniques**, recueillies et publiées par le docteur BALL, professeur agrégé à la Faculté de médecine de Paris, etc. 1874. 2ᵉ édition, revue et augmentée. 1 vol. in-8, avec figures intercalées dans le texte, et 3 planches en chromolithographie, avec un joli cartonnage en toile.   8 fr.

   2ᵉ série, publiée par le docteur Ch. Bouchard. Deux fascicules sont en vente.
   Prix du 1ᵉʳ fascicule.   1 fr.
   Prix du 2ᵉ fascicule.   2 fr.

CHARCOT. Leçons sur les localisations dans les maladies du cerveau, faites à la Faculté de médecine de Paris (1875); recueillies et publiées par le docteur BOURNEVILLE. 1ᵉʳ fascicule. 1 vol. in-8, avec 45 figures intercalées dans le texte. 1876.   5 fr.

CHARLES (de Liége). **Des déplacements de la matrice** en arrière pendant la grossesse. 1 vol. in-8. 1878.   6 fr.

CHEREAU. Le Parnasse médical français ou Dictionnaire des médecins-poëtes de la France, anciens ou modernes, morts ou vivants. 1 joli vol. in-12 de 552 pages. 1874.   7 fr.

CHEVALIER. Manuel de l'étudiant oculiste. Traité de la construction et de l'application des lunettes pour les affections visuelles. 1 vol. in-8 jésus de 500 pages et 90 gravures intercalées dans le texte. 1868.   3 fr.

COLES (O.). **Manuel de prothèse ou mécanique dentaire (plaques d'or, d'aluminium, de porcelaine, de caoutchouc, base celluloïde, etc., etc.)**, traduit de l'anglais et annoté par le docteur G. DARIN. 1 vol. petit in-8 de 278 pages et 150 figures dans le texte. 1874.   6 fr.

Comptes rendus des séances et Mémoires de la Société de biologie.
   1ʳᵉ série, tome III avec planches noires et coloriées   15 fr.
             IV   —   —   10 fr.
             V   —   —   7 fr.
      2ᵉ série. 5 vol. à   5 fr.
      3ᵉ   —   5 vol. à   5 fr.
      4ᵉ   —   tomes I à III à   5 fr.
      4ᵉ   —   tomes IV et V à   7 fr.
      5ᵉ   —   5 vol. à   7 fr.
      6ᵉ   —   tomes I à III à   7 fr.
  NOTA. — Les 2ᵉ et 3ᵉ séries, et les t. I à III de la 4ᵉ série pris ensemble, 13 volumes avec planches noires et coloriées.   50 fr.

Conférence médicale de Paris. Discussion sur la variole et la vaccine, par MM. Caffe, Dally, Gallard, Marchal (de Calvi), Lanoix, Tardieu, Reviilout, 1 vol. in-8 de 192 pages. 1872   3 fr. 50

CORLIEU. L'ancienne Faculté de médecine de Paris. 1 volume petit in-8, de 283 pages. 1877.   5 fr.

COULSON. La pierre dans la vessie, avec indications spéciales sur les moyens de la prévenir, ses premiers symptômes et son traitement par la lithotritie. Traduit de l'anglais par le docteur Henri PICARD. 1 vol. in-8 de 142 pages. 1874.   3 fr.

GUIGNET. Ophthalmie d'Algérie. 1 vol. in-8, cart. 1872.   6 fr.

CULLERIER, chirurgien de l'hôpital du Midi, etc. **Des affections blennorrhagiques. Leçons cliniques** professées à l'hôpital du Midi, recueillies et publiées par le docteur ROYET, suivies d'un Mémoire thérapeutique, revues et approuvées par le professeur. 1861. 1 vol. in-8 de 248 pages.   4 fr.

DAGRON, médecin en chef, directeur de l'asile des aliénés de Ville-Évrard. **Des aliénés et des asiles d'aliénés.** 1 vol. in-8 en 2 parties, avec un plan de l'asile de Ville-Évrard. 1874.   8 fr.

DAMBRE. **Traité de médecine légale et de jurisprudence** de la médecine. 2ᵉ *édition*, revue par un professeur. 1 vol. in-8. 1878. 8 fr.

DAUDÉ. **Traité de l'érysipèle épidémique.** 1 vol. in-8. 1867. 5 fr. 50

DÉCLAT. **Nouvelles applications de l'acide phénique en médecine et en chirurgie ;** aux affections occasionnées par les microphytes, les microzoaires, les virus, les ferments, etc. 2ᵉ édition. 1 vol. in-12 de 1070 pages. 1874. 7 fr.

DÉCLAT. **Observations sur la curation des maladies organiques de la langue,** précédées de considérations sur les causes et le traitement des affections cancéreuses en général. 1 vol. in-8. 1868. 8 fr.

DELFAU. **Déontologie médicale.** Devoirs et droits des médecins vis-à-vis de l'autorité, de leurs confrères et du public. Ouvrage couronné. 1 vol. in-12 de 316 pages. 1868. 4 fr.

DEMARQUAY. **Maladies chirurgicales du pénis.** Ouvrage publié par les docteurs G. Vœlker et Cyr. 1 vol. in-8 avec figures dans le texte et 4 planches en chromo-lithographie. 1877. Broché, 11 fr. Cartonné. 12 fr.

DEMARQUAY et SAINT-VEL. **Traité clinique des maladies de l'utérus.** 1 vol. in-8 avec figures intercalées dans le texte. 1876. 10 fr.
Cartonné. 11 fr.

DEPAUL, professeur de clinique d'accouchements à la Faculté de médecine de Paris, membre de l'Académie de médecine. **Leçons de clinique obstétricale**, professées à l'hôpital des Cliniques, rédigées par M. le docteur De Soyre, revues par le professeur. 1 vol. in-8, avec figures intercalées dans le texte (1872-1876). 16 fr.
Cartonné. 17 fr.

DESPRÉS (A.), professeur agrégé de la Faculté de médecine de Paris, chirurgien des hôpitaux, etc. **Traité iconographique de l'ulcération et des ulcères du col de l'utérus.** 1 vol. in-8 avec planches lithographiées et coloriées. 1870. 5 fr.

DESPRÉS (A.). **Traité du diagnostic des maladies chirurgicales** (Diagnostic des tumeurs). 1 vol. in-8 de 400 pages, avec figures dans le texte. 1868. 6 fr.

DOLBEAU, professeur de la Faculté de médecine de Paris, chirurgien des hôpitaux, etc. **Traité pratique de la pierre dans la vessie.** 1 vol. in-8 de 424 pages, avec 14 figures dans le texte. 1864. 7 fr.

DROUIN (A.). **De la pupille : anatomie, physiologie, sémiologie.** 1 vol. in-8 de 389 pages avec 8 figures dans le texte. 1876. 7 fr.

DUMONT (de Monteux), ancien médecin de la maison centrale du Mont-Saint-Michel, etc. **Testament médical, philosophique et littéraire**, ouvrage destiné non-seulement aux médecins et aux hommes de lettres, mais encore à toutes les personnes éclairées qui souffrent d'une manière occulte ; publié par une commission composée de MM. Davaine, président ; docteurs Blatin, Bourguignon, Cabanellas, Cerise, Foissac, Godin, avocat, baron Larrey, docteur Amédée Latour et docteur Moreau (de Tours). 1 beau vol. in-8 de 636 pages. 1865. 8 fr.

DUPLAY, professeur agrégé à la Faculté de médecine de Paris, etc. **Conférences de clinique chirurgicale** faites aux hôpitaux Saint-Louis et Saint-Antoine, recueillies et publiées par MM. Duret et Marot, internes des hôpitaux de Paris, etc. 1 vol. in-8 de 175 pages. 1877. 3 fr. 50

DURET, aide d'anatomie à la Faculté de médecine de Paris, etc. **Études expérimentales et cliniques sur les traumatismes cérébraux.** Tome 1. 1 vol. in-8 avec 38 figures dans le texte, et 19 pl. dont 8 en chromolithographie. 1878. 15 fr.
Le second volume, qui terminera l'ouvrage, est sous presse et paraîtra fin décembre.

ÉMIN. **Études sur les affections glaucomateuses de l'œil.** 1 vol. in-8 de 131 pages, avec 4 planches coloriées. 1870. .5 fr.

FANO, professeur agrégé à la Faculté de médecine de Paris. **Traité élémentaire de chirurgie.** 2 forts vol. in-8 avec 307 figures dans le texte. 1869-72. 28 fr.

FANO. Traité pratique des maladies des yeux, contenant des résumés d'anatomie des divers organes de l'appareil de la vision. Illustré d'un grand nombre de figures intercalées dans le texte et de 20 dessins en chromolithographie. 1866. 2 vol. in-8. 17 fr.

FAUVEL (Ch.). Traité pratique des maladies du larynx. 1 vol. in-8, de 900 pages avec 144 figures dans le texte et 20 planches dont 7 en chromolithographie. 1876. Broché, 20 fr. Cart. 21 fr.

FIEUZAL, médecin en chef de l'hospice des Quinze-Vingts, etc. **Fragments d'ophthalmologie.** Clinique de l'hospice des Quinze-Vingts ; compte-rendu analytique des maladies observées et des opérations pratiquées pendant les années 1875, 1876 et 1877. 1 vol. in-8, avec figures dans le texte. 6 fr.

FLEURY, professeur à l'École de médecine de Bordeaux. **Du dynamisme comparé des hémisphères cérébraux chez l'homme.** 1 vol. in-8 avec 3 planches 1873. 6 fr.

FOLLIN. Leçons sur les principales méthodes de l'exploration de l'œil malade, et en particulier sur l'application de l'ophthalmoscope au diagnostic des maladies des yeux ; rédigées et publiées par Louis Thomas, interne des hôpitaux ; revues et approuvées par le professeur, 1 vol. in-8 de 300 pages avec 70 figures dans le texte, et 2 planches en chromolithographie, dessinées par Lackerbauer. 1863. 7 fr.

FONSSAGRIVES, professeur à la Faculté de médecine de Montpellier, etc. **Traité de thérapeutique appliquée, basé sur les indications :** suivi d'un précis de thérapeutique et de pathologie infantiles et de notions de pharmacologie usuelle sur les médicaments signalés dans le cours de l'ouvrage. 2 forts vol. in-8. 1878. 24 fr.

FORT. Anatomie descriptive et dissection, contenant un précis d'embryologie, la structure microscopique des organes et celle des tissus. 3ᵉ édition très-augmentée. 3 vol. in-12 avec 1227 figures intercalées dans le texte. 1875. 30 fr.

FORT. Pathologie et clinique chirurgicales. 2ᵉ édition, corrigée et considérablement augmentée. 2 vol. in-8 avec 542 fig. intercalées dans le texte. 1873. 25 fr.
Cartonné. 27 fr.

FORT. Anatomia descriptiva y disseccion con un resumen de embriologia y generacion y la estructura microscopica de los tejidos y de los organos. Traduccion española de la francesa bejo la direccion del autor por el doctor R. de Armas y Cespedes. 2 tomos con figuras intercalados en el texto. 1872. 16 fr.

FORT. Traité élémentaire d'histologie. 2ᵉ édition. 1 vol. in-8 avec 522 figures intercalées dans le texte. 1873. 14 fr.

FORT. Manuel d'anatomie. Deuxième édition du Résumé d'anatomie, revue, corrigée et augmentée. 1 vol. in-18 de 824 pages avec 151 figures dans le texte. 1875. 7 fr. 50

FORT. Résumé de pathologie et de clinique chirurgicales. 1 vol. in-32 de 502 pages et 107 figures intercalées dans le texte. 1873. 5 fr.

FORT. Manuel de pathologie interne, précédé de la manière d'examiner le malade et de faire les autopsies. 1 vol. in-18 avec figures dans le texte. Cart. 6 fr. 50

FORT. Guide pratique de l'étudiant en médecine. Agenda-annuaire, contenant tout ce qui concerne l'étudiant en médecine, au point de vue de la législation, des examens, des concours, des prix et de l'emploi de son temps. On y trouve aussi ce qui concerne les étudiants en pharmacie, les sages-femmes, etc. In-32. 1878. 6ᵉ année. 2 fr.

FOUCHER, professeur agrégé à la Faculté de médecine de Paris, chirurgien des hôpitaux, etc. **Traité du diagnostic des maladies chirurgicales**, avec appendice, et **Traité des tumeurs**, par A. Després, professeur agrégé à la Faculté de médecine de Paris, chirurgien des hôpitaux. 1 vol. in-8 de 1162 pages et 57 figures intercalées dans le texte, avec un joli cart. en toile. 1866-69. 18 fr.

FOURCY (Eugène de), ingénieur en chef du corps des mines. **Vade-mecum des herborisations parisiennes**, conduisant sans maître aux noms d'ordre, de genre et d'espèce de toutes les plantes spontanées ou cultivées, en grand dans un rayon de 25 lieues autour de Paris. 3ᵉ édition, comprenant les mousses et les champignons. 1 vol. in-18 de 309 pages. 1872. 4 fr. 50

ENVOI FRANCO PAR LA POSTE, CONTRE UN MANDAT.

FOURNIÉ (Édouard), médecin à l'Institut national des sourds-muets. **Application des sciences à la médecine.** 1 vol. in-8 avec 102 figures intercalées dans le texte. 1878.   10 fr.

FOURNIÉ. **Physiologie du système nerveux cérébro-spinal d'après l'analyse physiologique des mouvements de la vie.** 1 vol. in-8 de 832 pages avec un joli cart. en toile 1872.   12 fr.

FOURNIÉ. **Physiologie de la voix et de la parole.** 1 vol. in-8 de 816 pages, avec figures dans le texte. 1866.   10 fr.

FOURNIER (Alfred), professeur agrégé de la Faculté de médecine de Paris, médecin de l'hôpital Saint-Louis, etc. **Leçons cliniques sur la syphilis** étudiée plus particulièrement chez la femme. 1 fort vol. in-8 avec tracés sphygmographiques. 1873. Broché, 15. Cart.   16 fr.

FOURNIER. **Des glossites tertiaires** (glossites scléreuses, glossites gommeuses); rédigé et publié par Hubert Buzot, interne des hôpitaux. 1 vol. in-8 avec 3 planches en chromolithographie. 1877.   4 fr.

FRIEDREICH. **Traité pratique des maladies du cœur.** Ouvrage traduit de l'allemand par les docteurs Doyon et Lorber. 1 vol. in-8 de 592 pages. 1873.   9 fr.

GAILLETON. **Traité élémentaire des maladies de la peau.** 1 vol. in-8 de 304 pages. 1874.   6 fr.

GALICIER. **Vie de l'univers,** ou Étude de physiologie générale et philosophique appliquée à l'univers. 1 vol. in-8. 1873.   7 fr.

GARIMOND. **Traité théorique et pratique de l'avortement,** considéré au point de vue médical, chirurgical et médico-légal. 1 vol in-8 de 476 pages. 1873. 7 fr. 50

GARROD. **La goutte,** sa nature, son traitement, et **Le rhumatisme goutteux.** Ouvrage traduit par A. Ollivier, professeur agrégé à la Faculté de médecine de Paris, et annoté par J.-M. Charcot, professeur à la Faculté de médecine de Paris, médecin de l'hospice de la Salpêtrière, etc. 1867. 1 vol. in-8 de 710 pages avec 26 figures intercalées dans le texte et 8 planches coloriées. Broché. 12 fr. Cartonné.   13 fr.

GÉRARD. **Traité pratique des maladies de l'appareil génital de la femme,** avec une notice sur la stérilité et le moyen d'y rémédier par la fécondation artificielle. 2ᵉ *édition.* 1 vol. in-12. 1877.   5 fr.

GIRALDÈS, chirurgien de l'hôpital des Enfants, etc. **Leçons cliniques sur les maladies chirurgicales des enfants,** recueillies et publiées par MM. Bourneville et Bourgeois, revues par le professeur. 1 fort vol. in-8 accompagné de figures dans le texte, 1869. Cart. en toile.   14 fr.

GOSSELIN, professeur de clinique chirurgicale à la Faculté de médecine de Paris, etc. **Leçons sur les hernies,** professées à la Faculté de médecine de Paris, recueillies et publiées par le docteur Léon Labbé, professeur agrégé, chirurgien du Bureau central. 1 vol. in-8 de 500 pages avec figures dans le texte. 1864.   7 fr.

GOSSELIN. **Leçons sur les hémorrhoïdes.** 1 vol. in-8. 1866.   3 fr.

GRANDIÈRE (de la). **De la nostalgie,** ou mal du pays. 1 vol. in-12. 1873.   3 fr.

GRASSET, professeur agrégé de à Faculté de médecine de Montpellier, etc. **Maladies du système nerveux.** 2 vol. in-8 avec 26 figures dans le texte. 1878.   22 fr.

GRASSET. **Des localisations dans les maladies cérébrales.** 2ᵉ *édition.* In-8 de 138 pages. 1878.   3 fr.

GRIESINGER, professeur de clinique médicale et de médecine mentale à l'université de Berlin. **Des maladies mentales et de leur traitement.** Ouvrage traduit de l'allemand sous les yeux de l'auteur par le docteur Doumic, accompagné de notes par M. le docteur Baillarger, médecin de la Salpêtrière, membre de l'Académie de médecine. 1 vol. in-8. Paris, 1868.   9 fr.

GROS (Léon) et LANCEREAUX. **Des affections nerveuses syphilitiques.** 1861. 1 vol. in-8.   7 fr.

GUBLER, professeur à la Faculté de médecine de Paris, etc. **Leçons de thérapeutique** faites à la Faculté de médecine de Paris, recueillies et publiées par le docteur LEBLANC. 1 vol. in-8. 1877.   10 fr.

GUDDEN. **Recherches expérimentales sur la croissance du crâne.** Ouvrage traduit de l'allemand par le docteur FOREL. 1 vol. in-4 avec 11 planches photographiques reproduites par la phototypie. 1876.   12 fr.

GUENEAU DE MUSSY (Noël), médecin de l'Hôtel-Dieu, professeur agrégé de la Faculté de médecine de Paris, etc. **Clinique médicale de l'Hôtel-Dieu.** 2 vol. in-8. 1874-1875.   24 fr.

GUÉRIN (Alphonse), chirurgien de l'Hôtel-Dieu, etc. **Leçons cliniques sur les maladies des organes génitaux externes de la femme.** Leçons professées à l'hôpital de Lourcine. 1 vol. in-8 de 530 pages. 1864.   7 fr.

GUÉRIN (Alphonse). **Leçons cliniques sur les maladies des organes génitaux internes de la femme.** 1 vol. in-8 avec figures dans le texte et 2 planches en chromolithographie. 1878. 10 fr. Cart.   11 fr.

GUIBERT. **Histoire naturelle et médicale des nouveaux médicaments introduits dans la thérapeutique depuis 1830 jusqu'à nos jours.** 2ᵉ édition, revue et augmentée. 1 vol. in-8 de 700 pages. 1865.   10 fr.

GUICHET (A.). **Les États-Unis** (*United-States, America*). Notes sur l'organisation scientifique : les Facultés de médecine, les hôpitaux, la prostitution, l'hygiène, etc. 1 vol. in-18. 1877.   2 fr. 50

GUTTMANN (Paul). **Traité du diagnostic des maladies des organes thoraciques et abdominaux,** comprenant la description des méthodes cliniques d'exploration applicables à ces organes, suivi d'un appendice sur la laryngoscopie. Ouvrage traduit de l'allemand par le docteur HARN. 1 vol. in-12. 1877.   7 fr.

HAMON. **Traité pratique du rétroceps (forceps asymétrique).** 2ᵉ édition, revue et complétée. 1 vol. in-8, avec fig. 1873.   7 fr. 50

HARDY, professeur, chargé du cours de clinique des maladies de la peau à la Faculté de médecine de Paris, médecin de l'hôpital Saint-Louis, etc. **Leçons sur les affections dartreuses,** rédigées et publiées par le docteur MOYSANT. 3ᵉ édition. 1 vol. in-8. 1868.   4 fr.

HABLEY. **De l'urine et de ses altérations** pathologiques, étudiées au point de vue de la chimie physiologique et de ses applications au diagnostic et au traitement des maladies générales et locales. Ouvrage traduit de l'anglais par le docteur Hahn, 1 vol. in-12, avec 25 figures dans le texte. 1875.   6 fr.

HEARN. **Kystes hydatiques** du poumon et de la plèvre. Étude clinique. 1 vol. in-8 de 250 pages. 1875.   4 fr.

HECKEL. **Histoire médicale et pharmaceutique des principaux agents médicamenteux** introduits en thérapeutique depuis ces dix dernières années. 1 vol. in-8 de 182 pages. 1874.   6 fr.

HENNEQUIN, ancien interne des hôpitaux de Paris, etc. **Des fractures du fémur et de leur traitement par l'extension continue.** 1 vol. in-8, avec 11 figures intercalées dans le texte. 1877.   13 fr.

HERMENT (L.). **Aide-mémoire du médecin militaire.** Recueil de notes sur l'hygiène des troupes, les substances militaires. 1 vol. in-12 de 550 pages. 1876. 5 fr.

HERVIEUX, médecin de la Maternité de Paris. **Traité clinique et pratique des maladies puerpérales et des suites de couches.** 1 fort vol. in-8, avec figures dans le texte. 1870.   15 fr.

HORION. **Des rétentions d'urine, ou Pathologie spéciale des organes urinaires** au point de vue de la rétention. 1863. 1 vol. in-8.   6 fr.

HUXLEY (Th. H.). **Éléments d'anatomie comparée des animaux invertébrés.** Ouvrage traduit de l'anglais par le docteur G. DARIN, avec une préface, des notes et un chapitre sur les principes généraux de la biologie, par M. le professeur GIARD. 1 vol. in-12, avec 156 figures intercalées dans le texte. 1877.   6 fr.

JACCOUD, professeur à la Faculté de médecine de Paris, médecin de l'hôpital de Lariboisière. **Traité de pathologie interne.** 2 vol. in-8, avec 37 planches en chromolithographie. 6e édition, revue et augmentée. 1879. 32 fr. Cart.   34 fr. 50

JACCOUD. **Leçons de clinique médicale**, faites à l'hôpital de la Charité. 1 fort vol. in-8 de 878 pages, avec 29 figures et 11 planches en chromolithographie. 3e édition, avec un joli cartonnage en toile. 1874.   16 fr.

JACCOUD. **Leçons de clinique médicale**, faites à l'hôpital de Lariboisière. 2e édition. 1 vol. in-8, accompagné de 10 planches en chromolith. 1874. Cart.   16 fr.

JACCOUD. **Étude de pathogénie et de sémiotique, les paraplégies et l'ataxie du mouvement**, etc. 1 fort vol. in-8. 1864.   9 fr.

JACCOUD. **Traité de pathologie interne.** Appendice aux quatre premières éditions. 1 vol. in-8, avec 4 planches en chromolithographie. 1877. 7 fr. Cart.   8 fr.

JACCOUD. **De l'organisation des Facultés de médecine en Allemagne.** Rapport présenté à Son Excellence le ministre de l'instruction publique, le 6 octobre 1863. 1 vol. in-8, de 175 pages. 1864.   3 fr. 50

JARJAVAY. **Recherches anatomiques sur l'urèthre de l'homme.** 1 vol. in-4, avec 7 planches lithographiées. 1856.   8 fr.

JOFFROY. **De l'influence des excitations cutanées** sur la circulation et la calorification. In-8. 1878.   4 fr.

KUBORN. **Étude sur les maladies particulières aux ouvriers mineurs employés aux exploitations houillères en Belgique.** 1 vol. grand in-8 de 300 p. 1863.   6 fr.

KUBORN. **Des causes de la mortalité comparée** de la première enfance dans les principaux climats de l'Europe. In-8. 1877.   4 fr. 50

LABARTHE (Castarède). **Du chauffage et de la ventilation des habitations privées.** In-8 de 245 pages et 8 planches. 1869.   4 fr.

LABBÉ (Léon), professeur agrégé à la Faculté de médecine de Paris, chirurgien de l'hôpital de la Pitié, etc. **Leçons de clinique chirurgicale**, professées à l'hôpital des Cliniques, recueillies, rédigées et publiées par le docteur Emmanuel BOURDON, revues par le professeur. 1 vol. in-8, avec une planche, 1876. 12 fr. Cart.   13 fr.

LABORDE. **Le ramollissement et la congestion du cerveau, principalement considérés chez le vieillard.** Étude clinique et pathogénique. 1 vol. in-8 de 420 pages, avec une planche coloriée contenant 6 figures. 1866.   6 fr.

LABORDE. **De la paralysie** (dite essentielle) **de l'enfance**, des déformations qui en sont la suite, et des moyens d'y remédier. 1 vol. in-8 de 276 pages, accompagné de 2 planches, dont une coloriée. 1864.   5 fr.

LAILLER, médecin de l'hôpital Saint-Louis, etc. **Leçons cliniques sur la teigne**, recueillies et publiées par L. LANDOUZY. 1 vol. in-8, avec 4 planches. 1878.   5 fr.

LANCEREAUX, professeur agrégé à la Faculté de médecine de Paris, médecin des hôpitaux, etc. **Traité d'anatomie pathologique.** Tome Ier : Anatomie pathologique générale. 1 fort vol. in-8 de 838 pages, avec 267 figures intercalées dans le texte. 1877. 20 fr. Cartonné.   21 fr.

LANDOLT. **Leçons sur le diagnostic des maladies des yeux**, faites à l'École pratique de la Faculté de médecine de Paris, recueillies par le docteur CHARPENTIER. 1 vol. in-8, avec 27 figures dans le texte. 1877.   6 fr.

LANGLEBERT. **Aphorismes sur les maladies vénériennes**, suivis d'un formulaire magistral pour le traitement de ces maladies. 1 joli vol. in-32, avec vignettes. 2e édition, revue et augmentée. 1875.   3 fr. 50

LANGLEBERT. **La syphilis dans ses rapports avec le mariage.** 1 vol. in-22 de 332 pages. 1873.   3 fr. 50

LEBLANC. **Essai sur les modifications de la pupille** produites par les agents thérapeutiques. In-8 de 166 pages. 1875.   3 fr.

LE BRET, président de la Société d'hydrologie médicale de Paris, etc. **Manuel médical des eaux minérales.** 1 vol. in-12. 1874. Broché, 5 fr. 50. Cart. 6 fr.

LE DOUBLE. Du kleisis génital, et principalement de l'occlusion vaginale et vulvaire dans les fistules uro-génitales. 1 vol. in-8 de 248 pages. 1876. 6 fr.

LE DUC (Philibert). **L'école de Salerne, avec la traduction burlesque** du docteur MARTIN, nouvelle édition revue, pour le latin sur les meilleurs textes, et pour la traduction sur l'édition originale de 1650, augmentée de deux suppléments latins traduits et annotés, et d'extraits des anciens commentateurs. 1 joli volume petit in-8. 1875. 3 fr.

LEGRAND DU SAULLE, médecin de l'hospice de Bicêtre, etc. **Traité de médecine légale et de jurisprudence médicale.** 1 fort vol. in-8 de 1268 pages. 1874. Broché, 18 fr. Cart. 19 fr.

LEGRAND DU SAULLE. Le délire des persécutions. 1 vol. in-8. 1873. 6 fr.

LEGRAND DU SAULLE. Étude médico-légale sur les épileptiques. 1 vol. in-8. 1877. 4 fr. 50

LESACHER et MARESCHAL. Histoire et description des plantes médicinales. Nouvelle botanique médicale, comprenant : les plantes des jardins et des champs susceptibles d'être employées dans l'art de guérir. De leurs dangers et de leurs vertus, d'après les auteurs anciens et modernes. 4 vol. in-8.

AVIS. Cet ouvrage sera publié en 100 livraisons, chaque livraison comprendra 2 planches coloriées et 1 feuille de texte. Les cinquante-quatre premières livraisons ont paru; il paraîtra trois livraisons par mois. Le prix de chaque livraison est de 1 fr.

LEVI, médecin-major de l'armée. **Diagnostic des maladies de l'oreille.** Examen, devant les conseils de révision, des sujets qui sont ou se prétendent atteints de surdité. In-8 de 100 pages, et 3 planches en chromolithographie. 1872. 3 fr. 50

LORET et BARRANDON. Flore de Montpellier, comprenant l'analyse descriptive des plantes vasculaires de l'Hérault, leurs propriétés médicinales, les noms vulgaires, les noms patois, et un vocabulaire des termes patois. 2 vol. petit in-8, avec une carte du département de l'Hérault. 1876. 12 fr.

LUCAS-CHAMPIONNIÈRE, chirurgien des hôpitaux, etc. **Étude historique et clinique sur la trépanation du crâne, la trépanation guidée par les localisations cérébrales.** 1 vol. in-8, avec 14 figures intercalées dans le texte. 1878. 3 fr.

LUDLAM. Leçons cliniques et didactiques sur les maladies des femmes, ouvrage traduit sur la 3e édition américaine par les docteurs CLAUDE et DORION. 1 vol. in-8. 10 fr.

MAGNAN. De l'alcoolisme, des diverses formes du délire alcoolique et de leur traitement. In-8 de 289 pages, avec figures dans le texte. 1874. 5 fr. Cart. 6 fr.

MALGAIGNE. Leçons d'orthopédie, professées à la Faculté de médecine de Paris, recueillies par MM. GUYON et PANAS, prosecteurs de la Faculté de médecine de Paris, revues et approuvées par le professeur. 1 vol. in-8, accompagné de 5 planches dessinées par M. LÉVEILLÉ. 1862. 6 fr. 50

MALLEZ et DELPECH. Thérapeutique des maladies de l'appareil urinaire. 1 vol. in-8. Broché, 7 fr. 50. Cart. 8 fr. 50

MARTIN (Ferdinand), chirurgien-orthopédiste des maisons d'éducation de la Légion d'honneur, etc., et COLLINEAU, docteur en médecine de la Faculté de médecine de Paris, etc. **Traité de la coxalgie, de sa nature et de son traitement.** 1 vol. in-8 de 500 pages, accompagné de planches. 1865. 7 fr.

MASSE. De l'influence de l'attitude des membres sur leurs articulations, au point de vue physiologique, clinique et thérapeutique. 1 vol. in-8, avec figures intercalées dans le texte, et 15 planches. 1878. 6 fr.

MATTEI. Clinique obstétricale, ou Recueil d'observations et statistiques. 6 vol. in-8. 1862 et 1871. 24 fr.

MAURIAC, médecin de l'hôpital du Midi, etc. **De la syphilose pharyngo-nasale.** 1 vol. in-8 de 176 pages. 1877. 4 fr.

MAURIAC. **Du psoriasis de la langue et de la muqueuse buccale.** In-8 de 100 pages. 1874. 3 fr.

MERCHIE. **Guerre de 1870-71. Les secours aux blessés après la bataille de Sedan**, avec documents officiels à l'appui. 1 vol. in-8 de 144 pages. 1876. 5 fr.

MERCIER (Aug.). **Traitement préservatif et curatif des sédiments de la gravelle, de la pierre urinaire, et de diverses maladies dépendant de la diathèse urique.** 1 vol. in-12, avec fig. dans le texte. 1872. 7 fr. Cart. 8 fr.

METZQUER. **Étude clinique de la phthisie galopante.** Preuves expérimentales de la non-spécificité et de la non-inoculabilité des phthisies. Ouvrage précédé d'une préface de M. le professeur FELTZ. 1 vol. in-8 de 218 pages. 1874. 4 fr.

MOILIN. **Médecine physiologique.** Maladies des voies respiratoires, maladies des fosses nasales, de la gorge, du larynx et de la poitrine. 1 vol. in-8. 1867. 4 fr.

MOILIN. **Leçons de médecine physiologique.** 1 vol. in-8 de 296 p. 1866. 3 fr. 50

MONCOQ. **Transfusion instantanée du sang.** Solution théorique et pratique de la tranfusion médiate et de la transfusion immédiate, chez les animaux et chez l'homme. 1 vol. in-8 de 378 pages, avec 7 figures dans le texte et 1 planche. 1874. 6 fr.

MONTEILS. **Histoire de la vaccination.** Recherches historiques et critiques sur les divers moyens de prophylaxie thérapeutique employés contre la variole, depuis l'origine de celle-ci jusqu'à nos jours. 1 vol. in-8 de 422 pages. 1874. 7 fr.

MORDRET. **Traité pratique des affections nerveuses et chloro-anémiques,** considérées dans les rapports qu'elles ont entre elles. 1 vol. in-8. 1861. 6 fr.

MOURA. **Traité pratique de laryngoscopie et de rhinoscopie,** suivi d'observations. 1864. 1 vol. in-8 de 200 pages, avec 21 figures dans le texte. 4 fr.

MOUSSAUD. **Précis pratique des maladies des organes génito-urinaires.** 1 vol. in-12, avec figures dans le texte. 1876. 5 fr.

MOUTARD-MARTIN, médecin de l'hôpital Beaujon. **La pleurésie purulente et son traitement.** 1 vol. in-8. 1872. 4 fr.

MURCHISON (C.), professeur de clinique médicale, etc. **Leçons cliniques sur les maladies du foie,** suivies des leçons sur les troubles fonctionnels du foie. Traduites sur la seconde édition, et annotées par le docteur Jules CYR. 1 vol. in-8, avec 46 figures intercalées dans le texte. 1878. 12 fr.

NÉLATON (Eugène), prosecteur de la Faculté de médecine de Paris. **Mémoire sur une nouvelle espèce de tumeurs bénignes des os, ou tumeurs à myéloplaxes.** 1 vol. grand in 8 de 376 pages et 3 planches coloriées. 1860. 6 fr. 50

NONAT, ancien médecin de l'hôpital de la Charité, agrégé libre de la Faculté de Paris. **Traité pratique des maladies de l'utérus, de ses annexes et des organes génitaux-externes.** 2e édition, revue et augmentée, avec la collaboration du docteur LINAS. 1 fort vol. in-8, avec fig. dans le texte. 1870-74. 17 fr Cartonné. 18 fr.

NONAT. **Traité théorique et pratique de la chlorose, avec une étude spéciale sur la chlorose des enfants.** In-8 de 211 pages. 1864. 3 fr. 50

NOTTA. **Médecins et clients.** 2e édition. 1 vol. in-18 de 188 pages. 1867. 2 fr. 50

OFF. **Des altérations de l'œil dans l'albuminurie et le diabète.** In-8 de 180 p., avec 2 planches en chromolithographie. 1870. 4 fr. 50

OLLIER DE MARICHARD. **Recherches sur l'ancienneté de l'homme dans les grottes et monuments mégalithiques du Vivarais.** 1 vol. in-8, avec 13 pl. en partie coloriées. 1869. 7 fr.

OLLIER DE MARICHARD et PRUNER BEY. **Les Carthaginois en France, la colonie libro-phénicienne du Liby.** Gr. in-8 de 50 pages, avec 2 tableaux et 6 planches. 1870. 5 fr.

PANAS, professeur agrégé à la Faculté de médecine, chargé du cours complémentaire d'ophthalmologie, etc. **Leçons sur les maladies inflammatoires des membranes internes de l'œil,** comprenant l'iritis, les choroïdites et le glaucome, rédigées et publiées par L. KIRMISSON. 1 vol. in-8, avec 11 figures dans le texte. 1878. 5 fr.

PANAS. Leçons sur les rétinites, rédigées et publiées par Arnaud CHEVALLEREAU, interne des hôpitaux de Paris, etc. 1 vol. in-8 avec figures dans le texte et 2 planches en chromolithographie. 1878.   6 fr.

PANAS. Leçons sur les affections de l'appareil lacrymal, comprenant la glande lacrymale et les voies d'excrétion des larmes, rédigées et publiées par le docteur G. CHAMOIN. 1 vol. in-8 avec figures dans le texte. 1877.   5 fr.

PANAS. Leçons sur les kératites, précédées d'une étude sur la circulation et la nutrition de l'œil, et de l'exposé des divers moyens de traitement employés contre les ophthalmies en général, rédigées et publiées par le docteur BUZOT, 1 vol. in-8 avec figures. 1876.   4 fr.

PANAS et **LOREY. Leçons sur le strabisme, les paralysies oculaires, le nystagnus, etc.** 1 vol. in-8 avec figures. 1873.   5 fr.

PAQUET, professeur de médecine opératoire, etc. **Leçons sur la chirurgie clinique des maladies des voies urinaires.** 1re partie. Leçons générales, 1 vol. in-8. 1878.   3 fr. 50

PARROT-LARIVIÈRE, avocat à la Cour de Paris, etc. **Code du médecin**, recueil complet de la législation et de la jurisprudence sur la profession, comprenant le service de santé de l'armée et de la marine. 1 vol. in-32 de 320 pages. 1875.   5 fr.

PÉAN et **MALASSEZ. Étude clinique sur les ulcérations anales.** 1 vol. in-8 avec figures et 4 planches coloriées. 1872.   6 fr.

PÉAN et **URDY. Hystérotomie.** De l'ablation de l'utérus par la gastrotomie. 1 vol. in-8 avec figures et planches. 1873.   6 fr.

PÉCHOT, professeur de pathologie interne à l'École de médecine de Rennes, etc. **Principes de pathologie générale.** 1 vol. in-12 de 424 pages. 1867.   4 fr.

PHÉLIPPEAUX. Étude pratique sur les frictions et le massage, ou Guide du médecin masseur. In-8 de 189 pages. 1870.   3 fr.

PIORRY, professeur de clinique médicale à la Faculté de Paris, membre de l'Académie, etc. **Traité de plessimétrisme et d'organographie;** anatomie des organes sains et malades, établie pendant la vie au moyen de la percussion médiate et du dessin, à l'effet d'éclairer le diagnostic. 1866. 1 fort vol. in-8 avec 91 figures intercalées dans le texte.   15 fr.

PIORRY. Clinique médico-chirurgicale de la ville. Résumé et exposition de la doctrine et de la nomenclature organo-pathologique; observations et réflexions cliniques, 1 vol. in-8. 1869.   6 fr.

PIORRY. La médecine du bon sens. De l'emploi des petits moyens en médecine et en thérapeutique. 2e édition. 1 vol. in-12. 1867.   5 fr.

POINSOT. De l'intervention chirurgicale dans les luxations compliquées du cou-de-pied. 1 vol. in-8 avec 3 planches en chromolithographie. 1877.   7 fr.

POINSOT. De la conservation dans le traitement des fractures compliquées. 1 vol. in-8 de 434 pages. 1873.   6 fr.

POUILLET. La spermatorrhée. 2e édition. 1 vol. in-18. 1879.   3 fr. 50

POUILLET. Essai médico-philosophique sur les formes, les causes, les signes, les conséquences et le traitement de l'onanisme chez la femme. 2e édition. 1 vol. in-18. 1877.   2 fr. 50

POUILLET. Des écoulements blennorrhagiques contagieux, aigus et chroniques, de l'homme et de la femme, par l'urèthre, la vulve, le vagin et le rectum. De leurs accidents et de leurs complications, suivis d'une étude sur les écoulements blancs non contagieux par les organes génitaux chez les deux sexes. 1 vol. in-18, 1879.   5 fr.

PRÉVOST et **COTARD. Études physiologiques et pathologiques sur le ramollissement cérébral.** 1 vol. grand in-8 avec 4 planches en chromolithographie. 1866.   5 fr.

PUTÉGNAT. Quelques faits d'obstétricie. 1 vol. in-8. 1871.   7 fr.

RABUTEAU (A.). Traité élémentaire de chimie médicale. 1re part. Chimie minérale. 1 vol. in-8 avec 168 figures intercalées dans le texte. 1878.   11 fr.

RECLUS, prosecteur de la Faculté de médecine, etc. **Des ophthalmies sympathiques.** 1 vol. in-8°. 1878.   5 fr.

RECLUS. Du tubercule du testicule et de l'orchite tuberculeuse. 1 vol. in-8 de 204 pages avec 5 planches. 1876.   5 fr.

REGNARD (P.). Recherches expérimentales sur les variations pathologiques des combustions respiratoires. 1 vol. in-8, avec 98 fig. dans le texte.   10 fr.

RELIQUET, ancien interne des hôpitaux de Paris, etc. **Traité des opérations des voies urinaires.** 1 vol. in-8 de 820 pages, avec figures dans le texte. 1871. Broché, 10 fr. Cartonné en toile.   11 fr.

RELIQUET. Leçons sur les maladies des voies urinaires, faites à l'École pratique de la Faculté de médecine de Paris. 1er fascicule. Miction. Spasme de la vessie et de l'urèthre. Action du chloroforme sur l'urèthre et la vessie. In-8 de 144 p. 1878. 2 fr. 50

RENDU. Étude comparative des néphrites chroniques. In-8 de 221 pages. 1878.   4 fr.

RIANT (A.), professeur d'hygiène à l'École normale du département de la Seine, etc. **Leçons d'hygiène**, contenant les matières du programme officiel adopté par le ministre de l'instruction publique pour les lycées et les écoles normales. 1 beau vol. in-12. 1873.   6 fr.

RICHET, professeur à la Faculté de médecine de Paris, chirurgien de l'Hôtel-Dieu, etc. **Leçons cliniques sur les fractures de jambe**, recueillies et publiées par MM. Garnier et A. Ledouble, revues par le professeur. In-8. 1876.   2 fr. 50

RICORD, chirurgien de l'hôpital du Midi, membre de l'Académie de médecine, etc **Leçons sur le chancre**, professées à l'hôpital du Midi, recueillies et publiées par le docteur A. Fournier, suivies de notes et pièces justificatives et d'un formulaire spécial. 2e édition, revue et augmentée. 1860. 1 vol. in-8 de 549 pages.   7 fr.

RIPOLL, professeur de clinique chirurgicale à l'École de médecine de Toulouse, etc. **Contribution à l'étude des hernies étranglées.** 1 vol. in-8. 1878.   4 fr.

RIZZOLI, chirurgien en chef de l'hôpital-major de Bologne, etc. **Clinique chirurgicale.** Mémoire de chirurgie et d'obstétrique. Ouvrage traduit par le docteur Andréini. Deuxième tirage augmenté d'un appendice contenant dix-huit nouveaux mémoires de chirurgie. 1 vol. in-8 avec 121 fig. intercalées dans le texte. 187.   15 fr.

RIZZOLI. Clinique chirurgicale. Appendice contenant dix-huit nouveaux mémoires de chirurgie. 1 vol. in-8 avec figures intercalées dans le texte. 1877.   3 fr.

ROSENSTEIN, professeur de clinique médicale à Grœningue. **Traité pratique des maladies des reins.** Ouvrage traduit par les docteurs Bottentuit et Labadie-Lagrave. 1 vol. in-8 de 650 pages. 1874. 10 fr. Cartonné.   11 fr.

ROUDANOWSKI. Études photographiques sur le système nerveux de l'homme et de quelques animaux supérieurs, d'après les coupes de tissus nerveux congelés. In-8 de 64 pages avec atlas in-folio de 16 planches contenant 72 photographies. *Deuxième édition*, revue et corrigée.   170 fr.

    Le texte se vend séparément.   3 fr.

    Demi-reliure maroquin de l'atlas in-folio, monté sur onglets.   10 fr.

ROUDANOWSKI. De la structure des racines des nerfs spinaux et du tissu nerveux dans les organes centraux de l'homme et de quelques animaux supérieurs. 1 vol. in-8 avec atlas in-4 de 8 planches, contenant 72 photographies. 1876.   30 fr.

ROUVIN (Charles). La tête humaine. Études de phrénologie et de physiognomonie appliquées aux personnages célèbres de l'antiquité et des temps modernes. 1 vol. in-8 avec 75 figures intercalées dans le texte. 1877.   6 fr.

ROUYER. Études médicales sur l'ancienne Rome. Les bains publics de Rome, les magiciennes, les philtres, etc. : l'avortement, les eunuques, l'infibulation, la cosmétique, les parfums, etc. 1 vol. in-8 1859.   3 fr. 50

SABATIER (Armand), professeur agrégé de la Faculté de médecine de Montpellier, etc.
Études sur le cœur et la circulation centrale dans la série des vertébrés : anatomie et physiologie comparées; philosophie naturelle. 1 vol.
in-4 de 476 pages et 16 planches en chromolithographie. 1873.   30 fr.

SAINT-VEL, ancien médecin civil de la Martinique. **Traités des maladies intertropicales.** 1 vol. in-8 de 534 pages. 1868.   7 fr.

SAINT-VEL. **Hygiène des Européens dans les climats tropicaux, des créoles et des races colorées dans les pays tempérés.** 1 vol. in-12. 1872.   3 fr.

SAPPEY, professeur d'anatomie à la Faculté de médecine de Paris, etc, **Traité d'anatomie descriptive**, avec figures intercalées dans le texte. *Troisième édition*, revue
et améliorée. 4 vol. in-8. 1876-79. 60 fr. Cartonné.   65 fr.
> Quelques exemplaires sur papier vélin. Prix :   80 fr.

SAPPEY. **Anatomie, physiologie, pathologie des vaisseaux lymphatiques,**
considérés chez l'homme et les vertébrés. 1 vol. in-folio.
> AVIS. Cet ouvrage sera publié en dix livraisons. Chaque livraison comprendra quatre planches et
> deux feuilles de texte. Les quatre premières livraisons ont paru. La cinquième, composée de cinq planches
> et de trois feuilles de texte, paraîtra au mois de mai 1879. Les autres seront livrées aux souscripteurs
> successivement et à des intervalles assez courts pour que l'ouvrage soit terminé en 1880.
> Le prix de chaque livraison est de 20 fr.

SAPPEY. **Atlas de anatomia descriptiva.** Primera parte. Osteologia. — Arthrologia. 38 laminas. Gr. in-8 jésus con texto explicativo enfrente. 1877. Laminas
negras.   15 fr.
— La misma obra colorada.   30 fr.

SAPPEY. **Atlante d'anatomia discrittiva.** Parta prima. Osteologia. — Artrologia. 38 stampes. Gr. in-8 jésus, con testo descrittivo in fronte. 1877. Stampe
nere.   15 fr.
— La stessa opera colorata.   30 fr.

SAPPEY. **Atlas of descriptive anatomy.** First part. Osteology. — Arthrology. 38 plates. Gr. in-8 jésus, with descriptive text opposite. 1877. Black
plates.   15 fr.
— The same work, coloured.   30 fr.

SAPPEY. **Atlas d'anatomie descriptive.** 1re partie. Ostéologie. — Arthrologie.
38 pl. Gr. in-8 jésus avec texte explicatif en regard. 1877. Pl. noires.   12 fr. 50
— Le même ouvrage colorié.   30 fr.

SÉE, professeur à la Faculté de médecine de Paris, etc. **Du diagnostic et du traitement des maladies du cœur et en particulier de leurs formes anomales.** Leçons recueillies par le docteur LABADIE-LAGRAVE (clinique de la Charité,
1874 à 1876), 1 vol. in-8. 1879. 9 fr. Cartonné.   10 fr.

SEMAL. **De la sensibilité générale et de ses altérations** dans les affections
mélancoliques. In-8. 1876.   3 fr. 50

SOLARI. **Traité pratique des maladies vénériennes.** 2e édition. 1 vol. in-12
avec planches coloriées. 1878.   6 fr.

SOULIGOUX. **Étude sur les alcalins,** et de leur action physiologique sur les phénomènes de nutrition et de leur application thérapeutique. 1 vol. in-8 1.878.   5 fr.

SOYRE (de). **Dans quels cas est-il indiqué de provoquer l'avortement.** In-8 de
207 pages. 1875.   4 fr.

SPERINO, professeur d'ophthalmologie à l'Université de Turin, etc. **Études cliniques sur l'évacuation répétée de l'humeur aqueuse dans les maladies de l'œil.** 1 vol. gr. in-8 de 496 pages. 1862.   6 fr.

SPRING (A), VANLAIR et MASIUS, professeurs à l'Université de Liége. **Symptomatologie ou traité des accidents morbides.** 2 forts vol. in-8. 1868-75.   25 fr.

STOKES, professeur royal de médecine à l'Université de Dublin, etc. **Traité des maladies du cœur et de l'aorte,** ouvrage traduit par le docteur SÉNAC. In-8 de
746 pages. 1864.   10 fr.

SUCQUET (J.-P.). **Anatomie et physiologie.** Circulation du sang. D'une circulation
dérivative dans les membres et dans la tête chez l'homme. Mémoire approuvé par
l'Académie de médecine; séance du 18 juin 1861. In-8 et atlas de 6 planch. in-folio,
dessins d'après nature par Lackerbauer. 1862.   8 fr.

SUCQUET (J.-P.). **De l'embaumement chez les anciens et chez les modernes, et des conservations pour l'étude de l'anatomie.** 1 vol. in-8. 1872.   5 fr.

TAMIN-DESPALLES. **Alimentation du cerveau et des nerfs.** 1 vol. in-8 avec 3 planches. 1873. Broché, 7 fr. Cartonné.   8 fr.

TAFRET, ancien interne des hôpitaux, etc. **Étude clinique sur la péritonite chronique d'emblée.** 1 vol. in-8. 1878.   5 fr.

TARNOWSKI. **Aphasie syphilitique.** In-8 de 131 pages. 1870.   3 fr.

TESTUT. **De la symétrie dans les affections de la peau.** Étude physiologique et clinique sur la solidarité des régions homologues et des organes pairs. 1 vol. in-8. 1877.   7 fr.

THAON. **Clinique climatologique** des maladies chroniques. 1ᵉʳ fascicule. Phthisie pulmonaire. 1 vol. in-8. 1877.   4 fr.

THOMAS, professeur à l'École de médecine de Tours. **Éléments d'ostéologie descriptive et comparée de l'homme et des animaux domestiques**, à l'usage des étudiants des écoles de médecine humaine et des écoles de médecine vétérinaire. 1 vol. in-8 accompagné d'un atlas de 12 planches. 1865.   12 fr.

THOMAS (L.). **Traité des opérations d'urgence**, précédé d'une introduction, et revu par le professeur Verneuil. 1 vol. in-12 de 505 pages avec 62 figures dans le texte, dont 19 coloriées. 1875.   7 fr. 50

THORENS. **Documents pour servir à l'histoire du pied-bot varus congénital.** In-8 de 186 pages et 1 planche. 1873.   4 fr.

TOYNBÉE (J.). **Maladies de l'oreille**, nature, diagnostic et traitement, avec un supplément par James HINTON, traduit et annoté par le docteur G. DARIN. 1 vol. in-8 de 470 pages et 99 figures dans le texte. 1874. Broché, 8 fr. 50. Cart.   9 fr. 50

TRÉLAT. **Leçons de clinique chirurgicale**, professées à l'hôpital de la Charité (1875-1876), recueillies et rédigées par le docteur CARTAZ. In-8. 1877.   3 fr.

TRIQUET. **Leçons cliniques sur les maladies de l'oreille**, ou thérapeutique des maladies aiguës et chroniques de l'appareil auditif. 1 vol. in-8 de 439 pages avec figures dans le texte. 1866.   6 fr.

TROELTSCH (de). **Traité pratique des maladies de l'oreille**, traduit de l'allemand sur la 4ᵉ édition (1868), par les docteurs A. KUHN et D. M. LEVI. 1 vol. in-8 de 560 pages avec figures dans le texte. Broché, 7 fr. 50. Cart.   8 fr. 50

TRUCHOT, professeur de chimie, etc. **Dictionnaire des eaux minérales du département du Puy-de-Dôme.** 1 vol. in-8. 1878.   7 fr. 50

VIRCHOW, prof. d'anat. pathologique à la Faculté de méd. de Berlin. **La syphilis constitutionnelle.** Traduit de l'allemand par le Dʳ Paul PICARD ; édition revue, corrigée et augmentée par le professeur. 1 vol. in-8, avec fig. dans le texte. 1860.   4 fr.

WECKER et LANDOLT. **Traité complet d'ophthalmologie.** Anatomie microscopique, par les professeurs J. Arnold, A. Ivanoff, G. Schwabe et W. Waldeyer. (Cet ouvrage remplace la troisième édition du traité de Wecker, prix Chateauvillard.) Tome I, première partie. 1 vol. in-8 de 672 pages avec 146 figures intercalées dans le texte et 2 planches. Prix du tome I complet.   16 fr.

WECKER et JÆGER. **Traité des maladies du fond de l'œil.** 1 vol. grand in-8, accompagné d'un atlas de 29 planches en chromolithographie. 1870.   35 fr.

WELLS (S.). **Des vues longues, courtes et faibles, et de leur traitement par l'emploi scientifique des lunettes**; ouvrage traduit de l'anglais par le docteur G. DARIN. 1 vol. in-8 de 224 pages et 29 fig. intercalées dans le texte. 1874.   4 fr.

WILL, professeur de chimie, etc. **Guide pour l'analyse chimique**, à l'usage des médecins, des pharmaciens et des étudiants en chimie. Ouvrage traduit sur la 10ᵉ édition, par D. MONNIER et WALTER. 1 vol. petit in-8°, cart.   3 fr.

WILLIÈME. **Des dyspepsies dites essentielles**; leur nature et leurs transformations ; théorie, pratique. 1 vol. in-8 de 620 pages. 1869.   8 fr.

WOILLEZ, médecin honoraire de l'hôpital de la Charité, etc. **Traité théorique et clinique de percussion et d'auscultation**, avec un appendice sur l'inspection, la palpation et la mensuration de la poitrine. 1 vol. in-18, avec 101 fig. intercalées dans le texte, 10 fr. — Cartonné.   11 fr.

WOILLEZ. **Traité clinique des maladies aiguës des organes respiratoires.** 1 vol. in-8 de 700 pages avec 93 figures intercalées dans le texte et 8 planches en chromolithographie. 1871. Broché, 13 fr. Cartonné.   14 fr.

13909. — PARIS. — IMPRIMERIE DE E. MARTINET, RUE MIGNON, 2

www.ingramcontent.com/pod-product-compliance
Lightning Source LLC
LaVergne TN
LVHW021518170726
843501LV00004B/905